W0109767

Basiswissen

Anhang

Notfalltechnik

Wunden und Wundversorgung

Wärmehaushalt

Psychologische Erste Hilfe

Traumatische Notfälle

Akute Bauchschmerzen

Verschiedene Notfälle

Erste Hilfe-Set

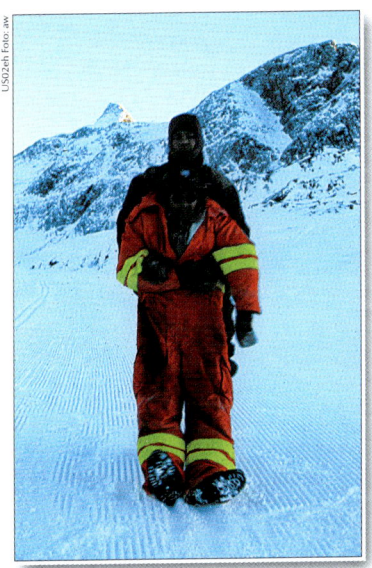

USOZeh Foto: aw

Armin Wirth

**Erste Hilfe unterwegs –
effektiv und praxisnah**

Impressum

Armin Wirth
Erste Hilfe unterwegs – effektiv und praxisnah

erschienen im
REISE KNOW-HOW Verlag Peter Rump GmbH
Osnabrücker Str. 79
33649 Bielefeld

Gestaltung
Umschlag: M. Schömann, P. Rump (Layout)
    Günter Pawlak (Realisierung)
Inhalt: Günter Pawlak (Layout und Realisierung)
Fotos: der Autor (aw), Timm Küster (tk), Peter Rump (pr),
Arved Fuchs (af), Börge Ousland (bo), Bruno Baumann (bb),
Helbig Medizintechnik (he)
Illustration: A. Lorys
Bildbearbeitung: T. Burl

Lektorat: Timm Küster
Lektorat (Aktualisierung): Timm Küster

Druck und Bindung
Fuldaer Verlagsagentur

ISBN 3-8317-1021-X
Printed in Germany

Dieses Buch ist erhältlich in jeder Buchhandlung der
BRD, Österreichs, der Schweiz und der Niederlande
Bitte informieren Sie Ihren Buchhändler
über folgende Bezugsadressen:

BRD
    Prolit GmbH, Postfach 9, 35461 Fernwald (Annerod)
    sowie alle Barsortimente
Schweiz
    AVA-buch 2000, Postfach 27, CH-8910 Affoltern
Österreich
    Mohr Morawa Buchvertrieb GmbH
    Sulzengasse 2, A-1230 Wien.
Niederlande
    Willems Adventure
    Postbus 403, NL-3140 AK Maassluis

Wer im Buchhandel trotzdem kein Glück hat,
bekommt unsere Bücher auch direkt bei:
Rump Direktversand, Heidekampstraße 18,
D-49809 Lingen (Ems) oder über
unseren **Büchershop im Internet:**
www.reise-know-how.de

*Wir freuen uns über Kritik, Kommentare
und Verbesserungsvorschläge.*

*Alle Informationen in diesem Buch sind vom
Autor mit größter Sorgfalt gesammelt
und vom Lektorat des Verlages gewissenhaft
bearbeitet und überprüft worden.*

*Da inhaltliche und sachliche Fehler nicht aus-
geschlossen werden können, erklärt der Verlag,
dass alle Angaben im Sinne der Produkthaftung
ohne Garantie erfolgen und dass Verlag
wie Autor keinerlei Verantwortung und
Haftung für inhaltliche und sachliche Fehler
übernehmen.*

*Die Nennung von Firmen und ihren Produkten und
ihre Reihenfolge sind als Beispiel ohne Wertung
gegenüber anderen anzusehen.*

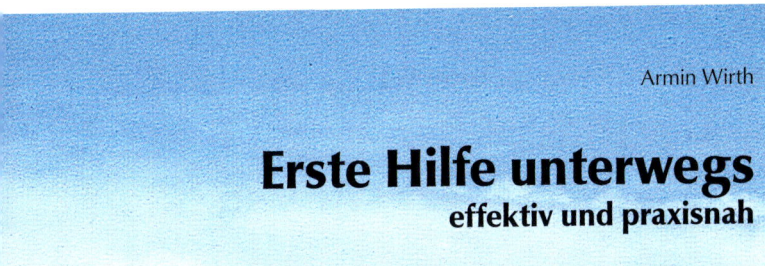

Armin Wirth

Erste Hilfe unterwegs
effektiv und praxisnah

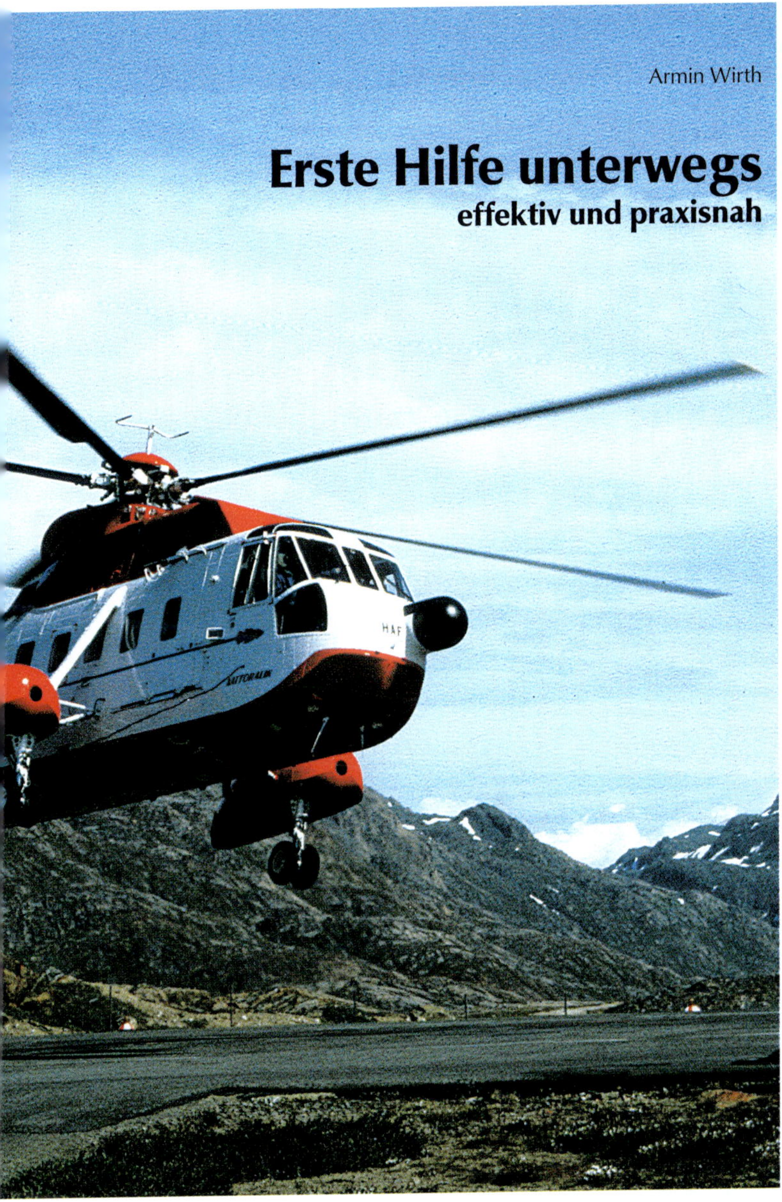

Reise Know-How im Internet

Aktuelle Reisetipps und Neuigkeiten
Ergänzungen nach Redaktionsschluss
Büchershop und Sonderangebote
Weiterführende Links zu über 100 Ländern

http://www.reise-know-how.de/

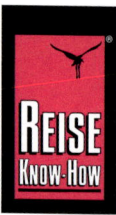

Vorwort
von Arved Fuchs

Kein unwahrscheinliches Szenario: Sie fahren auf einer Straße, plötzlich tauchen vor Ihnen ineinander geschobene Fahrzeuge auf, darin verletzte oder bewusstlose Personen. Was tun? Gewiss, zuerst den Unfallort absichern, den Rettungsdienst alarmieren – aber dann ? Wertvolle Zeit verstreicht. Sie stehen betroffen vor den Verletzten, wollen helfen und wissen nicht wie. Mal ehrlich, wer kann sich noch an den Erste-Hilfe-Kurs anlässlich der Führerscheinprüfung erinnern?

Auf Expeditionen sind wir bisweilen wochenlang von ärztlicher Versorgung abgeschnitten. Auch die beste Bordapotheke nützt da wenig, wenn man Symptome nicht zu deuten weiß oder Erstversorgungstechniken nicht beherrscht. Am Nordpol ist auch das Handy zumeist nutzlos. Hier ist jeder selbst gefordert und Nichtwissen bedeutet nicht helfen zu können.

Bei einem Erste-Hilfe-Extrem-Lehrgang lernte ich *Armin Wirth* kennen. Seine praxisnahe Schulung, die besonders auf Wildnis- und Expeditionssituationen zugeschnitten war, hat uns die Erstversorgung in einem ganz anderen Licht erscheinen lassen. Diese Erkenntnis gibt Sicherheit und hilft, den Spaß am Outdoor-Erlebnis zu bewahren.

Mit dem vorliegenden Buch ist es dem erfahrenen Rettungssanitäter und Expeditionsteilnehmer *Armin Wirth* gelungen, dem Leser die Erstversorgung anschaulich und verständlich nahe zu bringen. Er versteht es einen Brückenschlag zu vollziehen: Die Berührungsängste vor der Thematik oder gar vor dem realen Fall werden abgebaut.

Effektiv Erste Hilfe zu leisten gerät damit zu einer spannenden und von jedem erlernbaren Tätigkeit. Fort von abstrakten Erklärungen, hin zu praxisnahen, leicht nachvollziehbaren Situationen und Praktiken. Das Buch ist damit nicht nur ein Nachschlagewerk, sondern ein Lern- und Leitfaden, der sich gut zusammenhängend lesen lässt. Es bereitet kompetent auf den Ernstfall vor – ganz gleich ob es sich um einen Verkehrsunfall in der Stadt, um einen Schlangenbiss oder um einen gebrochenen Fuß in der Wildnis handelt. Das Unfallopfer wird Ihnen für kompetente Hilfe dankbar sein!

Arved Fuchs

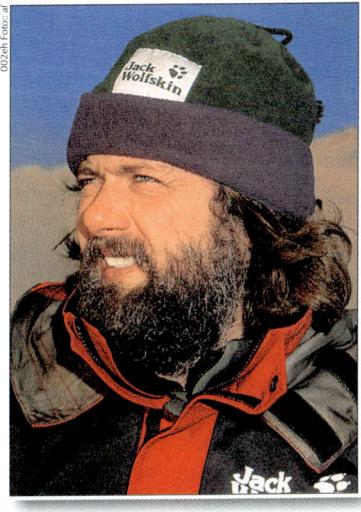

Arved Fuchs – Outdoorprofi und der erste Mensch, der beide Pole innerhalb eines Jahres zu Fuß erreichte

Vorwort
zur zweiten Auflage

Outdoor-Aktivitäten auch weitab der Zivilisation werden immer beliebter. Doch trotz hochmoderner Ausrüstung stellt sich die Frage, wie es mit dem nötigen Know-How und den praktischen Fertigkeiten aussieht, die in Notfallsituationen schnell abrufbar sein müssen, um aus einer Reise keinen Alptraum werden zu lassen.

Wir sind alle unbewusst an das flächendeckende Rettungssystem unseres Wohnorts gewöhnt. Es besteht augenscheinlich kein Grund zur Sorge. So denken viele Menschen, die die Angst nicht kennen, die ein Verletzter auf einer Landstraße in seinem verunglückten Fahrzeug erleben muss.

Leider fehlt es auch an der Erkenntnis, dass jeder ein Glied einer Rettungskette ist. Die professionellen Einsatzkräfte allein können einen Schaden nicht unbedingt abwenden, es entscheidet vielmehr der lebensrettende Handgriff des Ersthelfers.

Im Outdoor-Bereich lässt sich das Gefühl von Sicherheit nur durch eine gezielte Vorbereitung auf mögliche Situationen produzieren. Dazu dient das vorliegende Buch mit seiner praxisnahen und realistischen Darstellung in hervorragender Art und Weise. *Armin Wirth* erarbeitet umfassend alle relevanten Kapitel einer Notfallversorgung: von der Vorbeugung und der Akutversorgung über die psychologischen Betreuung bis zur Evakuierung.

Dabei beeindruckt durchgängig der Bezug zu speziellen Outdoor-Situationen, die sich naturgemäß von einem Notfalleinsatz in der Zivilisation unterscheiden. Viele Grafiken und Fotos machen die Erste Hilfe unterwegs einprägsam und übersichtlich. Somit dient das Sachbuch einerseits dem Selbststudium und andererseits als fundiertes Begleitwerk für die Ausbildung "Notfallmanagement im Outdoor" an Outdoor-Trainingszentren.

Natürlich lassen sich alle dargestellten Inhalte auch auf die Zivilisation übertragen. Damit wird der Leser, besonders wenn er sein Können in einem speziellen Kurs überprüft, zum effektiven ersten Glied der Rettungskette.

Man kann sich nur wünschen, dass möglichst viele Outdoor-Enthusiasten sich dem Thema „Erste Hilfe unterwegs" ernsthaft widmen – *Armin Wirth* hat mit seinem Buch einen großen Beitrag dafür geleistet, dass die Auseinandersetzung mit einem Thema, das all zu gerne verdrängt wird, einfach und kompetent gelingt.

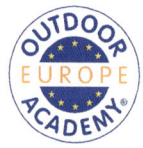 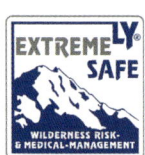

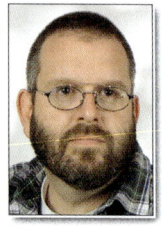 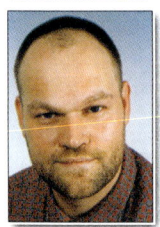

⬆ Heiner H. Backer: Chief-Educator, Notfallstressmanager   ⬆ Jens-H. Möller: Medical Director, Notfallmediziner

Inhalt

US4 Foto: aw

US5 Foto: aw

Einführung

Bei einem Aufenthalt in Sisimiut/Grönland erhalte ich auf meine Frage, wer in dem 5000-Seelen-Ort den Rettungsdienst betreibe, die schlichte Antwort: „Keiner". Ich bohre weiter. Was passiert, wenn jemand zu Hause einen Herzinfarkt erleidet? Antwort: „Dann stirbt er eben." Oder er hält durch, bis ihn eine Art Krankenwagen (ein kleiner Van mit einer Trage und ein wenig Verbandmaterial) ins Krankenhaus gebracht hat. Das Fahrzeug ist mit nur einem Fahrer besetzt, der außer einer roten Jacke keine weitere Befähigung in Erster Hilfe vorweisen kann. Seine Devise ist: einladen und ins Krankenhaus fahren. Dass sich eine Krankenschwester, ein Arzt oder gar ein Rettungssanitäter im Krankenwagen um den Patienten kümmern würden, ist nicht denkbar. „Du darfst hier eben nicht krank sein", ist der Kommentar eines Grönländers.

Beim *Arctic Circle Race* 1998, als härtesten Langlaufrennen der Welt bekannt, bekommt die kleine Kommune dann die Folgen des nicht vorhandenen Rettungssystems zu spüren. In einer Lawine werden 14 Personen vergraben. Es herrscht ein heilloses Chaos. Die meisten der Verschütteten können sich selbst befreien, nur ein Italiener bleibt vermisst.

Ein Arzt, der im Camp für die Gesundheit der Teilnehmer verantwortlich ist, befindet sich auf dem Weg zur Unfallstelle. Nach 30 Minuten haben die Leute vor Ort den Verschütteten gefunden – Herz-Kreislaufstillstand.

Der Arzt beginnt mit der Reanimation – der Herz-Lungen-Wiederbelebung – des Patienten. Doch der mitgebrachte Beatmungsbeutel funktioniert in der Kälte nicht. Es muss improvisiert werden. Der Arzt muss die Versorgung des Patienten fast alleine durchführen, da ihn aufgrund mangelndem Ersthelferwissen niemand unterstützen kann. Unter Reanimation wird der Verunglückte mit einem Pistenbully in das weit entfernte Krankenhaus in Sisimiut gebracht. Doch alle Mühen, ihn zu retten, bringen keinen Erfolg.

Nach diesem Vorfall entschließe ich mich, für das *Arctic Circle Race Komitee* einen Plan zu entwerfen, um ein *Search & Rescue Team* auszubilden. Ende Januar 1999 stehe ich in Sisimiut vor einer bunt zusammengewürfelten Gruppe aus Krankenschwestern, Feuerwehrleuten, Angehörigen des örtlichen Skicenters und einigen mehr. Es sollte einer der besten Kurse werden, die ich bis zu diesem Zeitpunkt gehalten habe. Da die ganze Kommune an dem Aufbau eines Rettungsdienstes interessiert war, bekam ich jede nur erdenkliche Hilfe und Unterstützung. Binnen zwei Wochen Ausbildung wurde aus dem bunt zusammengewürfelten Haufen eine ziemlich gute Mannschaft mit fundierten Kenntnissen.

Während des Kurses ist mir immer wieder deutlich geworden, was es heißt, Erste Hilfe unterwegs oder in schwierigen Klimaten zu leisten. Bei Kursen in Deutschland bereiten Außenübungen keine Probleme. Im Januar und Februar in Grönland bei minus 27°C hingegen erfordert eine

Außenübung alles von den Teilnehmern. Kaum liegt ein Verletztendarsteller im Schnee, so friert er auch schon erbärmlich. Materialien, die sonst gut funktionieren, versagen in der Kälte kläglich, da alles gefriert. Kann man auf festem Boden einen Patienten mit einem Tragetuch problemlos einen Kilometer weit transportieren, so sind auch nur 50 Meter in tiefem Schnee ein großes Problem. Andere Methoden müssen entwickelt und getestet werden.

Immer wieder versicherten mir die Teilnehmer, dass bei Kursen, die vom Dänischen Roten Kreuz abgehalten wurden, die Ausbilder ein Konzept verwenden, das zwar in Kopenhagen funktioniert, aber nicht in Grönland – an kritischen Punkten hieß es lapidar: „Rettungsdienst alarmieren und den Status des Patienten bis zum Eintreffen aufrecht erhalten."

Und genau dies ist in einer Outdoorsituation oder auf Tour nicht möglich. Es kann Stunden oder Tage dauern, bis fremde Hilfe eintrifft. Es reicht einfach nicht mehr, die Situation des Patienten irgendwie stabil zu halten. Man muss wissen, was ihm fehlt und was man für ihn tun kann.

Dieses sonst schwer zu erlangende Wissen zugänglich zu machen, ist das Ziel des vorliegenden Buches. Es soll helfen, das notwendige Basiswissen für den Umgang mit Notfällen in der Stadt, auf Tour oder während einer Expedition zu vermitteln. Aus diesem Grund ist es wohl umfangreicher und umfassender als alle anderen Sachbücher, die sich zu diesem Thema auf dem Markt befinden. Da in einem Buch aber nie alle medizinischen Probleme dieser Welt abgehandelt werden können, wurde der Bereich der Tropenmedizin ausgeklammert. Zu diesem Thema ist bei Reise Know-How der Titel „Wo es keinen Arzt gibt" von David Werner erschienen, der besonders für Reisende in heiße und tropische Gefilde gedacht ist.

Da ein umfassendes Buch wie „Erste Hilfe unterwegs" vom Feedback der Leser für die kommenden Auflagen nur profitieren kann, bin ich dankbar für jede positive Kritik wie auch Verbesserungsvorschläge, die ich in einer neuen Ausgabe gerne berücksichtigen möchte. Zu diesem Zweck können Sie mich über den Verlag kontaktieren.

Viel Spaß nun bei der Lektüre des Buches und viele schöne und unbeschwerte Touren, auf dass Sie von Notfällen aller Art möglichst verschont bleiben.

Armin Wirth

Hinweise zur Benutzung

Zuhause

Sie sollten das ganze Buch **komplett durchlesen** und versuchen, möglichst viele Kapitel als aktives Wissen aufzunehmen. Wenn Ihnen einzelne Fachbegriffe unklar sind, finden Sie im **Glossar** im Buchanhang dazu umfassende Hilfe. Diskutieren Sie mit Ihren Freunden und Tourenkameraden über den Inhalt. Überlegen Sie sich, wie die empfohlenen Maßnahmen in die Tat umgesetzt werden können, und stellen Sie sich alle möglichen medizinischen Notsituationen für Ihre nächste Tour vor. Entwickeln Sie dann mit Hilfe dieses Buches Problemlösungen und Strategien, wie Sie mit dem Notfall umgehen werden. Auf diese Weise lernt die Gruppe, das Gefährdungspotential einzuschätzen. Tritt dann der Fall der Fälle ein, sind Sie vorbereitet, und der Notfall erwischt Sie nicht unerwartet.

Unterwegs

Am Ende einzelner Abschnitte und Kapitel befinden sich **Schnellübersichten.** In ihnen ist in Kurzform beschrieben, was z.B. bei einer Blinddarmzündung mit dem Patienten geschehen muss. Die Übersichten setzen die Lektüre des dazugehörigen Kapitels voraus. Sie soll unterwegs lediglich als Gedankenstütze dienen.

Genau diese Schnellübersichten findet man im kleinen Beileger „Das Wichtigste für unterwegs" wieder, der in der Rückenklappe dieses Buches eingelegt ist. Das Büchlein ist leicht, übersichtlich und kann in jedem Erste Hilfe Set mitgenommen werden. In ihm können im Notfall auf Tour wichtige Details nachgeschlagen und somit Entscheidungen ohne Unsicherheiten gefällt werden. Außerdem finden sich hier die wichtigen Ablaufschemata, an denen man sich schnell orientieren kann. **Der Beileger setzt aber die vorherige Lektüre des Hauptbuches voraus!**

Stadt-, Outdoor- und Extremsituationen

Die Maßnahmen wurden in drei Kategorien mit jeweils einem eigenen Symbol zu Beginn der Erläuterungen eingeteilt, da manche Behandlungen nur in Outdoor- oder Extremsituationen angewandt werden dürfen:

 Stadtsituationen: Hierbei handelt es sich um Maßnahmen der normalen Ersten Hilfe. Dies bedeutet, dass es kein großes Problem darstellt, einen Rettungsdienst zu alarmieren, der nach zehn Minuten am Unfallort eintrifft. Die zu treffenden Maßnahmen beschränken sich darauf, den Zustand des Patienten bis zum Eintreffen des Notfallteams stabil zu halten.

 Outdoorsituation: Der Notfall ereignet sich mehrere Stunden von der nächsten Hilfe entfernt und es besteht kein unmittelbarer Zugang zu einem Rettungssystem. Hilfe holen kostet Zeit, und es dauert länger, bis mit professioneller Unterstützung zu rechnen ist. Man kann aber, im Gegensatz zu Extremsituationen, damit rechnen, in absehbarer Zeit externe medizinische Hilfe zu erhalten.

Extremsituationen: Das Unglück ereignet sich weit von der nächsten Hilfe entfernt in menschenleerer Wildnis. Falls es überhaupt möglich ist, externe Hilfe anzufordern, so bedeutet eine Rettung die Aktivierung eines umfangreichen Rettungsapparates (Rettungsmannschaften, Helikopter, Schiffe etc.). Es kann Tage dauern, bis die Unglücksstelle gefunden wird. Diese Situation rechtfertigt außergewöhnliche Maßnahmen, die man in der Stadt nicht ergreifen wird und darf!

In manchen Fällen werden nur **Basismaßnahmen** beschrieben. Dies bedeutet, dass es keine Unterscheidung in die drei genannten Kategorien gibt.

⚕ Anleitungen für medizinisches Fachpersonal

Für medizinisches Personal sind Hinweise unter der Rubrik **„Erweiterte Maßnahmen"** beschrieben und mit einem eigenen Symbol gekennzeichnet. Insbesondere für Ärzte gibt es in einigen Kapiteln Hinweise zu Themen, die in der medizinischen Fachliteratur nicht immer leicht zu finden sind. Diese speziellen Informationen geben aber nur Anhaltspunkte und erheben keinen Anspruch auf Vollständigkeit.

Improvisation und Experiment

In diesem Buch wird viel über **Improvisation** geschrieben. Improvisation bedeutet, flexibel eine Alternative für eine bekannte Versorgungstechnik zu suchen und diese anzuwenden. Es bedeutet nicht, irgendwelche nicht kalkulierbaren medizinischen Maßnahmen

US3 Foto: aw

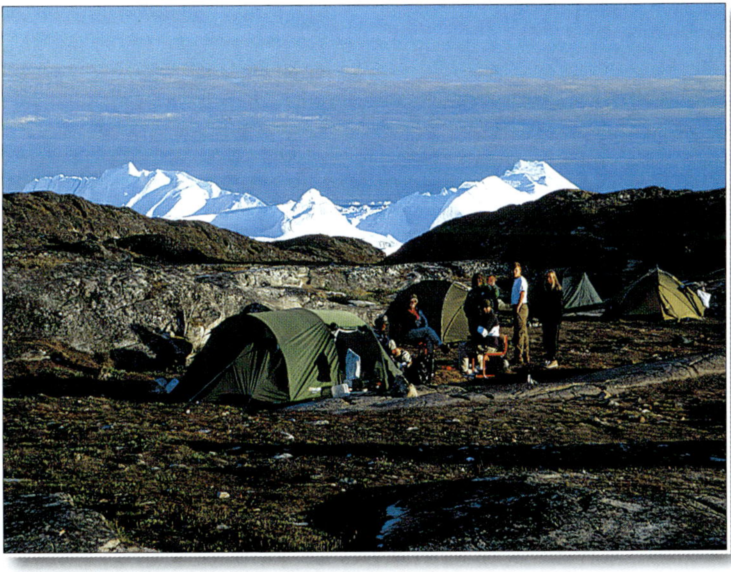

anzuwenden, die nie gelernt wurden. Dabei würde es sich um ein **Experiment** handeln.

Improvisation wäre, eine elastische Binde aus einem T-Shirt zu schneiden, ein Experiment am Patienten, wenn Sie versuchen, seinen Blinddarm zu operieren. Sie würden ihn mit diesem Versuch umbringen oder nachhaltig schädigen. Experimente am Patienten enden meist mit dem Tod oder einer deutlichen Verschlechterung seiner Situation!

Also: Finger weg von Blinddarmoperationen, Nähversuchen, Luftröhrenschnitten und ähnlichen Dingen. Man sollte sich auf Maßnahmen konzentrieren, die man beherrscht und die einem zur Verfügung stehen. **Improvisationskünste sind gefragt und nicht ein Experiment** (=Menschenversuch), das im Chaos endet!

Grenzen der Ersten Hilfe Unterwegs

Durch die Lektüre dieses Buches wird niemand zu einem Arzt! Viele der beschriebenen Maßnahmen müssen in der Praxis trainiert und von einem erfahrenen Ausbilder überwacht werden. Ich rate somit ganz dringend dazu, einen **Erste Hilfe-Kurs** zu besuchen.

Basiskurse hierzu werden in beinahe jeder Stadt von den bekannten Hilfsorganisationen wie der Johanniter-Unfall-Hilfe, dem Roten Kreuz, dem Arbeiter Samariter Bund und dem Malteser Hilfsdienst angeboten. Hier lernt

man die **Grundlagen** der Ersten Hilfe im Hinblick auf Notsituationen in der Stadt, die allerdings auf Tour oft nicht ausreichen oder nur begrenzt anwendbar sind.

Um die beschriebenen Techniken und Maßnahmen dieses Buches praktisch und unter Anleitung zu erlernen, empfehle ich die Teilnahme an einem **Erste-Hilfe-Kurs,** der sich speziell an Outdoor- bzw. Wildniss-Situationen orientiert. Beispielsweise erlernt man bei EXTREMElySAFE, WILDERNESS RISK- & MEDICAL-MANAGEMENT innerhalb von vier Tagen, wie man in medizinischen Notfallsituationen außerhalb geschlossener Rettungssysteme Hilfe leisten kann. Informationen zu den Kursen gibt es bei EXTREMElySAFE, Birkenweg 5/Giddendorf, 23758 Gremersdorf, Tel./Fax. 0700/ 62 39 87 363, Internet: www.extremelysafe.de, E-Mail: office@extremelysafe.de

Zu guter Letzt: Trotz aller Sorgfalt können sich bei der Bearbeitung und Herstellung des Buches Fehler eingeschlichen haben. Nach geltender Rechtssprechung wird jegliche Haftung für alle sich daraus ergebenden Folgen sowohl für den Autor als auch den Verlag ausgeschlossen. Für die korrekte Anwendung der in diesem Buch beschriebenen Maßnahmen ist jeder selbst verantwortlich. Es ist jedermanns Sorgfaltspflicht, sich von der Richtigkeit der beschriebenen Maßnahmen selbst zu überzeugen und diese im Zweifelsfall zu überprüfen.

Basiswissen

Wichtige Regulationsprinzipien im Körper

Für die Wildnismedizin gibt es einige Prinzipien, die helfen, Vorgänge im menschlichen Körper besser zu verstehen und in den Griff zu bekommen. Ein Prinzip zu kennen hilft, Folgen vorauszusehen oder Ursachen zu erkennen.

Vitalfunktionen erster und zweiter Ordnung

Im Körper funktionieren verschiedene Systeme miteinander Hand in Hand. Die wichtigsten sind das Herz-Kreislauf-System und die Atmung. Fällt eine dieser **Vitalfunktionen erster Ordnung** aus, funktioniert im Körper binnen kurzer Zeit nichts mehr. Hört ein Mensch auf zu atmen, so wird auch das Herz nach einigen Minuten seine Aktivität einstellen, da von der Lunge kein Sauerstoff mehr bereitgestellt wird, ohne den die Herzmuskeln aufhören zu arbeiten.

Hört umgekehrt das Herz auf zu schlagen, so wird innerhalb von wenigen Sekunden in aller Regel die Atmung ebenfalls aussetzten. Denn ohne den Transmitter Blut kann kein Sauerstoff von der Lunge aufgenommen und durch den Körper zu den Zellen transportiert werden.

Eine weitere Vitalfunktion, die unmittelbar auf Atmung und Kreislauf einwirkt, ist unser **Zentrales Nerven System (ZNS),** das aus dem Gehirn und dem Rückenmark besteht. Da das

Gehirn die Schaltzentrale des Körpers ist, führt ein Ausfall zu einer Beeinträchtigung oder zum Verlust der Herz-Kreislauf- und Atemfunktion. Bei einer massiven Blutung im Gehirn z.B. verursacht das einfließende Blut einen hohen Druck im Gehirn. Hirnmasse wird komprimiert, da sie sich durch die starre Schädeldecke nicht nach außen bewegen kann. Folge dieses Drucks kann sein, dass das Atemzentrum seine Tätigkeit einstellt. Die Atmung hört auf und kurze Zeit später auch der Herzschlag.

Wegen dieser unmittelbaren Abhängigkeit voneinander und der Wichtigkeit für den Körper werden Atmung, Kreislauf und Bewusstsein (Gehirn) **Vitalfunktionen erster Ordnung** oder **primäre Vitalfunktionen** genannt. Bei einem Verletzten schauen wir aus diesem Grund immer zuerst nach diesen drei Vitalfunktionen, da das Fehlen einer Funktion in aller Regel den ganzen Körper lahmlegt.

Vitalfunktionen zweiter Ordnung sind Körperfunktionen, die auf die drei Hauptfunktionen Atmung, Kreislauf und Bewusstsein einwirken. Dazu gehören der Wärme-, Säure-Basen- und Wasser-Elektrolyt-Haushalt. Ein Ausfall oder eine Beeinträchtigung einer dieser sekundären Vitalfunktionen führt früher oder später zum Ausfall der primären Funktionen. So bedingt eine Unterkühlung nach einer gewissen Zeit einen Herz-Kreislaufstillstand, Wassermangel nach mehreren Stunden oder gar Tagen einen Zusammenbruch des Systems, und eine Stoffwechselentgleisung (z.B. Überzuckerung) erst nach Tagen oder Wochen

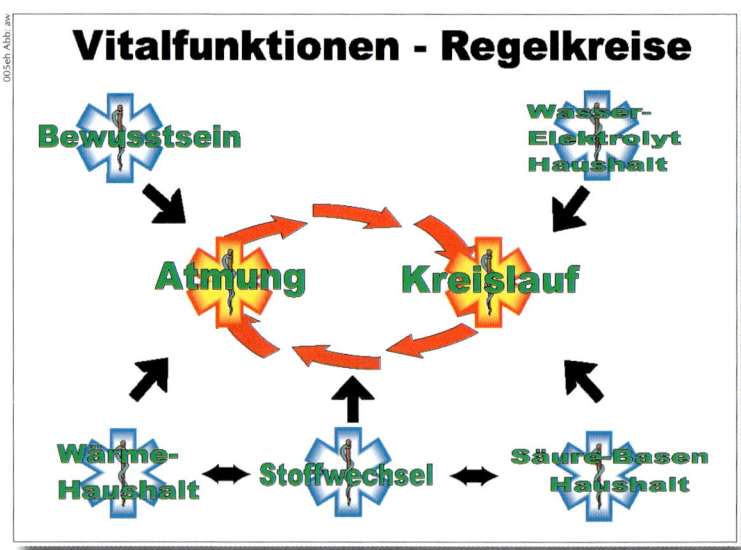

nachhaltige Schäden. Da bei Problemen der sekundären Vitalfunktionen schwerwiegende Folgen erst nach einer längeren Dauer zu erwarten sind, kümmert man sich erst um sie, wenn die primären Vitalfunktionen überprüft und für stabil befunden wurden.

In der Stadt kümmert man sich als Ersthelfer in aller Regel lediglich um die primären Vitalfunktionen. Bis Probleme der sekundären Vitalfunktionen sichtbar werden, ist der Patient längst schon vom Rettungsdienst übernommen und ins Krankenhaus gebracht worden. In der Stadt spielen diese für uns somit eine nachgeordnete Rolle.

In einer Outdoor- oder Wildnissituation verhält es sich dagegen ganz anders. Es kann Stunden oder Tage dauern, bis der Patient von einem Rettungsteam übernommen wird. In diesem meist langen Zeitraum muss der Patient versorgt werden. Eine Vernachlässigung der sekundären Vitalfunktionen würde unweigerlich zu Schäden am Patienten führen. Es ist einfach unmöglich, eine Unterkühlung (Wärmehaushalt) mehrere Stunden oder Tage unbeachtet zu lassen. Deshalb muss außerhalb von Städten und geschlossenen Rettungssystemen umfassende Hilfe geleistet werden: **erste und zweite Hilfe.**

Zuerst prüft man die primären Vitalfunktionen, wobei man aber gleichzeitig an die sekundären denken sollte. Wird ein Patient aufgrund von Bewusstlosigkeit (primäre Vitalfunktion) in die stabile Seitenlage gebracht, so muss gleichzeitig sein Wärmehaushalt

(sekundäre Vitalfunktion) berücksichtigt werden, indem man eine Isomatte unter ihn legt und ihn zudeckt. So verhindert man spätere Probleme mit dem Wärmehaushalt. Es kann aber auch vorkommen, dass ein Problem der sekundären Vitalfunktionen zu Störungen der Primärfunktionen führt. So kann die Ursache eines Kreislaufzusammenbruchs (primäre Vitalfunktion) in der Wüste ein ausgetrockneter Körper (Wasserhaushalt) oder eine Überhitzung (Wärmehaushalt) sein. In beiden Fällen muss erst die Ursache der Störung bei den Vitalfunktionen zweiter Ordnung behoben werden, bevor sich der Kreislauf wieder stabilisieren kann.

> **Zuerst Vitalfunktionen erster Ordnung, dann Vitalfunktionen zweiter Ordnung sichern.**
> **Aber: Beide Vitalfunktionengruppen immer ursächlich im Zusammenhang sehen!**

Funktionsprinzipien des Körpers

Der menschliche Körper funktioniert nach bestimmten Prinzipien, deren Regularien das ganze System Mensch aufrecht erhalten sollen und die auf unterschiedliche äußere oder innere Bedingungen flexibel reagieren. Einige dieser Funktionsprinzipien sollen im Folgenden erläutert werden.

Sauerstoffversorgung und Durchblutung

Ziel des **Atemsystems** ist es, Sauerstoff über die Lunge aufzunehmen und an die roten Blutkörperchen (*Erythrozyten*) abzugeben. Diese transportieren den Sauerstoff im Blut vom Herz bis in die kleinsten Blutgefäße (*Kapillare*) im Körper. Dort wird er an die Körperzellen (Gewebe) abgegeben und zur Energiegewinnung verbrannt. Dieser Vorgang wird **Durchblutung** oder **Perfusion** genannt. Sie funktioniert erst dadurch, dass das Herz mit viel Kraft Blut durch die Blutgefäße (Arterien und Venen) pressen muss. Nur ein ausreichend großer Druck lässt das Blut bis in die kleinsten Kapillare strömen.

In vielen Situationen ist die Perfusion gestört, sei es durch die Auswirkungen von Schock, Temperatur oder anderen Problemen, die zu einer Minderdurchblutung führen. Oberstes Ziel ist es, diese Komplikationen aus dem Weg zu räumen, um eine ausreichende Durchblutung sicherzustellen.

> **Alles, was die Durchblutung und damit die Sauerstoffversorgung der Zellen stört, stellt ein lebensbedrohliches Problem dar. Es muss schnellstmöglich beseitigt werden.**

Anpassung und Kompensation

Der Körper versucht, die Funktionen unseres Systems auf **die jeweilige Situation anzupassen.** Gut kann man das in verschiedenen Lebenssituationen beobachten. Im Schlaf sind alle unsere Körperfunktionen auf ein Minimum heruntergefahren. Der Puls ist langsamer, der Blutdruck niedriger und die Atemfrequenz langsamer. Das Gehirn arbeitet nur eingeschränkt. Stehen wir hingegen während einer Expedition in der Arktis einem Eisbären gegenüber, so geht unser Puls sofort stark in die Höhe, der Blutdruck steigt, und wir sind hellwach, um uns verteidigen (oder den Bären auch nur fotografieren) zu können.

Beide Reaktionen im Körper sind normal. Anormal ist hingegen, wenn eine Person im Bett liegt, einen Puls von 120 Schlägen pro Minute hat (normal sind 60 – 80) und einen kaum messbaren Blutdruck. Hier müssen die Alarmglocken klingeln, da der Körper versucht, **ein Problem mit diesen Reaktionen zu kompensieren.** Starke und dauerhafte Veränderungen der Vitalfunktionen, die für die jeweilige Situation atypisch sind, zeigen, dass der Körper versucht, eine abnorme Situation (Stress) wie eine Verletzung oder Krankheit zu kompensieren.

So würde z.B. ein größerer Blutverlust zu einer Steigerung der Pulsschläge führen. Der Körper versucht, das fehlende Blutvolumen mit einer größeren Umlaufgeschwindigkeit durch schnelleren Herzschlag auszugleichen.

> **Am besten kann man Kompensationsprozesse einschätzen, indem man ständig Puls, Atmung und Bewusstsein überprüft.**

Basiswissen

Zentralisierung

Ein Hauptkompensationseffekt des Körpers besteht darin, die Blutgefäße der Extremitäten und der unwichtigen Organe zu verengen, so dass nur noch der Körperkern mit den wichtigen Organen wie Herz, Lunge, Nieren, Leber und Gehirn versorgt wird. Unwichtige Teile des Körpers sind neben den Armen und Beinen die Haut, das Verdauungssystem sowie die Skelettmuskulatur. Auf diese Weise kann man auch eine Einteilung in Körperkern und Körperhülle vornehmen. Der **Körperkern** besteht aus allen lebenswichtigen Organen, die **Hülle** aus den genannten weniger wichtigen.

Der Zentralisierungseffekt ist auch für die **blasse Haut** eines Patienten verantwortlich, die Zeichen für eine sich entwickelnde lebensbedrohliche Verminderung des Blutvolumens sein kann. Ursache für die Volumenverminderung können Blutungen und Austrocknung des Körpers sein (siehe auch „Volumenmangelschock").

Blasse Haut kommt aber auch vor, wenn der Körper Kälte ausgesetzt wird. In diesem Fall handelt es sich um eine normale und wichtige Funktion. Der Körper möchte Wärme sparen und reduziert daher die Durchblutung in den äußeren Hautschichten. Erst wenn dieser Zustand zu lange anhält, kann er zu Schäden führen.

Ischämie und Infarkt

Wird Gewebe im Körper nicht mehr durchblutet und erhält keinen Sauerstoff, so stirbt es ab. **Ischämie** (griechisch: *ischein* = zurückhalten, hin-

dern) ist eine Verminderung oder Unterbrechung der Durchblutung eines Organs, Organteils oder Gewebes infolge mangelnder Blutzufuhr (z.B. durch *Thrombose, Embolie,* Gefäßkrämpfe, Tumore etc.). Der **Angina Pectoris- Schmerz** in der Brust beispielsweise strahlt vom Herzen aus, wenn durch die Herzkranzgefäße (die Adern, die das Herz selbst mit Blut versorgen) infolge von Verschlüssen nicht mehr genügend Blut in die Herzmuskulatur gelangt. Hält der Zustand an, stirbt der nichtdurchblutete Herzmuskel ab. Es kommt zum **Herzinfarkt.**

Ausfallerscheinungen treten auch bei **Durchblutungsstörungen des Gehirns** auf. Eine Gesichtshälfte des Patienten oder auch eine ganze Körperhälfte erschlaffen, hängen ohne Haut- oder Muskelspannung herab und können nicht mehr kontrolliert werden. Ursache dafür ist, dass die für diese Körperregion verantwortliche Gehirnhälfte nicht mehr durchblutet wird. Hält auch hier der Zustand an, so treten nach einiger Zeit irreversible Schäden in Form von Lähmungen etc. auf. Es kommt zum **Schlaganfall,** dem *ischämischen Hirninfarkt.*

> Die Symptome der Ischämie sind ein frühes Warnzeichen für Infarktprobleme. Sie müssen sehr ernst genommen werden, da ein Infarkt (fast) immer dauerhafte Schäden hinterlässt.

Schwellung und Druck

Schwellung entsteht durch die Ansammlung von überschüssiger Flüssigkeit im Körpergewebe. Eine Schwellung kann sehr plötzlich entstehen, wenn Blut aus einem verletzten Blutgefäß ins Gewebe schießt. Über Stunden oder Tage entstehen **Schwellungen (Ödeme)**, wenn die flüssigen Bestandteile des Blutes *(Serum)* durch defekte *Kapillare* ins Gewebe auslaufen. Meist passiert dies als Entzündungsreaktion nach einer Verletzung oder Infektion. Die Schwellung kann lokal, wie bei einer verstauchten Hand, oder auch am ganzen Körper *(systemisch)*, wie bei einer allergischen Reaktion, auftreten.

Ist die Schwellung stark genug, kann sie Druck im Gewebe ausüben. Wird der Schwelldruck größer als der Blutdruck in den Adern, so kann die Schwellung die **Durchblutung einschränken** oder gar stoppen. Eine Schwellung des Gehirns innerhalb des abgeschlossenen Schädelraumes kann einen solch starken Hirndruck erzeugen, dass das Gehirn nicht mehr ausreichend durchblutet wird. Wird ein fester Gips oder eine Schiene zu früh angelegt und schwillt das Bein später weiter an, entsteht das gleiche Problem – die Durchblutung wird durch den Schwelldruck eingeschränkt oder zum Stillstand gebracht. Eine Schwellung in der Luftröhre nach einem Insektenstich kann auch die Atmung blockieren.

Die meisten Schwellungen aufgrund einer Verletzung entwickeln sich hauptsächlich innerhalb der ersten sechs Stunden bis zwanzig Stunden. Danach wird sich eine Schwellung kaum verstärken, es sei denn, es tritt eine erneute Verletzung oder Belastung auf.

Schwellungen zu vermeiden oder zu reduzieren ist eine wichtige Maßnahme in der Wildnismedizin. Nur wenn ein verletztes Körperteil gut durchblutet wird, kann es auch schnell wieder heilen.

> Schwellung hemmt die Durchblutung und verlangsamt damit den Heilungsprozess. Um schnell wieder leistungsfähig zu werden, ist die Eindämmung oder Vermeidung einer Schwellung erstes Ziel.

Blockade und Infektion

Der menschliche Körper hat eine ganze Anzahl an Hohlorganen, die Flüssigkeiten ausscheiden, sammeln oder transportieren (Nieren, Blase, Blutgefäße, Schweißdrüsen etc.). Wird der Abfluss dieser Organe durch Schwellung, Verletzung oder einem Fremdkörper **blockiert,** so sammelt sich Flüssigkeit an und verursacht einen Staudruck, Schmerzen und Entzündungen. Hält dieser Zustand lange genug an, so wachsen in diesem Bereich Bakterien unkontrolliert – es entsteht eine **Infektion.** Viele ernst zu nehmende Krankheiten werden durch eine Blockade verursacht, so die Blinddarmentzündung, Stirn- oder Nasennebenhöhlenentzündung und vieles mehr.

Basiswissen

Gesellschaftliche Konventionen führen gerade beim weitverbreiteten Schnupfen zu Problemen durch Blockade. Wird der Schleim kräftig aus der Nase ins Taschentuch geschneuzt, wird durch den Druck gleichzeitig ein Teil davon samt unzähligen Bakterien in die Nasen- und Stirnhöhlen gedrückt. Durch die geschwollenen Nasenschleimhäute kann die Flüssigkeit nicht mehr ablaufen und zu einer Vereiterung bzw. Entzündung führen. Besser ist es, den Schleim einfach nach hinten zu ziehen und herunterzuschlucken (auch wenn alle Großmütter bei diesem Gedanken in Ohnmacht fallen werden).

Strukturiertes Vorgehen im Notfall

Defekte im System Auto

Ein kleines Gedankenspiel: Sie fahren mit Ihrem PKW in der Nacht durch die Berge in den Urlaub. Nach einiger Zeit scheint das Fahrzeug buchstäblich auseinanderzufallen. Der Benzintank leckt, der Scheibenwischer läuft nicht mehr, ein Reifen ist platt und das Kühlwasser kocht. Was tun, um weiter zu kommen?

Damit Sie überhaupt wieder fahren können, stopfen Sie zuerst das Benzinleck. Erst dann kümmern Sie sich um den platten Reifen. Hätten Sie den Reifen zuerst gewechselt, wäre inzwischen das meiste Benzin ausgelaufen. So ist diese akuteste Gefahr zuerst ge-

bannt und Sie können den Reifen in aller Ruhe wechseln und sich dann um das Kühlwasser und den Scheibenwischer kümmern.

Ihr **strukturiertes Vorgehen** hat Ihnen geholfen, die Situation wieder in den Griff zu bekommen. Da Sie die Funktionen des Fahrzeuges kennen, wissen Sie, was wichtig ist und was zuerst repariert werden muss.

Genauso strukturiert muss bei einem medizinischen Notfall vorgegangen werden. Man muss erkennen, welche Erkrankung oder Verletzung Vorrang vor anderen hat.

Defekte im System Mensch

Beim Menschen hat man es zum Glück nicht mit einer Maschine zu tun, aber die Vorgehensweise bei Komplikationen lässt sich durchaus vergleichen. Sie treffen z.B. auf eine Person, die bei einem Waldbrand zu Schaden kam. Sie liegt da, hat eine Kopfplatzwunde, blutet stark aus einer Beinwunde und bekommt kaum Luft. Große Teile des Körpers weisen starke Verbrennungen auf. Das Feuer scheint näher zu kommen und Rauch behindert die Atmung. Was machen Sie zuerst? Welches Problem hat Priorität?

Um hierbei zu helfen, wurde ein **Vorgehensschema** zusammengestellt, das ein strukturiertes und kontrolliertes Handeln in jeder Situation ermöglicht. Da in Outdoor- und Wildnissituationen weit mehr vom Helfer abverlangt wird als in der Stadt, reichen bisher existierende Vorgehensmuster nicht aus, um die Anforderungen abzudecken. Aus diesem Grund wurden bestehende Notfallsysteme miteinander vereint, erweitert und vereinfacht.

Eine wichtige Grundlage für dieses moderne **USA-System** sind die Richtlinien des *United States Department of Transportation´s emergency-medical-technician curriculum* und der *Wilderness Medical Society*. Alle Inhalte wurden mit deren Richtlinien abgeglichen, da diese beiden Organisationen führend im Bereich Rettung und Wildnisbergung sind.

Das USA-Vorgehensschema

Der Körper besteht aus einer großen Anzahl von Funktionssystemen und Wirkungskreisläufen. Damit bei einem Verletzten die richtigen Prioritäten bei der Versorgung gesetzt werden können, muss man aber wissen, welche Systeme noch funktionieren und welche einen Defekt haben. Ebenso können sich während der Behandlung Probleme entwickeln, die am Anfang noch nicht vorhanden waren. Um diese erkennen zu können ist es wichtig, **alle Funktionen schematisch zu überprüfen.** Erst nach dem strukturierten Check kann man darangehen, die Probleme zu beheben.

Es reicht aber nicht aus, sich nur um den Patienten zu kümmern. Die Umgebung kann durch Steinschlag, Lawinen, Kälte, Nässe, Feuer etc. zusätzliche Gefahren mit sich bringen. Auch mit dieser Situation muss man umgehen können.

Man hat aber erst dann alles im Griff, wenn man weiß, was für Probleme sich aus der momentanen Situation noch entwickeln können. Beim Vorgehen an einem Patienten sollte man sich immer wieder fragen: Was ist momentan, was war in der Vergangenheit und was wird die Zukunft wohl bringen?

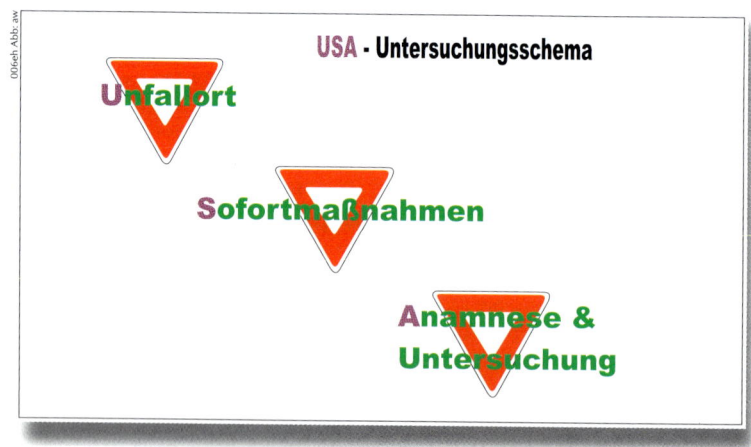

Basiswissen

Damit Sie sich all das leichter merken können, ist das abgekürzte Merkwort **„USA"** eine Eselsbrücke für Ihr Vorgehen. Wie alle guten Ärzte, die Leitfäden griffbereit in der Kitteltasche haben, sollten auch Ersthelfer nach Checklisten vorgehen. Nur zu leicht vergisst man in der Hektik einen wichtigen Punkt. Und gerade der könnte entscheidend sein.

USA-Vorgehenssystem

U = **U**nfallort
S = **S**ofortmaßnahmen
A = **A**namnese und
  körperliche Untersuchung

Nachfolgend wird jeder Buchstabe des USA-Schemas mit seinen Hintergründen Schritt für Schritt erläutert. Alle drei verschiedenen **Hauptpunkte** des USA-Vorgehenssystems (Unfallort, Sofortmaßnahmen und Anamnese) werden als **Dreiecke** dargestellt, die wiederum jeweis drei **Unterpunkte** aufweisen. Damit können alle Situationen systematisch bewältigt werden.

Unfallort
(USA-Schema Teil 1)

Ein weiteres Gedankenspiel: Die Flammen schlagen aus dem Dach eines brennenden Hauses heraus, Balken krachen und irgendwo explodieren Gastanks. Supermann mag sich in das Flammeninferno stürzen und als strahlender Held noch drei Kinder retten. Jede andere Person, die ähnliches versuchen würde, wäre eher als verrückt zu bezeichnen. Wir sind eben nicht Supermann. Im richtigen Leben steht uns da das Prinzip „Sicherheit zuerst" im Weg.

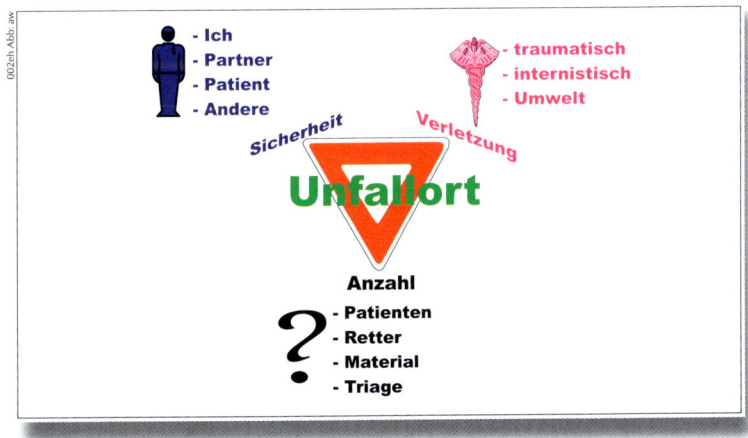

Sicherheit

Das Ziel ist immer, anderen zu helfen und nicht, noch mehr Verletzte zu produzieren oder sich selbst ernsthaft zu gefährden. Es kann nicht sein, dass man als Helfer in lebensbedrohliche Gefahr gerät. Oder wer möchte schon bei der Suche nach einem Lawinenopfer selbst verschüttet, auf der Autobahn während der Reanimation eines Patienten überfahren oder sich bei einer Blutstillung eines Verletzten mit Aids infizieren?

Aus diesem Grund darf man sich **nicht kopflos in die Hilfsmaßnahmen stürzen.** Die Situation muss erst genauer analysiert werden, bevor man zum Verletzten eilt. Gibt es irgendwelche Gefahren für mich als Retter, für das eigene **ICH?** Gefahren können z.B. Steinschlag, Wasser, Lawinen, Elektrizität, Feuer, Chemikalien, Gifte, Tiere, Waffen, andere Verkehrsteilnehmer usw. sein. Erst wenn man sich sicher ist, dass für einen selbst keine Gefährdung besteht, kann man weiter im Schema fortfahren.

Als nächstes muss darauf geachtet werden, ob unmittelbare Gefahren für den **PARTNER** existieren, dann für den **PATIENT.** Zuletzt schaut man, ob **ANDERE** Personen im Umfeld gefährdet sind.

Erst wenn für jede Personengruppe eine Gefährdung ausgeschlossen werden kann, darf man im Dreieck des USA-Schemas einen Schritt weiter gehen. Nachfolgend sind drei grundsätzliche Möglichkeiten beschrieben, mit einer bestehenden Gefahr umzugehen.

Situation 1: Gefahrenquelle und Patient lassen sich nicht entfernen

Sie stehen vor einem Lawinenkegel, in dem Ihr Freund verschüttet worden ist. Im Hang hängt noch sehr viel Schnee und die Wahrscheinlichkeit, dass noch eine Lawine abgeht, ist sehr hoch. Die nächste Hilfsmöglichkeit ist fünf Stunden entfernt. Es gibt keine andere Möglichkeit, als auf Ski Hilfe zu holen. Was machen Sie?

Lösung a)

Sie gehen trotz der Gefahr in den Hang hinein, da Sie Ihrem Freund helfen möchten.

In diesem Falle würden Sie vermutlich von einer weiteren Lawine verschüttet. Da Sie alleine mit Ihrem Freund waren, weiß nun keiner mehr, wo Sie sind und dass Sie verschüttet wurden. Sie stecken beide in der Lawine, niemand kann Ihnen helfen oder Hilfe holen. Sie haben einen großen Fehler begangen und merken langsam, dass die zum Atmen zur Verfügung stehende Luft immer weniger wird. Ihr Freund verflucht Sie, da Sie ihm mit Ihrer planlosen Hilfeaktion jegliche Aussicht auf Rettung genommen haben. Und irgendwann werden aus diesem Lawinenkegel zwei Leichen geborgen oder kommen als Ötzis im Frühjahr ans Licht.

Lösung b)

Sie merken sich die Stelle und setzen eine Markierung. Dann holen Sie Hilfe.

Die Gefahr scheint Ihnen zu groß, und Sie gehen die Bergwacht alarmie-

Basiswissen

ren. Da Sie Sorge um Ihren Freund haben, schaffen Sie die Strecke in nur 3,5 Stunden. Bereits eine halbe Stunde nach der Alarmierung ist der erste Helikopter vor Ort, und die Rettungsmannschaften beginnen mit der Suche, nachdem sie eine weitere Lawine abgesprengt haben. Nach 20 Minuten Suche wird Ihr Freund gefunden. In einer großen Lufthöhle hat er mit einigen Erfrierungen und Knochenbrüchen überlebt.

Aber selbst wenn er nicht überlebt hätte: Sie leben, und es reicht, wenn eine Person tot ist. Im Falle a) wären auch Sie umgekommen, ohne dass Ihr Martyrium die Situation verbessert hätte.

An diesem Beispiel wird klar, dass Ihre Sicherheit wichtig ist. Nicht nur wichtig für Sie, sondern auch für den Verunglückten. Sicherheitsprobleme deuten immer darauf hin, dass man die Situation alleine nicht in den Griff bekommen kann und fremde Hilfe benötigt. Ignoriert man diesen Hinweis, so entwickelt sich ein Unfall schnell zur Tragödie.

Situation 2: Die Gefahrenquelle lässt sich beseitigen

Das oben angeführte Beispiel ist mit Sicherheit extrem. Es gibt auch viele Situationen, bei denen man die Gefahr beseitigen kann. So kann man möglicherweise ein Feuer löschen, Waffen entfernen oder den Verkehr stoppen bzw. warnen. **Absichern der Notfallstelle** ist hier wichtig und kann lebensrettend sein. Im Straßenverkehr geschieht dies mit einem Warndreieck, Blinklichtern oder Lampen. In einer Outdoorsituation löschen wir ein Feuer, entfernen locker liegende Felsbrocken oder stützen einen Baum, der auf das Camp zu fallen droht.

Situation 3: Die Gefahrenquelle lässt sich nicht beseitigen

Viele Gefahren in einer Outdoorsituation machen vor Warndreiecken oder Blinklichtern nicht halt. Droht Steinschlag, so muss man, da sich die Gefahrenquelle nicht beseitigen lässt, eben **den Patienten in Sicherheit bringen.** Egal, welcher Art die Verletzungen sind, das Unfallopfer muss aus dem Steinschlaggebiet. Auch, wenn hierdurch vielleicht die eine oder andere Verletzung verschlimmert wird. Lässt man ihn an Ort und Stelle liegen, so wird Steinschlag seinen Gesundheitszustand mit Sicherheit nicht verbessern.

Genauso verhält es sich im Straßenverkehr. Liegt eine Person auf einer vielbefahrenen Straße, so muss sie sofort entfernt werden, bevor ein anderer Verkehrsteilnehmer sie überfährt. Abgesehen davon kann man mitten auf der Straße dem Verletzten keine Hilfe leisten, da dies die eigene Sicherheit gefährdet. Erst wenn die Person an einen sicheren Ort gebracht wurde, kann man sich um die Verletzungen kümmern.

Möglichkeiten, wie eine Person schnell aus einem Gefahrenbereich transportiert werden kann, sind im Kapitel „Transport" beschrieben.

Zusammenfassung Sicherheit

Wenn man einem Verletzten helfen möchte, so darf für den Helfer selbst keine Gefahr für Leib und Leben bestehen. Es ist schlimm genug, wenn eine Person zu Schaden kommt; man muss alles daransetzten, dass niemand weiteres betroffen wird. Dies ist oft schwer durchzuhalten. Man ist emotional aufgewühlt und möchte helfen. Wenn man aber diesen ersten Sicherheitspunkt übersieht, kann es passieren, dass überhaupt niemand mehr da ist, der dem Verletzten helfen kann.

Im Zusammenhang mit Sicherheit muss man auch akzeptieren, dass es Situationen gibt, in dem man mit den zur Verfügung stehenden Mitteln nicht mehr helfen kann. Sollten Sie einmal in solch eine Situation kommen, so ist es besser, Hilfe zu holen, als sich sinnlos in Gefahr zu stürzen und selbst verletzt zu werden. Dann ist niemand mehr da, der die Rettungskräfte benachrichtigen kann.

Im Bereich der Sicherheit gibt es eine **Prioritätenliste,** nach der man vorgehen muss. Es sind die Unterpunkte vom Bereich „Sicherheit" im Dreieck „Unfallort" des USA-Schemas:

Sicherheitsprioritäten:

1. ICH: Ihre eigene Sicherheit geht vor. Erst wenn für Sie keine Gefahr mehr besteht, gehen Sie zum nächsten Punkt über.

2. PARTNER: Ist ein unverletzter Partner mit auf Tour, so muss auch für seine Sicherheit gesorgt sein, bevor Sie sich um den Patienten kümmern können.

3. PATIENT: Er wird versorgt, wenn für Sie kein Sicherheitsrisiko mehr besteht.

4. ANDERE: Sollten noch weitere, unbeteiligte Dritte in der Nähe sein, so kümmern Sie sich um sie, sobald der Patient versorgt ist.

Sicherheitsrisiken unterwegs sind u.a. Steinschlag, Lawinen, Wasser, Sonne, Tiere, Brände, Nebel oder Schneesturm. Sicherheitsrisiken in der Stadt sind z.B. Verkehr, Waffen, Elektrizität, Chemikalien, Feuer, andere Menschen etc.

Achtung: Vom Patienten geht ein **Infektionsrisiko** durch Kontakt mit Körperflüssigkeiten wie Blut oder Speichel aus. Zum Schutz immer Handschuhe tragen! Des Weiteren besteht Gefahr durch unberechenbare Handlungsweisen oder Panikaktionen des Notleidenden (z.B. das Umklammern des Retters durch einen Ertrinkenden).

Verletzungen (Überblick)

Neben den Sicherheitsrisiken ist es wichtig nachzuvollziehen, wie der Unfall oder die Verletzungen zustande kamen. Häufig ist es offensichtlich, was passiert ist. Manchmal muss man aber etwas mehr Zeit investieren, um das Geschehen zu erkennen. Wie tief ist z.B. der Kletterer aus der Wand gefallen? Es macht einen großen Unterschied, ob er aus fünf oder 20 Meter auf den Boden geprallt ist, ob ein Seil den Sturz abgefangen hat oder ob er ungebremst aufschlug. Bei einem bewusstlosen Patienten lässt sich die Ursache oft erst nach einer Inspizierung der Umgebung erkennen.

Man muss sich immer fragen, ob die vermutete Ursache ausreicht, eine solche Verletzung zu verursachen oder ob noch andere Faktoren im Spiel waren. Wetter oder Vorerkrankungen können die Situation verschlimmert oder ausgelöst haben; Tablettenschachteln oder eine offene Gasleitung können ein Hinweis auf die Ursache geben.

Bei der Erkennung des Verletzungsmechanismus handelt es sich nicht um das ausführliche Durchchecken der ganzen Person, sondern nur um einen **Überblick.** Versuchen Sie stets, die Verletzungsmechanismen in drei Kategorien einzuteilen.

Handelt es sich um:

● **Traumatische Verletzungen?** Das sind zum Beispiel: Brüche, Frakturen, Blutungen etc., kurz gesagt alles, was durch Gewalteinwirkung (Trauma) auf den Patienten entstanden ist. Sollte hier eine lebensbedrohliche Blutung auffallen, so wird diese sofort gestillt (Druckverband – s.u.), bevor man im Schema fortfährt.
● **Internistische Probleme?** Das sind z.B. Herz-Kreislaufprobleme, Magen-/ Bauchschmerzen, Probleme mit der Atmung etc.

● **Probleme durch Umwelteinflüsse?** In diese Kategorie gehört z.B. das Einwirken von giftigen Gasen oder Hitze bzw. Kälte auf den Patienten.

Hat man auf diese Art und Weise das Grundproblem erkannt und die Verletzungen oder Erkrankungen einer groben Kategorie zugeteilt, bekommt man eine ungefähre Vorstellung davon, was bei der Versorgung des Patienten zu erwarten ist und was die Probleme ausgelöst haben könnte. Näheres hierzu finden Sie u.a. in den Kapiteln „Wunden und Wundversorgung" und „Traumatische Notfälle".

Anzahl an Menschen und Materialien

Es ist immer wichtig zu wissen, mit wie vielen Patienten man es zu tun hat und welche Ressourcen zur Verfügung stehen. Es ist schon passiert, dass Patienten übersehen wurden, weil sie in einem Graben oder im Unterholz lagen. Vergewissern Sie sich daher immer, wie viele Personen am Unfall beteiligt waren. Folgende Fragen sollten Sie sich unter dem Punkt „Anzahl" im USA-Schema stellen:

Anzahl der Patienten

Wie viele Patienten muss ich versorgen?

Anzahl der Retter

Wie viele Personen stehen für die Betreuung der Verletzten zur Verfügung? Daraus ergibt sich dann eine **Patienten-Helfer-Ratio.** Je nach Verletzung wird es schwierig oder unmöglich, ab einem bestimmten Patienten-Helfer-Verhältnis alle Notleidenden zu versorgen. Es ist schlichtweg nicht machbar, als einziger Helfer zehn Schwerverletzte wirkungsvoll zu versorgen. Hier kann die *Triage* (Auslese) ein sinnvolles Vorgehen erleichtern (siehe unten).

Anzahl der Hilfsmaterialien

Neben den Helfern ist auch das Material ein limitierender Faktor. Was habe ich, um die Personen versorgen zu können, und was werde ich in der nächsten Zeit vermutlich benötigen? Ist kein Verbandmaterial vorhanden, so muss dieses improvisiert werden usw.

Triage (Auslese)

Sind so viele Verletzte vorhanden, dass die wenigen vorhandenen Helfer eine medizinische Versorgung nicht für alle Verletzten garantieren können, so werden die Patienten in Gruppen je nach Schwere ihrer Verletzungen eingeteilt. Ziel ist es, die verfügbare Behandlungskapazität bevorzugt den Patienten zukommen zu lassen, deren Überlebenschancen durch die Behandlung am wahrscheinlichsten verbessert werden. Im Klartext heißt das, dass Schwerstverletzte nicht versorgt werden, da die Überlebensaussicht unter den extremen Bedingungen sowieso gering ist. Zeit und Material wäre verschwendet. Es werden besser Patienten versorgt, bei denen man mit einfachen Maßnahmen den Zustand stabilisieren oder verbessern kann.

Die Triage wird nur unter Extrem- oder Katastrophenbedingungen angewendet! Bei Unfällen in der Stadt oder mit ausreichender medizinischer Versorgung werden immer die schweren Fälle zuerst behandelt!

Achtung: Triage ist eine komplizierte Sache und bedarf großer medizinischer Erfahrung. Es gibt für diesen Zweck speziell ausgebildete Triageärzte. Auf genaue Kriterien hier einzugehen, würde den Rahmen und den fachlichen Anspruch dieses Buches sprengen. Für unsere Belange können daher nur einige **Grundregeln** gelten, um Verletzte in Gruppen einzuteilen:

1. Gruppe: Leichtverletzte
Hier werden alle zusammengefasst, die nur leichte Verletzungen haben, die nicht lebensbedrohlich sind. Die Leichtverletzten sollen sich untereinander helfen. Sobald einer der Leichtverletzten von seiner Gruppe versorgt wurde und stabil ist, sollte er, soweit möglich, bei der Versorgung anderer helfen.

2. Gruppe: Behandelbare Personen mit guter Genesungsprognose
Alle Personen, die nicht leicht oder schwer verletzt sind, kommen in diese Gruppe. Sie benötigen zwar eine Versorgung, die Aussichten auf eine Genesung sind aber gut und einfache Maßnahmen führen zum Erfolg.

3. Gruppe: Schwerverletzte
Hierzu gehören alle Personen, die ein schwerwiegendes Problem haben. Wer einen Herz-Kreislauf- oder Atemstillstand hat oder nicht mehr schreien kann, **wird zuletzt versorgt**. Es würde bei geringer Genesungsaussicht zu viel Aufwand erfordern, diesen Personen zu helfen. Zwei Helfer für eine Reanimation in einer Extremsituation abzustellen, die kaum zum Erfolg führen wird, ist nicht zu verantworten. Andere Personen können in dieser Zeit effektiver und mit besserer Aussicht behandelt werden.

> Die Triageeinteilung muss absoluten Ausnahmesituationen vorbehalten bleiben. Es sollte immer versucht werden, alle Patienten effektiv zu versorgen. Nur unter Extrembedingungen sowie bei einer schlechten Patienten-Helfer-Ratio erfolgt die Einteilung in:
> 1. Leichtverletzte
> 2. Mittelschwerverletzte mit guter Genesungsprognose
> 3. Schwerverletzte

Erst nachdem alle Fragen am Notfallort geklärt sind (Sicherheit, Verletzungen, Anzahl), befassen wir uns ernsthaft mit dem Patienten, um ihn genauer zu untersuchen. Von nun an geht es um den Patienten und seinen medizinischen Zustand.

> Alle erkannten Probleme im Dreieck „Sofortmaßnahmen" werden unverzüglich behandelt!

Sofortmaßnahmen und erster Check

(USA-Schema Teil 2)

Solange wir uns im USA-Schema am Dreieck „Unfallort" befanden, sind wir nur wenig an den Patienten selbst herangetreten, sondern haben mehr das Umfeld und die Ursachen betrachtet.

Bewusstsein

Bei einem Patienten muss zuerst das Bewusstsein überprüft werden. Es ist wichtig zu wissen, ob er sich bei vollem Bewusstsein befindet oder nicht. Eine bewusstlose oder nicht orientierte Person kann mir keine Auskunft darüber geben, was geschehen ist und was ihr fehlt. Ich muss die meisten Pro-

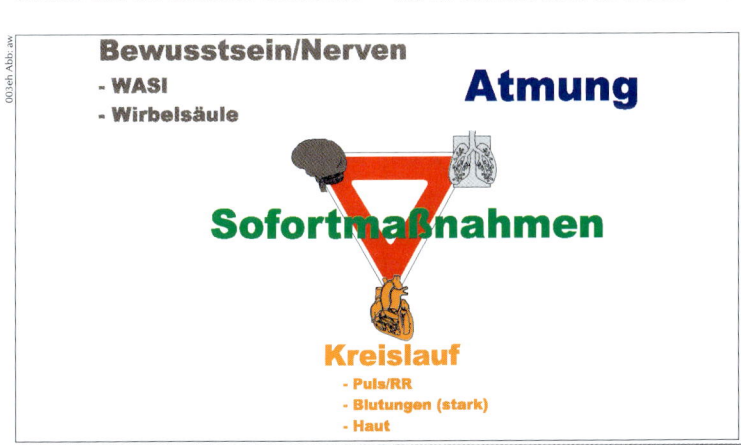

bleme durch Untersuchung am Patienten herausfinden. Ist ein Patient hingegen voll bei Bewusstsein, kann er mir sehr schnell sagen, was passiert ist und was ihm fehlt. Warum es so wichtig ist, das Bewusstsein zu prüfen, zeigen die folgenden Punkte:

- Die Muskulatur erschlafft mit zunehmender Bewusstlosigkeit.
- Der Zungengrund kann durch Erschlaffung den Mund-Rachenraum verlegen und damit die Atmung blockieren.
- Es kann durch eine Erschlaffung des Mageneingangs zum Erbrechen kommen. Da das Erbrochene nicht abgehustet wird, gelangt es in die Lunge (*Aspiration*).
- Ausfall der Schutz- und Abwehrreflexe (z.B. das Abhusten eines Fremdkörpers aus den Atemwegen oder Wegziehen der Hand, wenn sie Schmerzen ausgesetzt wird wie bei Feuer, Kälte, Verletzungen usw.).
- Ein Bewusstloser kann keine Angaben über seinen Zustand machen.

Um diesen Gefahren wirksam entgegentreten zu können, muss die Bewusstseinslage des Patienten richtig beurteilt werden. Große Hilfe bietet hierbei die Einteilung der Bewusstseinsstadien nach dem **WASI-Schema.**

Befindet sich der Patient im Stadium „W" der WASI-Skala, so gibt es relativ wenige Probleme. Er ist vollständig wach und kann uns jede Auskunft geben. Fehlt allerdings seine örtliche und/oder zeitliche Orientierung, so können wir seinen Angaben nicht mehr voll vertrauen. Alle Aussagen von ihm müssen mit Vorbehalt gesehen werden.

Je weiter der Patient auf der WASI-Skala nach unten abfällt, desto größer werden die genannten Probleme mit erschlaffender Muskulatur. Das Stadium „I" bildet das Maximum der Bewusstlosigkeit mit dem kompletten

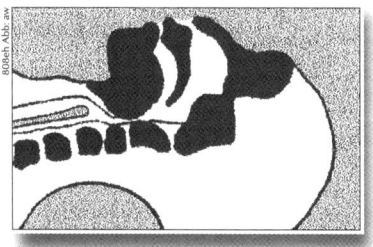

◄ *Verschlossene Atemwege:*
Durch Muskelerschlaffung fällt der Zungengrund zurück und verschließt die Luftröhre.

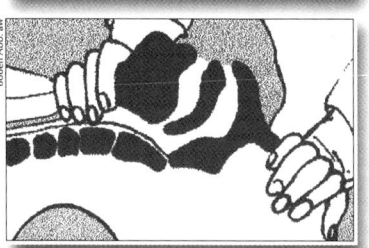

◄ *Freie Atemwege:*
Mit einer Hand unter dem Kinn und einer an der Stirn wird der Kopf nach hinten überstreckt, so dass die Luftröhre frei bleibt.

Basiswissen

Das WASI-Schema:

W	**=**	**Wach und orientiert**	Patient reagiert auf Ansprache normal und vollständig orientiert.
		nicht orientiert	Patient reagiert auf Ansprache scheinbar normal, er ist aber nicht orientiert:
		●**örtlich**	Fragen nach dem Ort, an dem sich der Patient befindet, können nicht richtig beantwortet werden und/oder ...
		●**zeitlich**	Fragen nach der Uhrzeit/Tag/Monat können nicht richtig beantwortet werden.
A	**=**	**Ansprechbar, verbal**	Patient reagiert nur, wenn er laut und energisch angesprochen wird. Er scheint schläfrig *(somnolent)*. Unterhält man sich nicht mehr mit ihm, so scheint er wieder einzuschlafen.
S	**=**	**Schmerzreiz**	Der Patient reagiert nur, wenn er stark gekniffen wird. Die Reaktionen können verbaler Art sein oder auch nur mit einem Zucken der Hand oder der Füße.
I	**=**	**Im Koma**	Der Patient reagiert nicht mehr, weder auf verbale Ansprache noch auf den Schmerzreiz. Er befindet sich in tiefer Bewusstlosigkeit.

Ausfall der Schutz- und Abwehrreflexe und einer fast totalen Erschlaffung der Muskulatur.

Aus diesem Grund muss eine Person im Zustand „A", „S" oder „I" der WASI-Skala (schläfriger Eindruck bis zum Koma) in die **stabile Seitenlage** mit überstrecktem Kopf gebracht werden. Diese Position sichert die freien Atemwege.

> **Aber:**
> **Ein Patient wird erst dann in die stabile Seitenlage gebracht, wenn seine Atmung voll funktionstüchtig ist!**

Atmung

Atemwege freimachen

Atmet ein Patient nicht normal und mit Störungen, so muss sofort sein Mund-Rachenraum inspiziert werden, ob Fremdkörper die Atemwege verlegen. Befindet sich etwas im Mund des Patienten, so können die Partikel am besten mit den Fingern ausgeräumt werden. Hierzu zieht man einen Latexhandschuh an oder umwickelt seine Finger mit einem anderen Infektionsschutz.

Nun wird der Kopf des Patienten zur Seite gedreht. Seinen Mund öffnet man, indem man auf die Kinnmulde

Die stabile Seitenlage

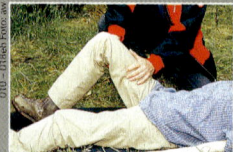

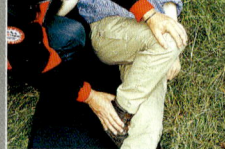

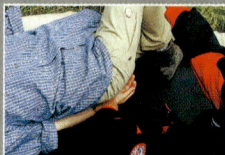

Man kniet vor dem Bewusstlosen und bringt diesen in Rückenlage. Dann winkelt man sein körperzugewandtes Bein an und stellt es auf. Den dazugehörigen Fuß verkeilt man unter dem Knie des anderen, körperabgewandten Beines, um ein Wegrutschen des aufgestellten Beines zu verhindern.

Das angewinkelte Bein des Patienten wird am Knie vom eigenen Körper weggedrückt, um damit die Hüfte leicht anzuheben.

Dann schiebt man den Arm des Patienten ausgestreckt unter sein Gesäß.

> **Die stabile Seitenlage wird bei schläfrigen oder bewusstlosen Personen angewandt, die zweifelsfrei über eine normale Atmung verfügen.**

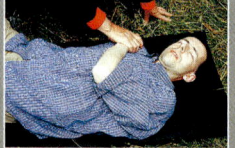

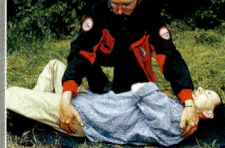

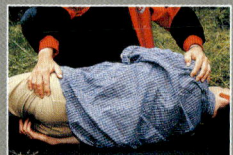

Der andere, gegenüberliegende Arm wird wird quer über die Brust des Bewusstlosen angewinkelt, so dass die Hand auf der gegenüberliegenden Schulter aufliegt.

Dann fasst man den Patienten an der gegenüberliegenden Körperhälfte mit jeweils einer Hand an der Schulter und dem Gesäß.

Die abgewandte Körperhälfte des Bewusstlosen wird, über dessen ausgestreckten Arm rollend, zu sich hin gezogen. Der Patient liegt somit schon auf der Seite.

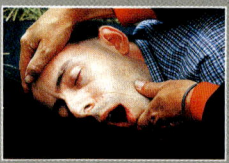

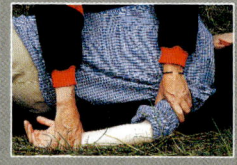

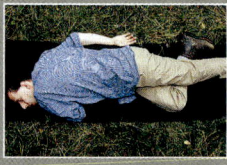

Der Kopf wird nach hinten überstreckt, um die Atemwege freizuhalten. Die Hand des oben befindlichen Armes wird zum Schutz des Kopfes unter die Wange gelegt.

Der unter dem Körper liegende, ausgestreckte Arm wird zur Stabilisierung hinter dem Rücken angewinkelt.

Der Patient liegt so stabil und mit überstrecktem Kopf in der Seitenlage.

Die Mund-zu-Mund-Beatmung

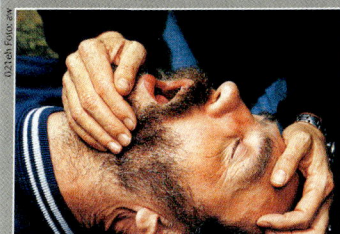

Atemwege offen halten, indem der Kopf überstreckt wird. Diese Position beibehalten

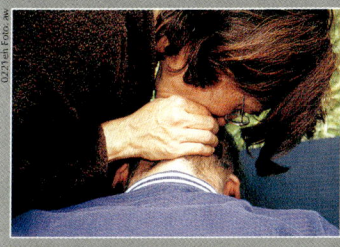

Nase des Patienten mit den Fingern von außen verschließen, einatmen und den eigenen Mund auf den geöffneten Mund des Patienten legen. Ihre Lippen schließen dabei dicht um seinen Mund ab.

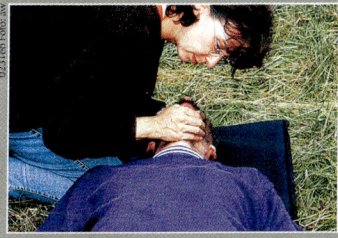

Beatmen Sie den Patienten mit zwei langsamen Atemzügen. Jede Beatmung dauert 1,5 bis 2 Sekunden (mit normaler Geschwindigkeit bis zwei zählen). Geben Sie dem Patienten danach zwei Sekunden Zeit, um auszuatmen. In dieser Zeit holen Sie selbst wieder Luft und beobachten, ob sich der Brustkorb des Patienten hebt und wieder senkt.

Geht die erste Beatmung nicht in die Lunge (Brustkorb hebt sich nicht), so wiederholen Sie den Vorgang, nachdem Sie den Kopf erneut überstreckt und ihn in dieser Position fixiert haben.

Atmet der Patient nach den zwei Beatmungen immer noch nicht oder nicht ausreichend (d.h. deutlich weniger als normal), so führen Sie die Beatmung weiter. Dabei immer wieder darauf achten, ob eine Eigenatmung einsetzt.

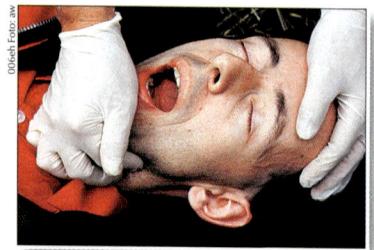

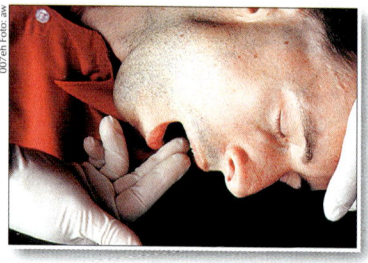

↑↑ *Öffnen des Mundes mit einem Finger in der Backentasche*

↑ *Ausräumen des Mundes*

Prüfung der Atmung vor dem Freimachen der Atemwege gelehrt. Der Vorteil der hier beschriebenen Vorgehensweise ist aber, dass alle möglichen Ursachen, die die Atmung behindern können, erst einmal kategorisch ausgeschlossen werden. So können sich Atemprobleme später gar nicht erst entwickeln.

Die Überprüfung der Atmung geschieht am besten durch die folgenden Schritte:

- Eine Hand auf Bauch und Brustkorb legen, um Atembewegungen zu fühlen. Hat der Patient dicke Kleidung an, so gräbt man sich einfach hindurch. Bei stürmischem Wetter oder lauter Umgebung kann das Erfühlen der Atmung mit den Händen die einzig brauchbare Möglichkeit sein, die Atmung zu kontrollieren.

drückt und von außen einen Finger mit der Backentasche zwischen die Zahnreihen des offenen Mundes presst. Beißt der Patient z.B. aufgrund eines Krampfes zu, so verletzt er seine eigene Backe und wird sofort aufhören. Nun kann der Fremdkörper mit den Fingern der anderen Hand aus dem Mund entfernt werden. Dann muss der Kopf überstreckt werden, um die Atemwege freizubekommen.

Atmung überprüfen

Es muss nun getestet werden, ob die Atmung normal, eingeschränkt oder nicht vorhanden ist. In vielen deutschen Hilfsorganisationen wird die

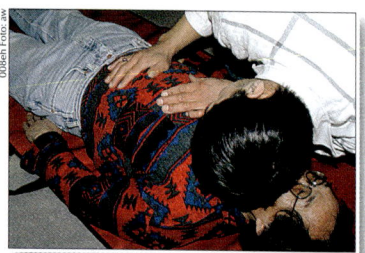

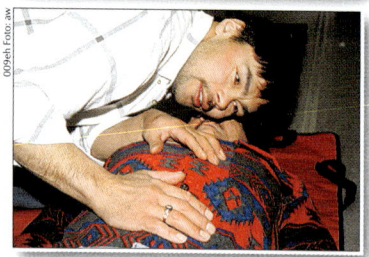

↑↑ *Atmung mit den Händen fühlen*

↑ *Atmung Kopf-an-Kopf hören und fühlen*

• Den eigenen Kopf über den des Patienten beugen und auf mögliche Atemgeräusche hören sowie Luftbewegungen im Gesicht fühlen. Dabei beobachten, ob sich der Brustkorb des Patienten hebt und senkt.

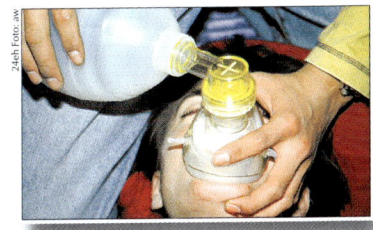

Atmet der Patient und befindet sich im Zustand „A", „S" oder „I" der WASI-Skala (schläfriger Eindruck bis Koma), so wird er sofort in die stabile Seitenlage gebracht, wie in den Abbildungen Seite 36 gezeigt.

Atmet der Patient nicht, beatmen Sie den Patienten zweimal von Mund zu Mund. Da es schwierig ist, einen Patienten in der Seitenlage zu beatmen, rollt man ihn gegebenenfalls sofort auf den Rücken. Verwenden Sie, wenn möglich, eine Beatmungsmaske oder ein Taschentuch, um sich vor einer Infektion zu schützen.

Normwerte Atmung

• **Jugendliche und Erwachsene:**
12-20 Atemzüge pro Minute
• **Kinder** :
20-30 Atemzüge pro Minute
• **Kleinkinder und Säuglinge:**
20-50 Atemzüge pro Minute

Empfohlene Beatmungsrate:

• 12 Beatmungen pro Minute bei Erwachsenen (1 Beatmung alle 5 Sekunden)
• 20 Beatmungen pro Minute bei Kindern (1 Beatmung alle 3 Sekunden)

Hinweis: Beatmung kann nicht aus dem Buch gelernt werden. Die hier beschriebenen Abläufe dienen lediglich als Gedächtnisstütze. Beatmung muss unter qualifizierter Anleitung an einer Beatmungspuppe trainiert werden. Ich empfehle dringend, zu diesem Thema einen Erste-Hilfe-Kurs zu besuchen!

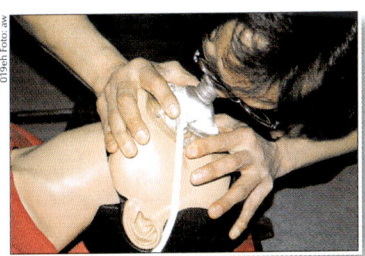

Beatmung eines Patienten mit den im Rettungsdienst üblichen Beatmungsbeuteln ↗ ↗

Die Taschen-Beatmungsmaske bei der Anwendung ↗

Leichte Beatmungshilfen für den Rucksack - in die Plastikfolie sind Ventile eingearbeitet, die einen direkten Kontakt mit der Atemluft des Patienten verhindern →

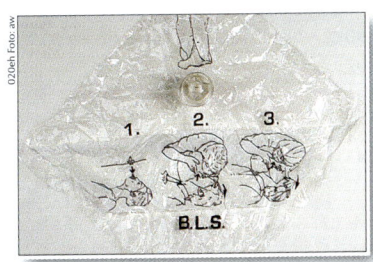

Kreislauf (Puls und Blutungen)

Der Kreislaufcheck besteht hauptsächlich aus der Überprüfung des Pulses. Zudem muss geprüft werden, ob eine lebensbedrohliche Blutung besteht.

Puls fühlen

Den Puls, der ein eindeutiger Indikator für die Funktion des Herzens ist, kann man einerseits an der **Innenseite des Handgelenks** ertasten. Bei Zentralisation des Körpers werden die Arme allerdings nicht mehr voll durchblutet, so dass der Puls nicht mehr tastbar ist, obwohl das Herz noch arbeitet. Daher wird der Puls besser an der **Halsschlagader** *(Carotispuls)* gefühlt.

Ist kein Puls und keine Atmung vorhanden:

●Beginnen Sie unmittelbar mit der **Herz-Lungen-Wiederbelebung (HLW)**.
●Führen Sie dabei die Beatmung wie oben beschrieben durch.

Herz-Lungen-Wiederbelebung (HLW)

Zur HLW, auch *Reanimation* genannt, gehört neben der Beatmung die **Herzmassage,** die wie nebenstehend durchgeführt wird.

Hinweis: Die HLW kann nur praktisch unter qualifizierter Anleitung gelernt werden. Ziel dieses Buches ist nicht, solche Basismaßnahmen zu vermitteln, sondern die speziellen Kennt-

Messung des Carotispuls
●Kopf des Patienten gestreckt halten, indem eine Hand den Kopf des Patienten an der Stirn hält.
●Mit Zeige- und Ringfinger den Kehlkopf („Adamsapfel") suchen.
●Die Finger in die Rinne zwischen Halsmuskulatur und Adamsapfel führen.
●Den Puls für fünf bis zehn Sekunden mit Zeige- und Ringfinger fühlen. Bei Verdacht auf Unterkühlung für 40 Sekunden, da der Puls sehr langsam sein kann.

⬇ *Pulsfühlen am Handgelenk und an der Halsschlagader*

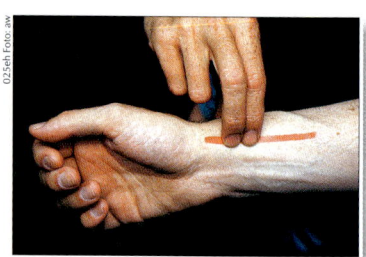

Ist ein Puls, aber keine Atmung vorhanden:

●Fahren Sie mit der oben beschriebenen Beatmung fort. Prüfen Sie jede Minute, ob eine Eigenatmung *(Spontanatmung)* einsetzt und ob der Puls noch vorhanden ist.
●Fahren Sie mit der Beatmung fort, bis der Patient wieder selbstständig atmet, ein Rettungsdienst oder eine andere qualifizierte Person den Patienten übernimmt oder Sie total erschöpft sind.

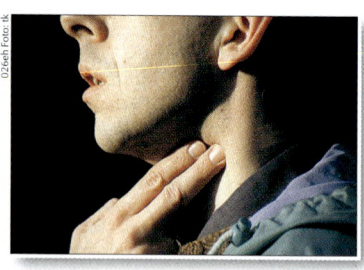

Herz-Lungen-Wiederbelebung (HLW)

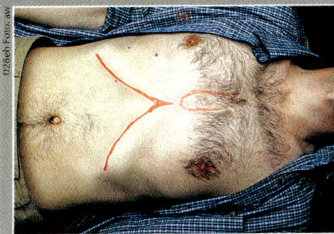

Legen Sie den Brustkorb des Patienten frei.

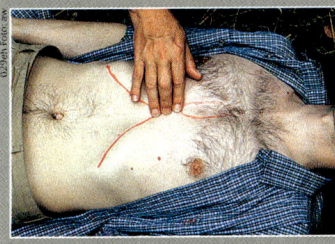

Suchen Sie den Druckpunkt drei Fingerbreit oberhalb des Schwertfortsatzes. Dieser befindet sich genau dort, wo die beiden unteren Rippenbögen in der Mitte aufeinandertreffen.

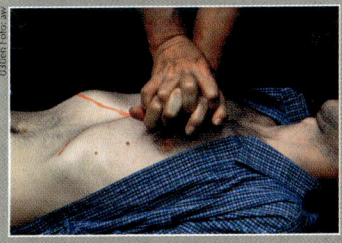

Legen Sie einen Handballen (nicht die ganze flache Hand) auf den Druckpunkt. Die andere Hand drückt wie abgebildet von oben auf den unteren Handballen.

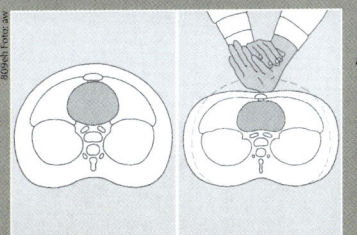

Komprimieren Sie den Brustkorb mit ausgestreckten Armen ungefähr 4-5 cm tief mit ungefähr 80 Kompressionen pro Minute.

Bei nur einem Ersthelfer folgen in einem wiederkehrenden Turnus auf zwei Beatmungen 15 Herzkompressionen. Bei zwei Helfern, von denen einer beatmet und einer drückt, beträgt die Abfolge fünf Kompressionen auf eine Beatmung.

nisse der ersten Hilfe unterwegs zu lehren. Besuchen Sie aus diesem Grund in Ihrer Stadt einen Kurs in HLW bei einer örtlichen Hilfsorganisation. Beachten Sie, dass deren Vorgehen sich von dem hier beschriebenen leicht unterscheiden kann (je nach Lehrmeinung), aber zum gleichen Ergebnis führt.

Lebensbedrohliche Blutungen stoppen

Schwere Blutungen können den Patienten innerhalb von Minuten töten. Es ist aus diesem Grund sinnlos, einen Verletzten zu beatmen oder zu reanimieren, solange er noch eine lebensbedrohliche Blutung aufweist. Erst wenn diese gestoppt wurde, macht eine Reanimation oder weitere Versorgung Sinn. Relevant sind nicht kleine Platzwunden oder Abschürfungen, sondern Blutungen aus verletzten Arterien. Schauen Sie kurz über den ganzen Körper des Patienten. Sehen Sie irgendwo Blutspuren, blutgetränkte Kleidung oder Blut auf den Boden fließen, prüfen Sie sofort, wo die Ursache liegt. Schneiden Sie die Kleidung an der entsprechenden Stelle auf, um zum Ursprung der Blutung zu gelangen. Legen Sie über der Blutung einen Druckverband an (siehe Kapitel „Verbände").

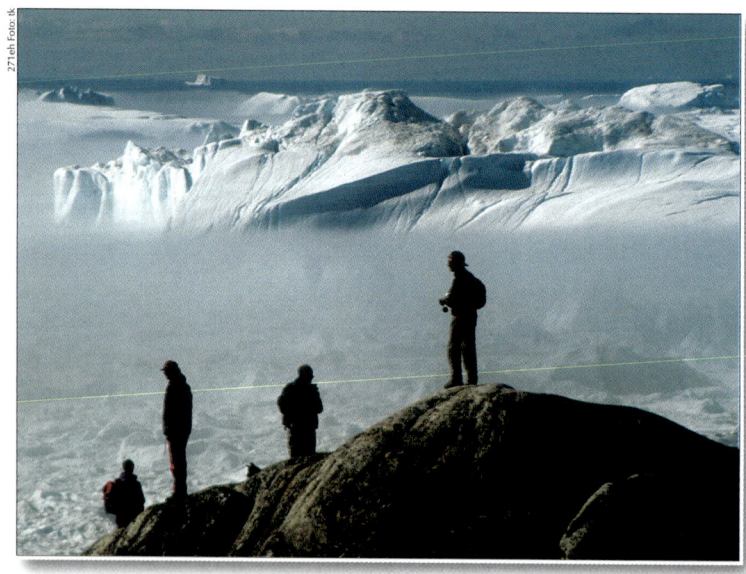

27Teh Foto: tk

Anamnese und Untersuchung
(USA-Schema Teil 3)

Durch die ersten beiden Dreiecke des USA-Schemas konnte bisher festgestellt werden, dass der Unfallort sicher ist, oder es wurden Maßnahmen zur Absicherung getroffen bzw. der Patient in Sicherheit gebracht. Durch Sofortmaßnahmen konnte ermittelt werden, dass keine akute lebensbedrohliche Situation vorliegt, d.h. dass Puls, Atmung und Bewusstsein in Ordnung oder zumindest in einem klar definierten Zustand sind. Im Moment ist die Situation und der Patient unter Kontrolle.

Die Durchführung des letzten Dreiecks benötigt etwas mehr Zeit. **Sie gehen intensiv auf den Patienten ein** und versuchen auch Probleme zu entdecken, die momentan nicht akut lebensbedrohlich sind, aber in absehbarer Zukunft Probleme bereiten können. Im Dreieck „Sofortmaßnahmen" haben Sie Probleme sofort bei der Entdeckung behandelt. Jetzt wäre es wenig effektiv ebenso vorzugehen. Im Dreieck „Anamnese und Untersuchung" stehen Informationen über den Patienten im Vordergrund. Erst wenn man sich ein möglichst vollständiges Bild machen kann, widmet man sich den einzelnen Problemen.

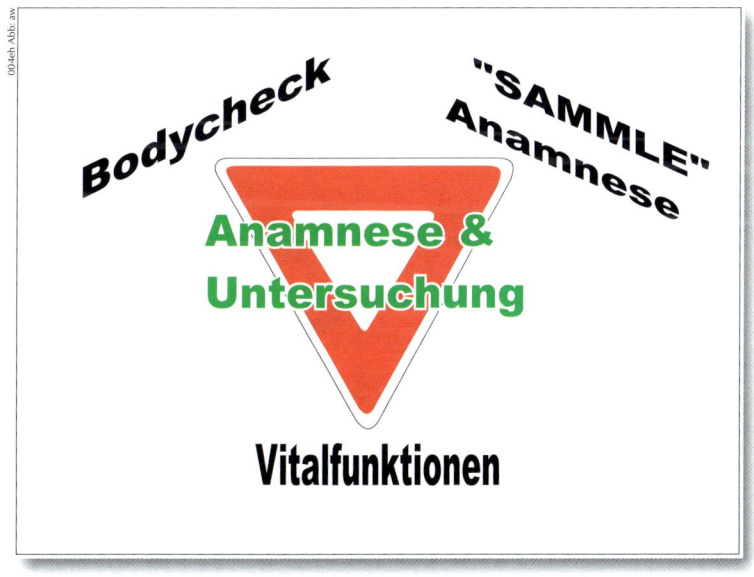

Bodycheck

Um alle Verletzungen aufzudecken, muss der ganze Körper des Patienten gründlich untersucht werden, auch wenn dieser angibt, keine weiteren Schmerzen zu haben. Der Grund dafür ist, dass ein Hauptschmerz andere Nebenschmerzen überdecken kann. Erst eine Ganzkörper-Untersuchung kann solche Probleme aufdecken. So kann sich der Patient beim Fallen zusätzliche Verletzungen zugezogen haben, und ein Bewusstloser kann keine Auskunft darüber geben, wo er Schmerzen hat. Aus diesen Gründen muss alles gründlich überprüft werden.

Auch wenn Sie jetzt zu Beginn des Buches mit den medizinischen Details des Bodychecks vielleicht nicht allzu viel anfangen können, werden Sie im weiteren Verlauf schnell erfahren, warum und wie man nach bestimmten Dingen sucht.

Obwohl es grundsätzlich egal ist, in welcher Reihenfolge man den Patienten überprüft, hilft ein systematisches Vorgehen dabei, nichts zu vergessen. Daher ist es sinnvoll, **von oben nach unten vorzugehen,** das heißt man fängt am Kopf an und hört bei den Füßen auf.

Den Bodycheck **immer mit Schutzhandschuhen vornehmen,** um die Gefahr einer Infektion durch den Patienten zu minimieren. Sind keine Erste-Hilfe-Handschuhe vorhanden, so nehmen Sie einfach normale Winterhandschuhe. Diese sollten allerdings nicht zu dick sein, sonst fühlt man nichts

mehr. Sonst ist es auch möglich, Plastiktüten über die Hände zu stülpen.

Der Bodycheck bei einem (bewusstlosen) Patienten könnte folgendermaßen aussehen. Es müssen **immer alle Körperteile abgetastet werden,** um Anomalien zu erkennen. In einer warmen Umgebung ist es auch hilfreich, die Kleidung zu entfernen, um Prellmarken (blaue Flecken und Blutergüsse) zu erkennen. Sie weisen auf Gewalteinwirkung an dieser Stelle hin.

Eine sinnvolle Vorgehensweise beim Bodycheck finden Sie im beistehenden Kasten (in Klammern stehen jeweils mögliche Verdachtsdiagnosen):

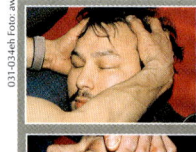

● **Kopf:** *Achten Sie auf Blutungen, Beulen, Schwellungen, Fremdkörper etc.*

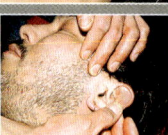

● **Ohren:** *Kommt Blut oder eine trübe Flüssigkeit aus den Ohren (Schädel-Basis Bruch)?*

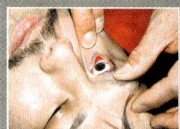

● **Augen:** *Sind die Pupillen unterschiedlich groß (Schädel-Hirn-Trauma), oder reagieren sie nicht auf Lichteinfall (Drogen, Tabletten, Herz-Kreislauf-Stillstand)?*

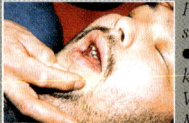
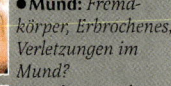

● **Mund:** *Fremdkörper, Erbrochenes, Verletzungen im Mund?*

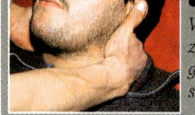

● **Nacken:** *Ist die Wirbelsäule normal zu fühlen oder ungleichmäßig (Wirbelsäulenverletzung)?*

036-041ch Foto: aw

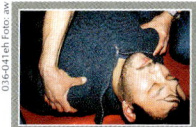
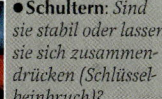

● **Schultern:** *Sind sie stabil oder lassen sie sich zusammen-drücken (Schlüssel-beinbruch)?*

● **Arme auf beiden Seiten:** *Gesucht wird nach Blutungen, Bruch-stellen, Schwellun-gen und Fremd-körpern.*

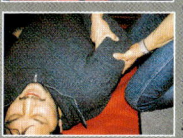

● **Brustkorb:** *Bewegt er sich unregemäßig (Rippenbrüche)? Sind Blutergüsse sichtbar (inneren-Blutung)? Kommen*

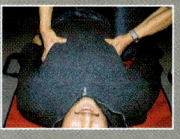

Blutblasen aus einer Wunde im Brustkorb (Pneumothorax)?

● *Ist die* **Bauchdecke** *beim Abtasten brett-hart? (Hinweis auf Probleme im Bauch-trakt, das sog. akute Abdomen. Es kann durch Blinddarm-entzündung, innere Blutungen, Infektion der Bauchorgane etc. hervorgerufen werden).*

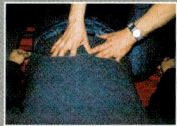

● **Becken:** *Ist es stabil oder lassen sich die Hüftschaufeln zu-sammendrücken (Bruch des Becken-knochens)?*

● **Beide Beine:** *Vorgehen wie bei den Armen.*

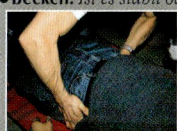

● **Wirbelsäule:** *Ist der Patient bei Bewusstsein, soll er angeben, ob er beim Abtasten entlang der Wirbelsäule Schmer-zen hat. Man sucht nach Blutergüssen und anormalen Ausbuchtungen etc. Bei einem bewusstlo-*

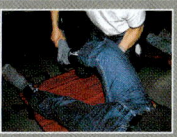
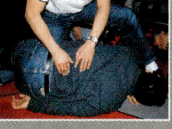

sen Patienten kann der Wirbelsäulencheck in der stabilen Seitenlage durchgeführt werden.

Der Bodycheck vermittelt dem Helfer ein relativ vollständiges Bild vom Kör-per des Patienten und sollte, den Um-ständen entsprechend, so gründlich wie möglich durchgeführt werden.

Bemerkung: Es ist selbstverständ-lich, dass bei Patienten, die offensicht-lich keine Verletzungen haben können (z.B. wenn eine Person mit Grippe im Bett liegt), kein Bodycheck nötig ist. Nur wenn ein begründeter Verdacht auf Verletzungen besteht, wird der Bodycheck durchgeführt. Nach **trau-matischen Unfällen** mit Gewaltein-wirkung von außen (Verkehrsunfall, Sturz, Steinschlag, Lawine etc.) wird der Bodycheck immer durchgeführt, auch wenn der Patient momentan kei-ne Probleme hat.

Vitalfunktionen

Auch wenn man bei den Sofortmaß-nahmen kurz den Puls und die At-mung geprüft hat, um dringende Pro-bleme zu entdecken, so ist eine erneu-te Überprüfung wichtig. Erst mehrere Pulswerte ergeben eine Aussage über den Zustand des Patienten. **Der Trend ist wichtig.** Geht der Puls hinauf, sta-bilisiert er sich oder ist er mittlerweile schon wieder normal? Je mehr Werte man hat, desto besser lässt sich ein Trend und damit der Zustand des Pati-enten bestimmen.

Jetzt hat man auch mehr Zeit, sich um Vitalfunktionen zu kümmern, für die man vorher keine Zeit hatte. Fol-gende Vitalfunktionen sollten immer wieder (falls es die Situation erforder-lich macht) überprüft werden.

Die ständige Kontrolle der Vitalfunktionen nennt man **Überwachung** oder **Monitoring** des Patienten:

Puls:
- Ist der Puls gut oder schlecht fühlbar (Qualität)?
- Ist der Puls langsam oder schnell (Pulsrate)?
- Ist der Puls regelmäßig oder unregelmäßig (Rhythmus)?
- Normalwert Erwachsener: 60–80 Schläge pro Minute.

Atmung:
- Ist die Atmung flach oder tief?
- Ist die Atmung schnell oder langsam?
- Ist die Atmung gleichmäßig?
- Normalwert Erwachsener: 12–20 Atemzüge pro Minute.

Blutdruck (RR):
- Für den Fall, dass ein Messgerät verfügbar ist, gilt als Normalwert für Erwachsene: 110–140 zu 70–90 mmHg.

Temperatur:
- Normale Körperkerntemperatur zwischen 36,9 und 37,4°C.

Haut:
- Farbe: blass oder rosig?
- Temperatur: warm oder kalt?
- Hautfeuchtigkeit: feucht oder trocken?

Bewusstseinsstadien:
Die Einordnung erfolgt nach dem WASI-Schema (siehe oben im Kapitel „Sofortmaßnahmen"/ „Bewusstsein").

- **W = Wach und orientiert:** Der Patient reagiert auf Ansprache entweder normal und orientiert oder nicht orientiert, das heißt er reagiert auf Ansprache scheinbar normal, ist aber **örtlich** (Fragen nach dem derzeitigen Aufenthaltsort können nicht richtig beantwortet werden) und/oder **zeitlich** (Fragen nach der Uhrzeit/Tag/Monat können nicht richtig beantwortet werden) nicht orientiert.
- **A = ansprechbar:** Der Patient reagiert nur, wenn er laut und energisch angesprochen wird. Er erscheint schläfrig (*somnolent*). Unterhält man sich nicht mehr mit ihm, so scheint er wieder einzuschlafen.
- **S = Schmerzreiz:** Der Patient reagiert nur, wenn er stark gekniffen wird. Die Reaktionen können verbaler Art sein oder auch nur ein Zucken der Hand, der Füße oder anderer Körperteile.
- **I = im Koma:** Der Patient reagiert nicht mehr, weder auf verbale Ansprache noch auf den Schmerzreiz. Er befindet sich in tiefer Bewusstlosigkeit.

Wie genau und welche Vitalfunktionen man misst, hängt vom eigenen medizinischen Wissen und von der Situation ab. Die beschriebenen Überprüfungen sollten aber auch von Ihnen immer, falls notwendig, durchgeführt werden. Natürlich kann man aber nur den Blutdruck messen, wenn man ein Messgerät dafür hat, bzw. die Temperatur bestimmen, wenn ein Thermometer zur Verfügung steht.

Wie oft man die Werte abfragt, hängt von der Situation ab und ob der Zustand des Patienten stabil oder instabil erscheint. Immer, wenn Sie sich mit der Situation des Patienten unwohl fühlen, müssen Sie die Werte so oft wie möglich bestimmen. Erst wenn diese sich auf einem bestimmten Niveau einpendeln, können Sie die Messintervalle erhöhen. Notieren Sie stets die Werte, da die Wahrscheinlichkeit groß ist, dass Sie sie nach einigen Stunden vergessen haben. Und aus einer geschriebenen Zahlenreihe lässt sich leichter ein Trend ablesen als aus einigen Zahlen, die man glaubt, im Kopf zu haben.

Basiswissen

Bei der Überwachung der Vitalfunktionen ergeben mehrere Werte über einen bestimmten Zeitraum einen **Trend, der notiert werden sollte.**

SAMMLE-Anamnese

Sie kennen nun die körperliche Situation des Patienten genau. Sie wissen, wo er welche Verletzung hat und wie es um seineVitalfunktionen bestellt ist. Es gilt nun, etwas über die **Vorgeschichte des Patienten** herauszufinden. Was hat er gemacht? Nimmt er Medikamente? Hat er die gleichen Probleme schon einmal gehabt? Die Ergründung der Vorgeschichte des Notleidenden nennt man *Anamnese*.

Erst mit diesen Informationen machen oft viele Symptome einen Sinn. Nur durch eine gründliche *Anamnese* kann man herausfinden, woher z.B. die Magenschmerzen kommen. War es das Abendessen? Setzt gerade die Periode ein? Hat die Person einen Schlag in den Magen bekommen?

Bei der SAMMLE-Anamnese handelt es ich um einen der wichtigsten Teile des USA-Schemas. Der Begriff „SAMMLE" steht mit jedem seiner Buchstaben für einen Aspekt, der im Interview abgefragt werden sollte. So können viele Probleme, die äußerlich keine Symptome hinterlassen, durch das intensive Befragen erörtert werden.

Das SAMMLE-Interview

Folgende Aspekte sollten bei der Befragung berücksichtigt werden:

Symptome:
- Wo hat der Patient Schmerzen oder Probleme?
- Wann haben sie angefangen?
- Wo haben sie angefangen?
- Sind die Schmerzen stechend, bohrend, in Wellen?
- Hat der Patient schon einmal solche Schmerzen gehabt?

Allergien:
- Ist der Patient allergisch gegen Medikamente, Nahrungsmittel, Salben, Pollen etc.?

Medikamente:
- Nimmt er Medikamente?
- Wenn ja, welche und warum?
- Gab es eine Änderung in der Medikation?
- Hat er die Medikamente anders als sonst eingenommen?

Medizinische Geschichte:
- Hatte der Patient zuvor Erkrankungen (Asthma, Diabetes, Epilepsie etc.)?
- Hat er anatomische Anomalien?
- War er in letzter Zeit im Krankenhaus oder beim Arzt? Wenn ja, warum?

Letzte Mahlzeit:
- Wann hat der Patient zuletzt gegessen?
- Was hat er gegessen?
- Was hat er getrunken?
- Haben andere auch davon gegessen?
- Was hat er davor gegessen?

Ereignisse:
- Gab es in der jüngeren Vergangenheit des Patienten irgendwelche besonderen Ereignisse wie Kündigung des Arbeitsplatzes, Scheidung, Tod eines Angehörigen, Umzug in ein neues Land, Rückkehr von einer Urlaubsreise etc.?

Ist der Patient bewusstlos, so können die nachfolgenden Fragen anwesenden Angehörigen oder Freunden gestellt werden. Kann der Patient selbst antworten, so wird er selbstverständlich direkt befragt.

Fragetechnik

Bei der Fragestellung im SAMMLE-Interview darf man sich nicht mit einfachen Antworten zufriedengeben. Es ist wichtig, bei jeder Frage einen Hintergedanken zu haben. Fragt man, was der Patient zuletzt gegessen hat, so vermutet man, es könnte vielleicht das Essen sein, das die Bauchschmerzen verursacht hat. Fragt man, ob noch andere Personen davon gegessen haben, so interessiert man sich dafür, ob ihnen auch schlecht ist. Dies wäre ein Hinweis darauf, dass etwas mit dem Essen nicht in Ordnung war. **Haben Sie einen Verdacht, so hören Sie nicht auf zu fragen,** sondern versuchen Sie, ihn mit weiteren Fragen zu erhärten, bevor Sie eine Vermutung äußern oder sich zufriedengeben.

Ausschlussprinzip

Kommt man bei der Ursachenforschung für die Krankheit nicht weiter, so versucht man, alle möglichen Dinge auszuschließen. SAMMLE gibt hierzu die Anleitung. Sind alle Gebiete abgedeckt, alle möglichen Probleme erörtert, und es ist immer noch kein plausibler Schluss möglich, muss noch einmal darüber nachgedacht werden, was möglicherweise vergessen wurde.

Oft kann man nicht sagen, was der Person genau fehlt. Man wird aber immer sagen können, in welchem Bereich des Körpers etwas nicht in Ordnung ist. So kann man vielleicht nicht genau spezifizieren, *welches* Problem es mit den Nieren gibt, aber zumindest, *dass* es ein Problem mit ihnen gibt. Auch diese Erkenntnis kann schon weiterhelfen.

Diagnose

Einen medizinischen Laien erkennt man sehr schnell daran, dass er sagt: „Die Person hat dies oder das." Woher weiß er aber, was dem Patienten genau fehlt? Viele Erkrankungen kann man nur vermuten und erst nach aufwendiger Diagnostik in einer Klinik genau benennen. Aus diesem Grund **sollte man nur Vermutungen äußern.** Richtig wäre zu sagen: „Es besteht ein Verdacht auf Blinddarmentzündung, da der Patient Schmerzen im rechten Unterbauch hat." Sie müssen bei der Übergabe des Patienten an medizinisches Personal immer begründen, warum Sie den Verdacht haben, und den Verdacht auch als solchen darstellen.

Falsche Fährte:
Fallbeispiel Fitnessklub

Der Einsatzort war ein modernes Fitness-Studio in Stuttgart. Im Saunabereich lag eine Frau auf einer der Ruheliegen in ein Badetuch gewickelt. Um sie herum standen und knieten zwei weitere Saunabesucherinnen, die mit ihr befreundet waren.

„Was ist passiert?" „Sie ist in der Sauna umgekippt, und wir haben sie hierher gelegt." Der Puls war mit ca. 120

Schlägen pro Minute ebenso wie der Blutdruck mit 150/100 relativ hoch. Trotz dieser Werte war unsere erste Vermutung, dass der Frau die Hitze nicht gut bekommen ist und sie kollabiert ist.

Aber keiner äußerte einen Verdacht, sondern wir begannen mit der SAMM-LE-Befragung. Der Vermutung entsprechend waren auch unsere ersten Fragen: „Wie lange war die Frau in der Sauna? Was hat sie zuvor gemacht? Wann hat sie das letzte Mal etwas getrunken? Ist das schon einmal passiert?" Infolge einiger Fragen zeichnete sich schnell ein klares Bild ab: Nach einer Stunde Training an den Sportgeräten hatte die Frau sich unter die Sonnenbank gelegt, danach die müden Glieder im warmen Pool entspannt, und sie hatte bereits den zweiten Saunagang hinter sich. Was liegt also näher als zu sagen: „Gute Frau, Sie haben sich ein wenig übernommen, und Ihr Kreislauf wollte da eben nicht mitmachen."

Typisch für jeden Anfänger wäre, sich mit den gesammelten Ergebnissen zufrieden zu geben. Wer aber etwas mehr Erfahrung hat, wird merken, dass gewisse Informationen nicht zusammenpassen. Wieso sind der Puls und der Blutdruck so hoch? Normalerweise ist nach einem Kreislaufkollaps der Blutdruck niedrig und der Puls nicht sehr stark erhöht. Dieser normalisiert sich dann meist wieder im Liegen, was hier nicht der Fall war. Auch schien die Patientin nicht ganz orientiert zu sein, als ob wir sie gerade von einem anderen Stern zurück geholt hätten.

Also mussten wir weiter SAMMELN. Wir fragten alle möglichen Vermutungen ab. Nachdem uns fast der Fragestoff ausgegangen war, knackte ein Kollege die Situation. „Was ist denn passiert, als sie kollabiert ist? Lag sie ruhig auf dem Boden oder hat sie sich bewegt?" Da eine Freundin angab, dass sich die Patientin auf dem Boden hin- und hergewunden und die Muskeln angespannt habe, war klar, wie die Kollabierung zustande kam: Die Betroffene hatte einen Krampfanfall und wurde dadurch bewusstlos. Was wäre gewesen, wenn wir uns schon nach kurzer Zeit mit dem ersten Verdacht zufrieden gegeben hätten?

Dieses Beispiel illustriert sehr deutlich, wie wichtig eine intensive SAMM-LE-Befragung ist. Wäre ich alleine gewesen, hätte ich vielleicht diese entscheidende Frage vergessen und mich mit dem scheinbar Offensichtlichen zufrieden gegeben.

Was an dem Fallbeispiel ebenfalls deutlich wird, ist, dass man nur Fragen stellen kann, wenn man einen bestimmten Verdacht hat. Und um einen Verdacht zu haben und Symptome richtig zu deuten, ist es wichtig, möglichst viel über Erkrankungen und Verletzungen zu wissen. Daher mag Sie der Inhalt des USA-Schemas an dieser Stelle etwas überfordern. Schnell werden Sie aber beim weiteren Studium des Buches merken, wie sich die Steine in das Mosaik einpassen. Wenn Sie dann nochmals diese ersten Kapitel lesen, kommen sie Ihnen mit Sicherheit nicht mehr so kompliziert vor wie beim ersten Lesen.

Das USA-Schema hilft zu ermitteln, was dem Patienten fehlt. Wir haben aber noch nicht richtig gelernt, was wir nun mit diesem Wissen anfangen und wie wir bestimmten Problemen begegnen können. Daher wird in den folgenden Kapiteln das Handwerkszeug für den Umgang mit dem Patienten vermittelt sowie das nötige Hintergrundwissen, um Vorgänge im Körper zu verstehen.

 Das USA-Schema bildet die Grundlage und Struktur für das weitere Vorgehen. Es ist wichtig, von Anfang an systematisch zu denken und dann das weitere Wissen in dieses System einzuordnen.

Informations-Management mit SIRUP

Das USA-Schema hat uns mit einer Vielzahl von Informationen versorgt. Doch wie kann man sie sich alle merken, oder wie kann man vorgehen, um nicht einen Punkt im Ablauf zu vergessen? Irgendwann müssen wir den Patienten dem Rettungsdienst übergeben oder einem Arzt erzählen, was passiert ist und was wir gemacht haben.

Bei einer Hilfeleistung in der Stadt mag man fünf Minuten noch überblicken und Ergebnisse im Kopf behalten. In einer Outdoorsituation, in der man den Patienten über Stunden oder Tage betreut, kann man sich schon allein die große Anzahl an Pulswerten nicht mehr merken. Und wie soll man sich dann an alle anderen Punkte erinnern?

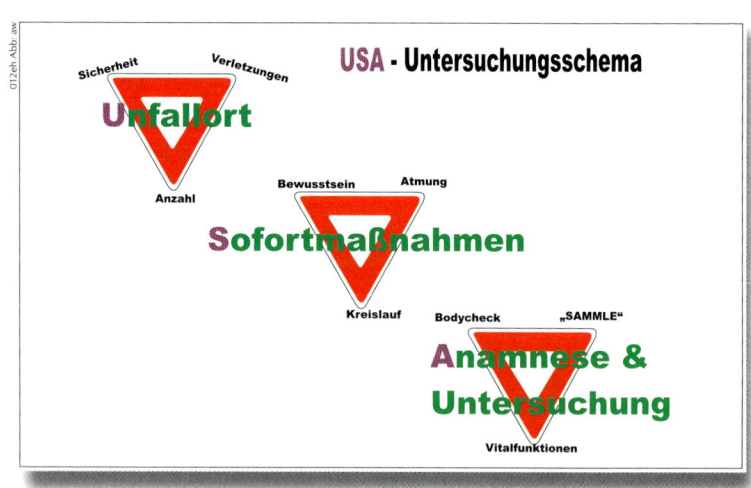

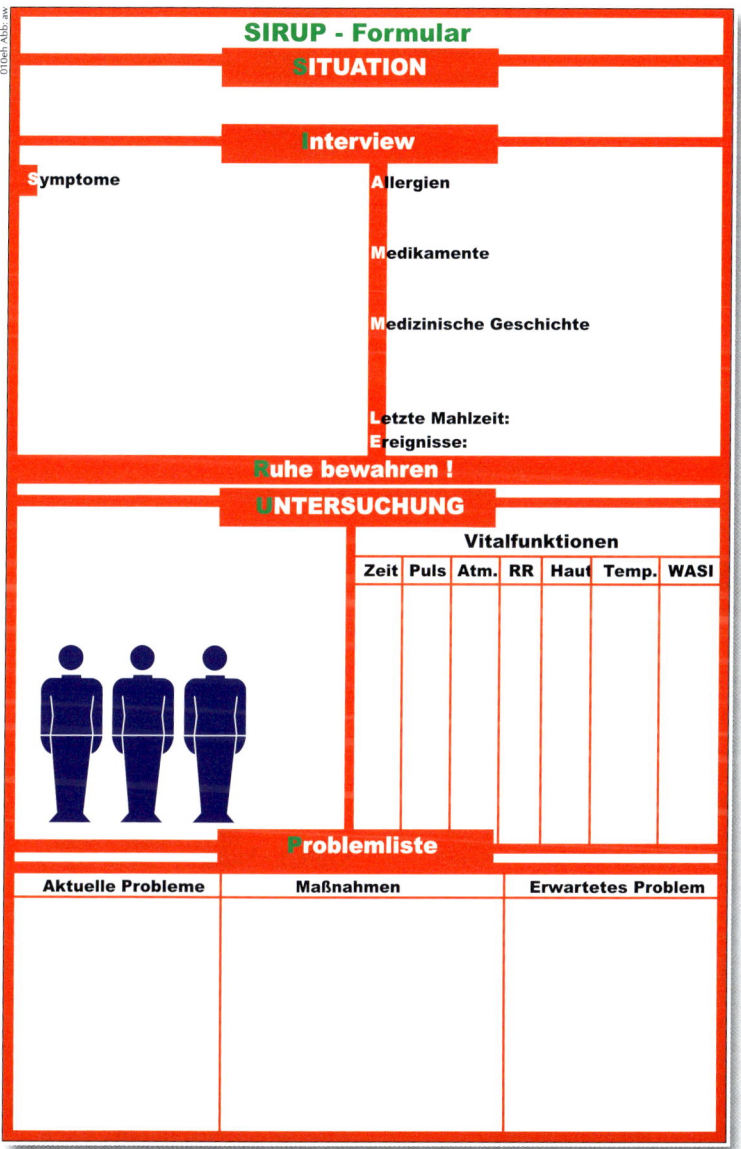

SIRUP - Formular

SITUATION

Interview

Symptome

Allergien

Medikamente

Medizinische Geschichte

Letzte Mahlzeit:
Ereignisse:

Ruhe bewahren !

UNTERSUCHUNG

Vitalfunktionen

Zeit	Puls	Atm.	RR	Haut	Temp.	WASI

Problemliste

Aktuelle Probleme	Maßnahmen	Erwartetes Problem

Hier hilft das SIRUP-System, das **mit Hilfe eines standardisierten Ablaufbogens die Notfallsituation dokumentiert.** Es dient Ihnen als Ersthelfer in Form einer Orientierungshilfe und Gedächtnisstütze genauso wie dem medizinischen Fachpersonal, das durch den schriftlich festgehaltenen Notfallverlauf wertvolle Informationen erhält. Die einzelnen Buchstaben des Begriffs „SIRUP" stehen wie bei der SAMMLE-Anamnese für jeweils einen Aspekt, der bei der Notfalldokumentation abgearbeitet werden muss.

Zum korrekten und effizienten Umgang mit SIRUP sollten Sie ein standardisiertes Ablaufformular nutzen, das Sie auch im Beileger in der hinteren Umschlagklappe finden.

Situation

Unter der Rubrik „Situation" auf dem SIRUP-Bogen wird das beschrieben, was wir im USA-Schema unter dem Dreieck „U" über den **Unfallort** herausgefunden haben. Ein Beispiel: „Am Morgen brachen zwei Skiläufer auf. Im Bereich von der Gamsbrücke wurde eine Person in einer Lawine verschüttet. Die andere Person betrat den Hang wegen der Lawinengefahr nicht und holte die Bergwacht, die nach fünf Stunden den Verschütteten barg."

Interview

Hier kommt das schon besprochene Merkwort **„SAMMLE"** zum Einsatz. Schreiben Sie alles auf, was Sie im Rahmen der *Anamnese* zu den einzelnen Punkten vom Patienten bzw. den Zeugen erfahren haben.

Zur Erinnerung hier nochmals die Interviewpunkte zur SAMMLE-Anamnese:

- **S**ymptome: Ort, Zeitpunkt, Art usw. des Beschwerdeeintritts.
- **A**llergien: Wogegen ist der Patient allergisch?
- **M**edikamente: Art und Ablauf der Medikation.
- **M**edizinische Geschichte: Hat der Patient Vorerkrankungen?
- **L**etzte Mahlzeit: Wann und was hat der Patient zuletzt gegessen?
- **E**reignisse: besondere Ereignisse in der jüngeren Vergangenheit des Patienten.

Ruhe bewahren

Auch wenn es banal klingt, wenn Sie das „R" auf dem Formular sehen, so soll es Sie immer wieder daran erinnern, ruhig und besonnen vorzugehen. Ihre Unruhe überträgt sich genauso auf den Patienten wie eine ruhige Ausstrahlung. Es ist auch ein Hinweis darauf, den Patienten immer wieder zu beruhigen und psychologisch zu betreuen (siehe Kapitel „Psychologische Erste Hilfe").

Untersuchung

Alles, was Sie beim **Bodycheck** oder der **Untersuchung** am Patienten gesehen, gerochen oder gefühlt haben, fällt unter diese Rubrik. Verletzungen können Sie in die abgedruckten Patientenumrisse eintragen, indem Sie die betroffenen Stellen mit einem Kringel versehen. Alle gemessenen Werte der Vitalfunktionen werden in die entsprechenden Spalten eingetragen. Es ist nicht immer nötig, alle aufgeführten Vitalfunktionen permanent abzufragen. **Puls, Atmung, Blutdruck, Hautfarbe und die WASI-Stadien müssen aber bei fast jedem Krankheitsbild eingetragen werden.** Sobald Sie einen neuen Wert ermittelt haben, tragen Sie ihn mit dem dazugehörigen Zeitpunkt in die entsprechende Spalte ein. Es genügt nun ein Blick, um den wichtigen Trend zu erkennen.

Problemliste

Die Problemliste beschreibt mit einem Begriff, was das **aktuelle Problem** ist und was man dagegen tun kann. Die Rubrik **„Erwartetes Problem"** soll überlegen helfen, was mit dem Patienten passiert, wenn eine Maßnahme keinen Erfolg haben sollte oder sich die Situation verschlimmert. Tritt diese Situation dann tatsächlich ein, ist man als Helfer nicht überrascht, sondern auf die Situation vorbereitet. Gibt es mehrere Probleme, so listen Sie diese einfach untereinander auf.

Die Problemliste ist ein wichtiges Instrument, das dem Helfer die Entscheidung erleichtert, welche Maßnahmen zu ergreifen sind und was noch passieren könnte. Sie zwingt zum konkreten und folgerichtigen Handeln.

Allgemeiner Hinweis zum SIRUP-Schema

In der Hektik einer Situation ist es oft hinderlich, Einträge in ein Formular zu machen. Aus diesem Grund kommt SIRUP erst zum Einsatz, wenn die dringenden Maßnahmen bereits getroffen wurden, der Unfallort gesichert und der Patient einigermaßen stabil ist.

In anderen Situationen kommt das Schema gar nicht zum Einsatz, wie etwa bei einer Reanimation, die über einen langen Zeitraum geht. Da die Beatmung und Herzkompression alle Kräfte in Anspruch nehmen, sind Einträge in das Formular nicht sinnvoll.

Sind mehrere Personen bei einem Patienten, so ist es von Vorteil, **einen Protokollanten zu bestimmen.** Er schreibt auf, was unter den einzelnen Punkten diagnostiziert und gemessen wurde. In diesem Fall muss der Helfer,

Beispiel für eine Problemliste im SIRUP-Formular:		
Aktuelles Problem	**Maßnahmen**	**Erwartetes Problem**
Instabile Fraktur des rechten Sprunggelenkes	Kühlen, Lagern, Schienen	Starke Schwellung mit Ischämie
Schocksymptome	Schocklagerung	Verschlimmerung des Schocks durch innere Blutung, starke Schmerzen bis zur Bewusstlosigkeit.

der direkt am Notleidenden arbeitet, immer diktieren, was aufzuschreiben ist. Der Protokollant kann auch den am Patient Arbeitenden auf Punkte hinweisen, die im SIRUP-Schema noch keinen Eintrag haben. So wird gleichzeitig sichergestellt, dass keine wichtigen Punkte vergessen werden.

> SIRUP wird erst dann eingesetzt, wenn man im USA-Schema die dringenden Dreiecke „U" (Unfallort) und „S" (Sofortmaßnahmen) bereits abgearbeitet hat.

Nehmen Sie mehrere SIRUP-Formulare in Ihr Erste-Hilfe-Set auf. Möchten Sie Platz und Gewicht sparen, so reicht es auch, wenn Sie eines mit Folie einbinden und als Muster mitführen. Bei Bedarf orientieren Sie sich dann am Original-Formular, schreiben die Ergebnisse hingegen auf ein einfaches Stück Papier. So können Sie eine längere Tour mit mehreren Vorkommnissen leicht mit nur einem einfachen Formular bewältigen.

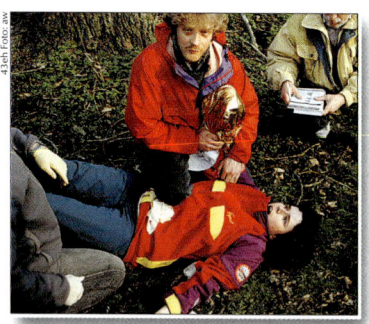

43eh Foto: aw

Schock

Das Schockgeschehen beherrscht bei vielen Unfällen und Verletzungen das Patientenbild und stellt eine akute Bedrohung für den Betroffenen dar. Es ist daher für jeden Ersthelfer, egal ob in der Stadt oder Wildnis, eine seiner ersten Pflichten, beim Patienten auftretende Schocksituationen sofort zu durchschauen und entsprechende Maßnahmen zu ergreifen. Da Schock in sehr vielen Versionen auftreten kann, geht dieses Kapitel etwas intensiver auf das Phänomen ein.

Um die Vorgänge im Körper deutlich zu machen, werden die Grundprinzipien des Schockgeschehens am „Prototypen", dem Volumenmangelschock, erklärt.

Volumenmangelschock

Der Volumenmangelschock könnte auch Flüssigkeitsmangelschock genannt werden. Grund dafür kann z.B. eine Blutung sein. Der Körper verliert Blut aus dem Kreislauf nach außen oder über innere Verletzungen in eine Körperhöhle bzw. ins Gewebe. Diese Blutverluste werden als **absoluter Blutverlust** bezeichnet, da das Blut dem Kreislauf unwiederbringlich verloren geht. Da das Blut zu ungefähr

◀ *SIRUP-Untersuchung mit einem Protokollanten und einem Ersthelfer direkt am Patienten*

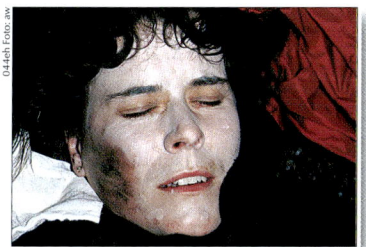

Es ist sehr schwierig, die Menge eines Blutverlustes einzuschätzen. 100 Milliliter auf einem Steinboden sehen für einen Unerfahrenen so aus, als ob bereits der ganze Körper ausgeblutet sei. Die gleiche Menge Blut hingegen in einem grobflorigen Teppichboden mag wenig erscheinen. Noch weniger kann man einen Blutverlust im Schnee einschätzen. Möglicherweise sieht man nur einen roten Punkt, an dem das Blut tief in den Schnee tropfte. Gräbt man aber die obere Schicht ab, wird deutlich, wie viel Blut in den Schnee gesickert ist.

gleichen Teilen aus festen und flüssigen (Plasma) Teilen besteht, kann sich das Blutvolumen auch durch starken Flüssigkeitsverlust (Wasserverlust) deutlich reduzieren. Es treten die gleichen Symptome auf wie bei einem Blutverlust.

Neben dem absoluten gibt es auch den **relativen Blutverlust.** In diesem Fall sind die Blutgefäße des Körpers erweitert, so dass in der Regel das meiste Blut in die Beine oder Arme sackt. Dadurch steht es dem Kreislauf zur Versorgung von Organen wie dem Gehirn nur bedingt zur Verfügung. Dies wird als relativer (Blut-) Volumenverlust bezeichnet, da bei einem Verengen der Blutgefäße das Blut dem Kreislauf wieder zur Verfügung steht.

> **Ab einem Verlust von 500 ml Blut oder Flüssigkeit treten erste Schocksymptome und Gegenregulationen im Körper auf.**

Definition von Schock:
Ein Schock bedeutet das Missverhältnis zwischen angebotener und benötigter Blutmenge. Da Sauerstoff von den roten Blutkörperchen transportiert wird, ist dies gleichbedeutend mit einem Missverhältnis von angebotener und benötigter Sauerstoffmenge.

Schockpatientin (geschminkt bei einer Übung). Die beim Schock typische Blässe ist deutlich erkennbar.

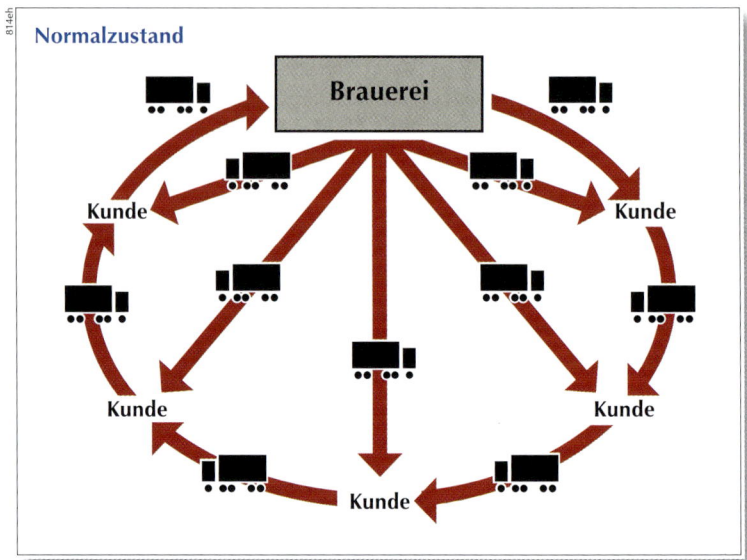

Normalzustand

Das Brauerei-Modell

Um zu verstehen, wie der Körper mit dem Blutverlust umgeht, kann man das Schockgeschehen mit der Auslieferung einer Brauerei vergleichen. Um das produzierte Bier (als Synonym für den Sauerstoff im Körper) an die Kunden zu liefern, hat die Brauerei eine eigene Lastwagenflotte (Blut). Mit ihr wird regelmäßig eine bestimmte Biermenge an die Abnehmer (Organe) geliefert.

Von zehn Lastwagen fallen der Brauerei nun aufgrund technischer Defekte zwei aus. Es stehen somit nur noch acht LKW zur Verfügung. Und was machen diese? Sie fahren schneller, um so doch alle Kunden versorgen zu können.

Ähnlich verhält es sich mit dem Blut bei einem Volumenverlust. Um noch alle Organe mit Blut und somit Sauerstoff versorgen zu können, wird die Arbeitsfrequenz des Herzens gesteigert – sprich **der Puls steigt.** Damit fließt das Blut schneller, um alle Organe versorgen zu können.

Durch ein Unglück verliert die Brauerei weitere zwei LKW. Was macht sie nun, um die Kunden zu versorgen? Die LKW können nicht schneller fahren, und so entschließt sich die Geschäftsleitung, kleine und unwichtige Abnehmer nicht mehr zu beliefern. Die wichtigen Kunden werden durch die verbliebenen Lastwagen versorgt.

Genauso verhält es sich im menschlichen Körper in einer Schocksituation.

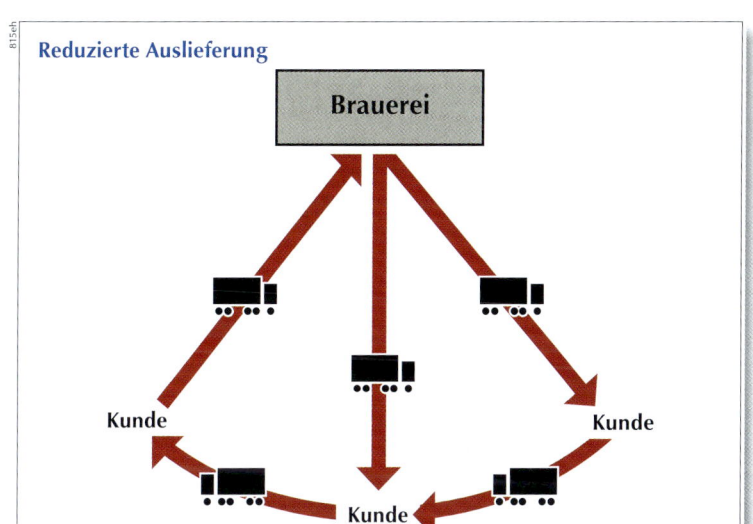

Reduzierte Auslieferung

Brauerei

Kunde

Kunde

Kunde

Deren Verlauf lässt sich in drei Stadien einteilen, die von einem Ersthelfer schnell und sicher erkannt werden müssen.

Schockstadien

Stadium 1:
Kompensationsphase

Auslöser der ersten Schockreaktionen ist entweder ein Blut- oder Flüssigkeitsverlust von mehr als ca. 500 ml oder eine Fehlverteilung des zirkulierenden (Blut-/Flüssigkeits-) Volumens im Körper. Erste Reaktionen im Kreislauf sind eine Verminderung des Rückstroms von Blut zum Herzen hin. Dadurch nimmt die Effektivität eines Herzschlages ab, das heißt, es wird pro Schlag vom Herz weniger Blut gepumpt als zuvor (Abfall des *Schlagvolumens* und *Herzzeitvolumens*). Es kommt zu einem Blutdruckabfall im Gefäßsystem. Um die nötige Sauerstoffversorgung der Organe aufrechtzuerhalten, setzen sehr schnell Mechanismen ein, die diesen Druckverlust kompensieren.

Durch die Ausschüttung von Hormonen wie z.B. Adrenalin erhöht sich die Frequenz des Herzschlages. Der **Pulsanstieg** ist für uns ein wichtiges Zeichen zur Erkennung der Kompensationsmechanismen. Damit versucht der Körper, wie in unserem Brauerei-Beispiel, über eine höhere Umlaufgeschwindigkeit des Blutes die benötigte Sauerstoffmenge zu transportieren.

Neben der Erhöhung des Pulses kommt es auch im Gefäßsystem und in den Organen zu einer Veränderung der Durchblutung. **Die Blutgefäße werden enger gestellt**, um den Blutdruck aufrecht zu erhalten.

Ergebnis ist eine verminderte Durchblutung bestimmter, für den Körper kurzfristig nicht ganz so wichtiger Organe. Vor allem die Haut, Skelettmuskulatur, Leber, Niere sowie Arme und Beine werden deutlich weniger durchblutet als zuvor. Es kommt zu **Minderversorgung dieser Organen** (Mikrozirkulationsstörungen).

Ein weiterer Ausgleich des fehlenden Blutvolumens geschieht durch den Transfer von Flüssigkeit aus den Zellen und Zwischenzellräumen. Die dort eingelagerte Flüssigkeit, das sogenannte Zellwasser, wird in die Blutbahn aufgenommen.

Durch diese drei Maßnahmen, Herzfrequenzsteigerung, verminderte Durchblutung bestimmter Organe und Flüssigkeitstransfer in die Blutbahn kann der Körper bis zu 20 Prozent Flüssigkeitsverlust seines Körpers **kompensieren.** Ein Erwachsener mit 80 kg hat ca. 6,4 Liter Blut (8 Prozent vom Körpergewicht) und kann somit ca. 1,3 Liter an Blutverlust ausgleichen.

Beim Patienten zeigt sich die Kompensationsphase durch leichte Blässe und einen schnellen Puls. Der Blutdruck ist zu diesem Zeitpunkt noch recht stabil und zeigt kaum Veränderungen.

Die Kompensationsphase hält über einen gewissen Zeitraum an. Die verminderte Durchblutung in der Körperschale wird durch eine Kontraktion der sogenannten Sphinkter-Muskulatur in den kleinen Blutgefäßen (Kapillaren) gesteuert. Bei der Zentralisation werden diese, je nach Schwere des Schockgeschehens, fast vollständig geschlossen. Der Blutfluss kommt zum Stillstand. Doch von den umgebenden Zellen wird weiter Sauerstoff, soweit vorhanden, aus dem Blut geschöpft und die Abfallstoffe an das Blut abgegeben. Die Folge ist, dass das Blut übersäuert und in der Folge auch die Sphinkter-Muskulatur, welche die Blutgefäße geschlossen hält.

Stadium 2:
Dekompensationsphase

Wird das verlorene Volumen nicht ersetzt oder ist der Volumenverlust so groß, dass die getroffenen Maßnahmen keinen Effekt zeigen, so verschlechtert sich die Situation für den Patienten drastisch. Durch den weiteren (Blut-)Druckabfall werden noch größere Mengen der schon erwähnten Hormone wie Adrenalin ausgeschüttet, was zu einer **Zentralisation des Kreislaufs** führt. Die kleinen Arterien (Arteriolen) verfügen über eine Art Schließmuskel (Sphinkter), der ringförmig am Beginn der Arteriolen liegt. Da dieser druckempfindlich ist, stellt er sich bei hohem Druck weit, bei niedrigem Druck schließt er sich. Fällt der Blutdruck unter ein bestimmtes Level, so verschließt der Sphinkter das Blutgefäß vollständig. Die Folge ist, dass die nachgeschalteten Organe gänzlich von der Sauerstoffversorgung abgetrennt sind, es kommt zum Sauerstoffmangel *(Ischämie)*. Das restliche Blutvolumen im betroffenen Gebiet kommt zum Stillstand.

Da nun für die Energiegewinnung in den Zellen kein Sauerstoff mehr zur Verfügung steht, ist eine komplette Umstellung von der Energiegewinnung mit Sauerstoff *(aerobe Energiegewinnung)* auf eine Energiegewinnung ohne Sauerstoff *(anaerobe Energiegewinnung)* erforderlich. Dadurch entstehen Abfallprodukte, die **das Blut sauer machen** *(metabolische Azidose)*. Die Membran der Kapillar- und Zellwände wird in ihrer Funktion gestört, und der erhöhte Druck in den Zellen führt dazu, dass Flüssigkeit aus der Blutbahn in die Zellen fließt, was zu einer weiteren Volumenabnahme in der Blutbahn führt. Die Schocksituation verschlimmert sich drastisch.

Stadium 3:
Irreversibler Schock

Kann der Schockzustand in diesem Stadium nicht abgewendet werden, dickt das Blut weiter ein. Auch die festen Bestandteile des Blutes verändern sich. Durch den veränderten Druck verlieren die roten Blutkörperchen *(Erythrozyten)* ihre Flüssigkeit und werden rund. Sie legen sich wie Münzen in einer Geldrolle aneinander und verstopfen in Form einer *Thrombose* die Blutgefäße. Selbst wenn zu diesem Zeitpunkt die *Kapillare* wieder mit frischem Blut versorgt würden, könnte durch die Blockade keine Blutzirkulation stattfinden. Aber nicht nur die roten Blutkörperchen, sondern auch die Blutplättchen *(Thrombo-*

zyten) werden durch den veränderten Druck in der Blutbahn beeinflusst und verklumpen.

Das fehlende Flüssigkeitsvolumen kann in diesem Stadium durch die Zentralisationsaktivität des Körpers nicht mehr in den Griff bekommen werden; es werden nun auch Lunge, Herz und Gehirn mit weniger Sauerstoff versorgt.

Durch den ständigen Anfall von Stoffwechselabfallprodukten und den Sauerstoffmangel ist die *Sphinkter-Muskulatur* nicht mehr in der Lage, die Zentralisierung aufrechtzuerhalten. Jetzt geschieht das, was auch passiert, wenn Sie mit einer Hand an einem Felsen hängen und Ihnen die Kraft ausgeht, weil der Muskel übersäuert. Die Finger lassen los, und so öffnet sich auch die *Sphinkter-Muskulatur*. Plötzlich sind alle Blutgefäße im Körper wieder weit gestellt und das Blut versackt unkontrolliert in den Extremitäten (Arme und Beine). Da die Blutmenge für den ganzen Organismus nicht ausreicht, steht dem Körperkern nicht mehr genügend zur Verfügung. **Die Folge ist ein Kreislaufzusammenbruch.**

Selbst im Rettungsdienst helfen in dieser Phase Infusionen nicht mehr, der Kreislauf ist unwiderruflich geschädigt, Herzfrequenz und Reizleitung am Herzen sind gestört, und es kommt zu Herzrhythmusstörungen. In der Regel sind kein Puls und Blutdruck mehr zu messen, der Patient befindet sich im Koma. Die Körperkerntemperatur und Atemfrequenz nehmen schnell ab.

Schockorgane

Wie schon besprochen, entstehen durch den Blutstau im Kapillarbereich kleine Blutgerinnsel *(Mikrothromben),* die den Durchfluss blockieren, auch wenn sich die Blutgefäße wieder weit gestellt haben. Die dadurch entstandene **Thrombose** verhindert, dass die nachgeschalteten Organe mit Sauerstoff versorgt werden. Geschieht dies bei der Lunge, Niere, Leber, Milz etc., stirbt infolge des Sauerstoffmangels Gewebe ab. Dies bedingt einen Teil- oder Komplettausfall des Organs mit entsprechenden Folgen.

In einer Wildnissituation, in der es lange Zeit dauert, bis Hilfe eintrifft, muss man unter Umständen neben dem Schock auch noch **mit Teil- oder Komplettausfällen einzelner Organe rechnen.** Das ist dann in keinem Fall mehr zu beherrschen.

Sie sehen, ein schnelles und effektives Eingreifen in das Schockgeschehen ist für das Leben des Patienten entscheidend.

Maßnahmen

Ein unbehandelter Schock kann zum Tod führen. Sicherlich ist Ihnen nun klar, warum eine **frühe Intervention** in das Schockgeschehen wichtig ist. Der Schock sollte schon in der Kompensationsphase erkannt und behandelt werden.

Im Rettungsdienst bedeutet Volumenmangelschock immer, die verlorene Flüssigkeit durch Infusionen zu ersetzten. Dem medizinischen Ersthelfer steht diese Möglichkeit nicht zur Verfügung. Es gibt aber eine Vielzahl anderer Maßnahmen, die dem Patienten in einer Schocksituation effektiv helfen können.

Ursache des Flüssigkeitsverlustes stoppen

Es hilft nichts, andere Maßnahmen zu ergreifen, wenn der Patient z.B. dauerhaft aus einer Wunde blutet. Zuerst muss die Blutung gefunden und gestillt werden.

Bei **inneren Blutungen** wird dies deutlich schwieriger, wenn nicht unmöglich. Meist fällt eine innere Blutung erst dann auf, wenn sich die Kreislaufsituation ständig verschlechtert, obwohl kein Blutverlust zu sehen ist. In solch einem Fall hilft meist nur die schnelle Evakuierung zur nächsten medizinischen Hilfe. Befindet sich die innere Blutung vermutlich in einer der Extremitäten, so kann man sich bis zum Eintreffen im Krankenhaus mit Hochlagerung und Kühlung des betroffenen Körperteils behelfen.

Schmerzen mindern

Schmerzen wirken verstärkend auf das Schockgeschehen. Der *Vagusnerv,* der über den Blutgefäßdurchmesser den Blutdruck reguliert, reagiert auf Schmerzen, indem er die Adern weit stellt, was in einer Schocksituation die Kreislaufsituation weiter verschlechtert.

Aus diesem Grund sollten Schmerzen soweit wie möglich gemindert werden. Aber Vorsicht mit Schmerzmedikamenten! In einer Schocksituation dürfen diese in aller Regel nur von einem erfahrenen Arzt eingesetzt werden. Der Ersthelfer sollte sich auf eine möglichst schonende und damit schmerzarme Versorgung des Patienten mit guter psychischer Betreuung konzentrieren.

Beine hochlagern (Schocklage)

Um das abgesackte Blut aus den Beinen wieder dem Körperkreislauf zur Verfügung zu stellen, werden die Beine hochgelagert. Diese sollten nicht höher als 30 Prozent (40–50 cm) angehoben werden, da sonst große Blutgefäße in der Leiste behindert und der Blutabfluss eingeschränkt wird.

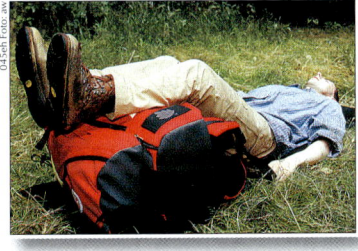

Besser noch, als nur die Beine anzuheben, ist die **Ganzkörperschocklage.** Hierbei wird die Person auf eine steife Unterlage (Brett, Tür, Trage usw.) gelegt und die Unterlage um ca. 15 Prozent (ca. 10–20 cm) an den Beinen angehoben.

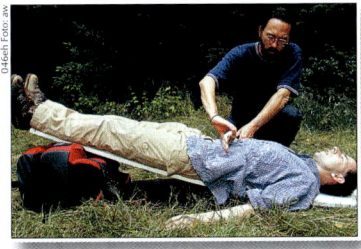

In einer Outdoorsituation kann man solch eine Ganzkörperschocklage sehr einfach improvisieren, indem man die Geländeformen ausnutzt und den Betroffenen an eine Hangneigung legt, so dass der Kopf talwärts zeigt. Doch Vorsicht, die 15 Prozent Gefälle sollten nicht maßgeblich überschritten werden.

Patienten beruhigen

Stress und Aufregung verursachen einen höheren Sauerstoffverbrauch. Da Sauerstoff bei einem Schock Mangelware ist, sollte alles versucht werden, den Verbrauch gering zu halten. Beruhigen Sie aus diesem Grund den Patienten und versuchen Sie, seine Angst zu mildern. Sorgen Sie auch dafür, dass umstehende Personen, die nicht mit der Patientenbetreuung beschäftigt sind, sich soweit entfernen, dass der Patient sie nicht sieht. Nichts ist schlimmer, als am Boden liegend zwanzig neugierige Augenpaare auf sich gerichtet zu sehen.

Wärme erhalten

Durch die schlechte Durchblutungssituation friert der Patient schnell, auch wenn es Ihnen als Helfer angenehm warm ist. Bodenkälte muss mit einer Isomatte oder anderen Unterlage abgehalten und der Patient mit einem Schlafsack oder einer Decke, Jacke etc. zugedeckt werden. Man vergisst oft, wie schnell eine Person auf dem Boden auskühlt. Eine Decke über dem Patienten, ohne ihn vorher gegen den Untergrund isoliert zu haben, bringt nicht viel. In diesem Fall ist es wichtiger, eine warme Unterlage zu schaffen, als den Patienten nur abzudecken.

Eine Decke hat für den Patienten neben der Wärmeerhaltung auch noch einen positiven psychologischen Effekt: Er hat das Gefühl, geborgen zu sein, und die Unwirtlichkeit seiner Umgebung nimmt er nicht so deutlich wahr.

Flüssigkeit zuführen

Im Rettungsdienst bekommt jeder Schockpatient *Volumen*, das heißt über Infusionen wird ihm die verlorene oder fehlende Flüssigkeit zugeführt. Leider steht uns diese Möglichkeit als medizinischen Laien nicht zur Verfügung. Abgesehen davon, wer schleppt schon Infusionen auf seinen Touren mit sich herum? Da sie nicht gefrieren und auch nicht zu heiß werden dürfen, wäre man ständig damit beschäftig, sich um die Flaschen zu kümmern. Ganz abgesehen von dem Gewicht, das man Tag für Tag mit sich führt.

Dem Patienten die Flüssigkeit *oral* (über den Mund) zu verabreichen, ist hingegen in einer akuten Schocksituation der verkehrte Weg. Da der Magen-Darm-Trakt nicht durchblutet wird, kann er auch keine Flüssigkeit verarbeiten und in den Organismus aufnehmen.

Eine Grundregel in der ersten Hilfe für die Stadt besagt daher, dass **Schockpatienten keine Flüssigkeit bekommen.** Sie würde sich nur im Magen ansammeln, ohne aufgenommen zu werden. Dies erhöht die Gefahr des Erbrechens.

Für eine Wildnis- oder Extremsituation müssen wir diese Regel allerdings etwas modifizieren. Da die Zeitdauer bis zum Eintreffen externer Hilfe mehrere Stunden oder Tage betragen kann, muss der Patient auch **oral mit Flüssigkeit versorgt werden,** da sich die Schocksituation sonst weiter verschlimmert.

Allerdings muss man mit der Flüssigkeitsmenge sehr aufpassen. In den ersten Stunden des Schocks bekommt der Patient nur sehr kleine Mengen an Wasser. Diese soll er so lange wie möglich im Mund behalten, damit die Mundschleimhäute einen Teil der Flüssigkeit aufnehmen können. Sinnvoll ist auch, wenn der Patient Eis-Chips (aus Schnee oder Eisbrocken klein gehackte Stückchen) oder ähnliches zum Lutschen bekommt. Mit diesen kleinen Mengen an Wasser wird der Magen nicht belastet, das Durstgefühl des Betroffenen aber gemindert.

Sobald der Patient die Getränke wieder erbricht, ist das ein klares Zeichen dafür, dass er zu viel davon bekommen hat und der Magen diese nicht verträgt. In solch einem Fall sollte der Patient nur kleinste Mengen an Flüssigkeit im Mundraum behalten, um die Schleimhäute feucht zu halten.

Hat sich die Kreislaufsituation nach einiger Zeit gebessert, kann man versuchen, ob der Patient etwas mehr Flüssigkeit verträgt. Aber auch jetzt darf er nicht einfach einen Becher Wasser in sich hineinstürzen, sondern muss vorsichtig Schluck für Schluck testen, ob die Flüssigkeit im Magen bleibt. Gibt es keine Probleme damit,

Volumenmangel Schock SCHNELLÜBERSICHT

Definition
Missverhältnis zwischen angebotener und benötigter Sauerstoffmenge, ausgelöst durch einen Blut- oder Flüssigkeitsverlust (=Volumenverlust).

Symptome

Phase 1: Kompensation
- Patient ist unruhig.
- Blasse, leicht feuchte Haut.
- Möglicherweise Blaufärbung der Lippen (*Zyanose*).
- Stark erhöhte Atemfrequenz.
- Schneller Puls, über 100 Schläge pro Minute
- Normaler oder leicht niedriger Blutdruck (ca. 100 mmHg *systolisch).*
- Patient ist wach und ansprechbar (WASI: W) und hat Durst.

Phase 2: Dekompensation
- Unruhe des Patienten verstärkt sich zu Angst.
- Bewusstsein trübt ein (WASI: A, S oder I).
- Haut ist blass und kaltschweißig.
- Extrem schneller Puls über 120 Schläge pro Minute.
- Blutdruck fällt weiter ab (unter 80mmHg *systolisch).*
- Saures Blut (*metabolische Azidose).*

Phase 3: Irreversibler Schock
- Zusammenbruch des Kreislaufs
- Koma
- Kaum messbarer oder fehlender Blutdruck
- Kaum oder gar nicht fühlbarer Puls
- Abnahme der Atemfrequenz
- Abnahme der Körperkerntemperatur.

Allgemeine Maßnahmen

- Flüssigkeitsverlust stoppen (Blutung stillen etc.).
- Person in Schocklage bringen (Beine hoch oder Ganzkörperschocklage mit dem Kopf nach unten).
- Person beruhigen.
- Schmerzen bekämpfen.
- Wärme erhalten (isolierende Unterlage und Bedeckung mit Decke, Schlafsack etc.).
- Stressfaktoren eliminieren (umstehende Gaffer, Blick auf den Unfallort etc.).

Zusätzliche Maßnahmen in Outdoor- oder Extremsituation

- Mund mittels Eis-Chips, nassen Tüchern oder ähnlichem feucht halten. Kleine Wasserschlucke nur bei leichten Formen des Schocks.
- Dringende Evakuierung (liegend) bei mittleren bis schweren Schockformen.
- Auf eine Evakuierung kann nur verzichtet werden, wenn der Zustand des Patienten nach einem nur sehr kleinen Flüssigkeitsverlust stabil ist oder sich schnell bessert. Sobald der Verdacht besteht, dass sich der Schock verschlimmern könnte, muss der Betroffene abtransportiert werden. Im Zweifelsfall immer evakuieren.

sollte versucht werden, durch regelmäßiges Trinken die verlorene Flüssigkeit wieder aufzufüllen.

Eine Regel gilt in der Stadt wie auch auf Tour: **Ein bewusstloser oder im Bewusstsein eingetrübter Patient bekommt grundsätzlich nichts zu trinken.** Die Gefahr, dass er sich verschluckt und die Flüssigkeit in die Lunge einatmet, ist zu groß. Ebenso würde eine größere Menge an Wasser im Magen eines bewusstlosen Patienten die Gefahr des Erbrechens erhöhen, was unter allen Umständen vermieden werden muss.

Hat man einen bewusstlosen oder im Bewusstsein eingetrübten Patienten über längere Zeit zu versorgen, so kann man seine Mundhöhle mit einem leicht nassen Tuch oder Tupfer befeuchten. Dies wird helfen, die Mundschleimhäute feucht zu halten.

Allergischer Schock
(Anaphylaktischer Schock)

Ein Beispielfall: Einsatz mit dem Rettungswagen in einer kleinen Arztpraxis. Der Arzt und eine Helferin stehen neben einem Patienten, der auf einer Liege auf dem Rücken liegt. Er ist kalkweiß und unter ihm hat sich ein kleiner Schweißsee gebildet. Besonders auffallend sind seine gelblich-braunen Finger. Der Mann hat einen Herz-Kreislaufstillstand, und wir beginnen sofort mit der Reanimation des Patienten. Was ist passiert?

Bei dem Patienten handelte es sich um einen Friseur, der wegen des vielen Umgangs mit Chemikalien (daher die braunen Finger) Hautprobleme hatte. Um diese in den Griff zu bekommen, spritzte der Arzt einen Vitamin-B-Komplex. Bei der ersten und zweiten Behandlung gab es keine Komplikationen. Bei der dritten Behandlung hingegen reagierte der Patient mit einem Kreislaufzusammenbruch infolge einer heftigen allergischen Reaktion, dem *anaphylaktischen Schock*.

Was passiert beim allergischen Schock?

Der Fall des Friseurs zeigt deutlich, dass eine allergische Reaktion in kürzester Zeit zu einer akut lebensbedrohlichen Situation oder einem Kreislaufstillstand führen kann. Grund dafür ist die **Antigen-Antikörper-Reaktion** des Organismus.

In unserem Fall hat der Körper beim ersten Spritzen das Vitamin B als Fremdkörper *(Antigene)* eingeordnet. Der Organismus fängt an, Antikörper gegen die Fremdkörper zu bilden (Sensibilisierung), die bei einem erneuten Eindringen der *Antigene* freigesetzt werden. Bei der zweiten Spritze muss sich der Friseur vermutlich schon unwohl gefühlt oder einen kleinen Ausschlag auf der Haut festgestellt haben, ohne zu wissen, warum. Nun ist der Körper maximal sensibilisiert und reagiert bei der dritten Spritze mit aller Heftigkeit: Es kommt zum Herz-Kreislaufstillstand.

Verschiedene Stoffe haben die Eigenschaft, bei einer großen Anzahl von Personen allergische Reaktionen auszulösen, und besitzen je nach Auslösehäufigkeit ein hohes oder geringes allergisches Potential.

> **Folgende Stoffe können als Fremdkörper wirken:**
> - Medikamente und insbesondere Penicilline, Insulin, Kontrastmittel, Acetylsalicylsäure (Aspirin)
> - Nahrungsmittel wie Obst, Nüsse, Milchprodukte. Es gibt aber mittlerweile Allergien gegen fast alle Nahrungsmittel
> - Insektengifte
> - Gräser, Pollen etc.

Diese Liste ist unvollständig, da Allergien mittlerweile den häufigsten Zivilisationskrankheiten zählen und manche Leute einfach gegen alles allergisch sind. Gefährdet sind insbesondere Personen, die schon anderweitig Allergiker sind, also z.B. unter Heuschnupfen oder ähnlichem leiden.

Ursache für die heftige Reaktion des Organismus auf die *Antigen-Antikörperreaktion* sind die schweren Nebenwirkungen der *Mediatorensubstanzen* auf den Kreislauf. *Mediatorensubstanzen* sind Stoffe, die durch die Reaktion freigesetzt werden. Der wichtigste Stoff ist hierbei das *Histamin,* das für die schweren Veränderungen verantwortlich ist.

Ausprägungen des allergischen Schocks

Schweregrad 1

Bei der **leichten Form** der *anaphylaktischen* Reaktion besteht für den Patienten keine Lebensgefahr. Die Reaktionen beschränken sich lediglich auf lokale Hautrötungen, Juckreize und Ödem- oder Hautquaddelbildung. Ursache dafür ist, dass das *Histamin* die lokalen Arterien und Arteriolen weitstellt und eine erhöhte Gefäßdurchlässigkeit Flüssigkeit ins Gewebe eindringen lässt *(Ödeme)*. Auch wenn dieses Stadium noch nicht gefährlich ist, muss der Patient beobachtet werden und sollte vom Arzt mit entsprechenden Notfallmedikamenten versorgt werden. Denn es kann beim nächsten Kontakt mit den Allergieauslösern eine heftigere Reaktion auftreten.

Schweregrad 2

Durch die Ausschüttung von *Histamin* im ganzen Körper werden die Blutgefäße weitgestellt. Wie schon beim Schock beschrieben, versackt das Blut in den Körperextremitäten und steht dem Kreislauf nicht mehr zur Verfügung. Die Folge ist ein **Zusammenbruch des Herz-Kreislaufsystems.** Der Körper versucht nun, durch eine stark erhöhte Herzfrequenz einen Ausgleich zu schaffen. Da aber die ausgeschütteten Hormone *(Adrenalin, Noradrenalin, Dopamin)* keine Wirkung zeigen – die Rezeptoren sind mit den *Mediatoren* besetzt – bleibt die kompensatorische Wirkung weitestgehend aus. In kürzester Zeit entwickelt sich das Bild eines schweren Volumenmangelschocks.

Nach einem Insektenstich in den Mund-Rachenraum können auch **lokal allergische Reaktionen** des Schweregrades 2 entstehen. Typisch wäre, wenn die betroffenen Schleimhäute in kurzer Zeit ein *Schleimhautödem* entwickeln und zuschwellen. Die

Stadien der anaphylaktischen (allergischen) Reaktion		
Stadium	**Allgemeine Reaktion**	**Symptome**
0	keine oder nur lokal	vermehrte Haut-/ Schleimhautsekretion, lokale Quaddelbildung, Rötungen
1	leicht	Ödeme, Unruhe, Kopfschmerzen, Verwirtheit, Juckreiz, Augenbindehautentzündung
2	ausgeprägt	Kreislauf-Fehlregulationen, Atemnot, Stuhl-/ Harn-drang, Übelkeit, Erbrechen, niedriger Blutdruck, schneller Puls
3	bedrohlich	Schocksymptome, Verkrampfung der Bronchien, starke Atemnot, Bewusstseineintrübung bis zur Bewusstlosigkeit
4	vitales Organversagen	Atemstillstand, Herz-Kreislaufstillstand

Folge für den Patienten ist eine akute Beeinträchtigung der Atmung.

Allergische Reaktionen im Lungenbereich können nach der Einatmung z.B. von Pollen entstehen. Das entstehende Bild gleicht dem des Asthmas (*Asthmas bronchiale*) mit eng gestellten *Bronchiolen,* Schwellung der Schleimhäute und starker Flüssigkeitsabsonderung in der Lunge.

Neben der grundsätzlichen Einteilung des *anaphylaktischen Schocks* in Schweregrad 1 und 2 kann man ihn auch detaillierter in vier Stadien einteilen, wie in der Tabelle beschrieben.

Maßnahmen

Da es sich, wie der Name schon sagt, um einen Schock handelt, werden auch die **allgemeinen Schockmaßnahmen ergriffen,** die im Kapitel „Volumenmangelschock" beschrieben wurden. Bei einem Herz-Kreislaufstill-stand muss man den Betroffenen natürlich reanimieren. Hat ein Patient Medikamente (*Adrenalin-Medihaler, Adrenalin-Pens* oder Tabletten) dabei, so sollte man ihm helfen, diese einzunehmen. In jedem Falle muss dringend ein Rettungsdienst alarmiert werden.

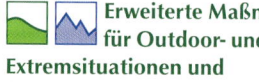 **Erweiterte Maßnahmen für Outdoor- und Extremsituationen und für medizinisches Personal**

Um eine akute und schwere *anaphylaktische* Reaktion zu behandeln, gibt es ein sehr effektives Medikament: **Adrenalin.** Dies ist der „Gegenspieler" von *Histamin,* das die die Blutgefäße weitstellt, während *Adrenalin* sie wieder zusammenzieht und damit den eigentlichen Grund für den kollabierten Kreislauf bekämpft.

Im Rettungsdienst wird daher als eine der ersten Maßnahmen *Adrenalin* gespritzt. Auch bei dem beschriebenen Einsatz in der Arztpraxis hat sich der Zustand des Patienten nach dem Spritzen des Medikaments drastisch verbessert.

Da *Adrenalin* die einzig effektive Möglichkeit bietet, eine *anaphylaktische* Reaktion schnell zu durchbrechen, hat man in den USA den sogenannten *EPI-Pen* entwickelt (*Adrenalin* wird in den USA *Epinephrine* genannt). Der Pen enthält eine Einmaldosis *Adrenalin,* die so vorbereitet ist, dass sie einem Patienten schnell und ohne große Fehlermöglichkeit in den Oberarm oder Oberschenkel gespritzt werden kann.

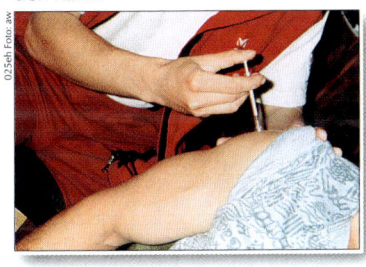

Mittlerweile sind in den USA alle Guides, Campleiter und Betreuer sowie Lehrer mit solch einem *Pen* ausgestattet, den auch viele Allergiker mit sich tragen. Der Gebrauch wird in Kursen demonstriert.

In Deutschland hingegen sieht die Situation anders aus. Einem Ersthelfer wird nicht zugetraut, diesen *Pen* richtig anzuwenden. Aber wenn es möglich ist, dass die amerikanische Durch-

schnittsbevölkerung diese Methode einsetzt, wieso sollten wir dann nicht in der Lage sein, solch eine Notfallmaßnahme anzuwenden? Schließlich hat hierzulande noch niemand versucht, seinen Pudel in der Mikrowelle zu trocknen oder eine elektrische Heckenschere zum Bartstutzen zu verwenden.

Bei *Adrenalin* gibt es natürlich wie bei jedem Medikament **Gegenanzeigen** und **Nebenwirkungen,** die man kennen muss. Aber sonst halte ich den Einsatz von *Adrenalin-Pens* in einer Notfallsituation für vertretbar, wenn nicht sogar erforderlich. Allerdings muss der Umgang von einer geschulten Person demonstriert werden.

Im Rahmen der **Notkompetenz** gilt in Deutschland, dass man eine Maßnahme wie den Pen einsetzen darf, wenn:

- keine alternative und weniger stark in das Körpergeschehen eingreifende Methode mehr hilft.
- die Verabreichung theoretisch erlernt wurde.
- sie praktisch unter Aufsicht geübt wurde.

In den Erste-Hilfe-Extrem-Fortgeschrittenenkursen der Johanniter-Unfall-Hilfe e.V. Stuttgart wird der Umgang mit dem *Adrenalin-Pen* theoretisch und praktisch demonstriert. So wird sichergestellt, dass auch Allergikern, die solch eine Spritze mitführen, richtig geholfen werden kann. Als Alternative kann man sich von einem vertrauten Arzt die Maßnahmen und den Umgang mit einem *Pen* erklären und zeigen lassen.

⬆ *Demonstration einer Adrenalin-Injektion*

Der *Adrenalin-Medihaler,* ein Inhalationsspray, bildet eine andere Möglichkeit, gegen eine allergische Reaktion vorzugehen. Die Adrenalindosis ist beim Spray aber weitaus geringer als beim *Pen.* Dafür kann es leichter eingesetzt und eine Überdosierung nahezu ausgeschlossen werden. Aber auch der *Medihaler* ist verschreibungspflichtig, und man sollte von einem Arzt in den Gebrauch eingewiesen werden.

Da die Wirkung des *Adrenalin-Medihaler* aber nur ca. fünf Minuten anhält, muss man auf eine erneute Reaktion gefasst sein. Erst nach weiteren Hüben aus dem Spray kann sich der Zustand nachhaltig bessern. Aus diesem Grunde führen viele Allergiker einen *Adrenalin-Pen* und Tabletten mit. *Adrenalin* wirkt im Notfall sehr schnell, hält aber nicht lange an. Wurden die Tabletten (*Antihistaminika*) zur gleichen Zeit eingenommen, setzen sie mit einer nachhaltigeren Wirkung ein, wenn das *Adrenalin* schon verbraucht ist.

Die Gabe von Medikamenten bleibt in der Regel Ärzten vorbehalten. Bei einem Notfall in der Stadt gibt es keinen Grund, als Ersthelfer eigenmächtig Medikamente einzusetzen.

In einer Outdoor- oder Extremsituation geht aber der Weg an einem Medikament manchmal nicht vorbei. Allerdings sollten hier zuvor mit einem Arzt die Wirkungen, Nebenwirkungen und deren Gegenmaßnahmen besprochen werden.

Septisch-Toxischer Schock

Tritt diese Schockform in der Stadt sehr selten auf, begegnet sie uns in Wildnissituationen weit häufiger. Nach einer **Infektion mit speziellen Bakterien** wie *Coli-Bakterien, Salmonellen* oder *Proteus* können Zerfallsgifte der Bakterienwand (*Endotoxine*) oder Stoffwechselgifte der Bakterien (*Exotoxine*) einen *septisch-toxischen Schock* auslösen.

Die *Endotoxine* führen zur Erweiterung der Blutgefäße, was wie beim *anaphylaktischen Schock* zu einem rasanten Blutdruckabfall führt. Das Blut gerinnt frühzeitig und führt zu vielfältigen Organschäden durch die nachfolgende Durchblutungsstörung. Die Sterblichkeit liegt bei 30–50 Prozent.

Auslöser für einen *septisch-toxischen* Schock können Harnwegs- oder Galleninfekte sein oder Infektionen durch medizinische Materialien wie z.B. Katheter, Spritzen oder Kanülen.

Symptome

Der Schock kann in zwei Stadien verlaufen, dem *hyperdynamen Stadium* und dem *hypodynamen Stadium:*

Symptome im hyperdynamen Stadium:
- Sehr schnelle Atmung (*Tachypnoe*) oder Hyperventilation (schnelle, unkontrollierte Atmung)
- Rasender Puls (*Tachykardie*), niedriger Blutdruck mit tiefem unteren Blutdruckwert (*Diastole*), z.B. 90/40mmHg
- Überwärmte, gerötete, trockene Haut (Fieber)
- Schüttelfrost

Symptome im hypodynamen Stadium:

- Kalte, *zyanotische* (blau-graue) und eventuell *marmorierte* (unterschiedliche Farbschatierungen) Haut (Körpertemperatur unter 38°C).
- Auf der WASI-Skala Bewusstsein bei W nicht orientiert oder bei A.
- Tiefer Blutdruck, schneller Puls.

Basismaßnahmen

- Schocklagerung, Beine hoch, bei Bewusstlosigkeit stabile Seitenlage.
- Patienten beruhigen.
- Wärmeverlust vorbeugen durch Isomatte und Decke bzw. Schlafsack.
- Ständiges Überprüfen der Vitalfunktionen
- **Achtung:** Ohne ärztliche Hilfe keine unqualifizierte Verabreichung von Antibiotika, die erst nach einer Laboranalyse der Erreger gegeben werden dürfen.

Evakuierung

- Schnelle und dringende Evakuierung des Patienten mit Helikopter oder Flugzeug.
- Kein Bodentransport, falls er lange und anstrengend ist.

Neurogener Schock

Diese seltene Schockform wird **durch eine Störung des Zentralen Nervensystems (ZNS) ausgelöst,** das in erster Linie aus Gehirn und Rückenmark besteht. Oft ist eine Gewalteinwirkung *(Trauma)* auf das ZNS der Auslöser, wie z.B. ein *Schädel-Hirn-Trauma* (SHT) oder eine Verletzung der Wirbelsäule. Infolge der Auswirkungen auf das Nervensystem werden keine Hormone wie *Adrenalin, Noradrenalin, Dopamin* mehr ausgeschüttet, die den Durchmesser der Blutgefäße regulieren. So werden alle Adern weit gestellt und das Blut sackt in die peripheren Gefäße.

Symptome

- Der Patient ist unruhig, oftmals verwirrt und fehlorientiert.
- Mögliche Bewusstlosigkeit (die ganze WASI-Skala kann auftreten).
- Typische Schocksymptome wie Blässe, Kaltschweißigkeit.
- Niedriger Blutdruck.
- Schneller Puls ist die Regel, es kann aber auch ein normaler oder langsamer Puls vorkommen.
- Puls schlecht tastbar.

Basismaßnahmen

- Schocklage mit erhöhten Beinen, bei Bewusstlosigkeit stabile Seitenlage.
- Patienten beruhigen.
- Vor Wärmeverlust mit Isomatte und Decke bzw. Schlafsack schützen.
- **Achtung:** Der Auslöser des neurogenen Schocks muss auch beachtet und versorgt werden. Ist ein *Schädel-Hirn-Trauma* der Verursacher, so muss mit weiteren Komplikationen gerechnet werden.

Evakuierung

In den meisten Fällen stellt die Luftrettung die einzig sinnvolle Möglichkeit der Evakuierung dar. Frühzeitig Hilfe alarmieren!

Kardiogener Schock

Der *kardiogene Schock* nimmt unter den verschiedenen Schockformen eine Sonderstellung ein, da hier die sonst üblichen Schockmaßnahmen nicht angewendet werden dürfen. Neben dem Herz-Kreislaufstillstand handelt es sich beim *kardiogenen Schock* um **einen der schwersten Notfälle am Herz.**

Auslöser können Probleme am Herz selbst oder außerhalb dessen sein. Eine typische Ursache für einen *kardiogenen Schock* ist der **Herzinfarkt**

(*Myokardinfarkt*). Hierbei sind die Herzkranzgefäße, die dem Herzmuskel selbst Blut zuführen, z.B. durch Ablagerungen verschlossen und nicht mehr ausreichend mit Sauerstoff versorgt. Infolgedessen sterben Teile des Gewebes und der Muskulatur ab. Fallen mehr als 40 Prozent des Muskelgewebes der linken Herzkammer aus, kann das Herz die normale Pumpleistung nicht mehr erbringen, es kommt zum Schock. In diesem Falle liegt die Sterblichkeit bei über 90 Prozent.

Damit wird klar, dass man beim *kardiogenen Schock* nicht mit dem Problem des Volumenmangelschocks zu kämpfen hat, da genug Blutvolumen vorhanden ist. Vielmehr kann das geschädigte Herz **die angebotene Blutmenge nicht mehr weiterpumpen,** und es kommt so ebenfalls zu einer Minderversorgung im gesamten Körper.

Schockmechanismen

Volumenmangelschock:
Fehlendes Blutvolumen (= absoluter Volumenmangel); verursacht durch Blutverlust bei Verletzungen, Verbrennungen, Blutungen in den Magen (Magengeschwür), beim Platzen größerer Gefäße etc.

Allergischer, septischer und neurogener Schock:
Regulationsstörung der Weit- oder Engstellung der Blutgefäße.

Kardiogener Schock:
Störung der Pumpleistung des Herzens; durch Probleme am Herzen aufgrund von Infarkten, Herzklappenfehlern, Rhythmusstörungen etc.

Die Folgen sind die gleichen wie beim Volumenmangelschock. Der Körper registriert den Blutdruckabfall im System und schüttet *Katecholamine* (Hormone wie *Adrenalin, Noradrenalin, Dopamin*) aus, welche die Herzfrequenz erhöhen. In der Peripherie (Arme, Beine, äußere Hautschichten) werden Blutgefäße verengt.

Führt diese Maßnahme beim Volumenmangelschock zu einer Stabilisierung der Situation, so ist bei einem *kardiogenen Schock* genau das Gegenteil der Fall. Das vorgeschädigte Herz bekommt noch mehr Blutvolumen angeboten, das es nicht verarbeiten kann. Blut staut sich vor dem Herzen auf und kann nicht weitergepumpt werden. Daher ist ein typisches Symptom des *kardiogenen Schocks* die **Aufstauung der Halsvenen,** die das Unvermögen des Herzens zeigen, das ihm angebotene Blutvolumen weiterzupumpen. Beim Volumenmangelschock hingegen sind die Halsvenen normal ausgeprägt.

Da durch die ausgleichenden Mechanismen der Blutdruck sehr lange stabil oder normal gehalten wird, ist die bei anderen Schockformen effektive Beurteilung der Kreislaufs mittels eines Blutdruckwertes beim kardiogenen Schock nicht möglich.

Andere Ursachen, die zu einem *kardiogenen Schock* führen können, sind z.B. eine Herzmuskelentzündung (*Myokarditis*), Herzklappenfehler, Überdosierung herzkraftsenkender Medikamente (*ß-Blocker*), *Lungenembolie, Herzbeuteltamponade,* schwere Herzrhythmusstörungen etc.

Symptome des kardiogenen Schocks

Der Patient ist kaltschweißig und blass, wie bei den anderen Schockformen auch. Er hat Atemnot und zeigt eventuell *zyanotische* Zeichen (blaue Lippen und/ oder Fingernägel etc.). Je nach Schwere der Herzschädigung kann es zu Bewusstseinsstörungen bis hin zur Bewusstlosigkeit kommen. Die **gestauten Halsvenen** sind ein typisches und wichtiges Leitsymptom bei einem *kardiogenen Schock*.

Durch die verminderte Pumpleistung entstehen eventuell *Ödeme* in den Beinen, die durch die Wassereinlagerung ins Gewebe anschwellen. Auf ähnliche Weise können *Lungenödeme* entstehen, die die Atmung behindern. Der Puls kann langsamer als normal *(bradykard)* oder schneller als normal *(tachykard)* sein, ebenso treten häufig Herzrhythmusstörungen auf. Meist ist der Puls schlecht oder kaum tastbar.

Basismaßnahmen

Obwohl es sich um eine Schockform handelt, dürfen wir **die normale Schocklage auf keinen Fall anwenden.** Die zusätzlich angebotene Blut-

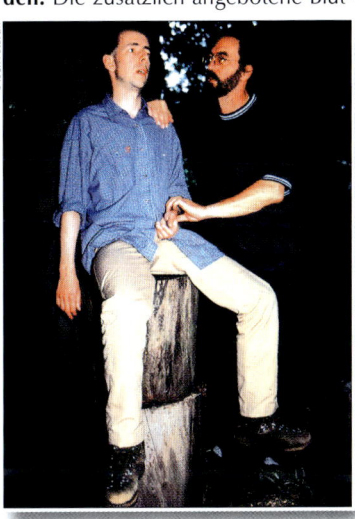

Unterscheidung von Volumenmangelschock und kardiogenem Schock	
Volumenmangelschock	**Kardiogener Schock**
Ursachen:	Ursachen:
Verminderung der zirkulierenden Blutmenge Blut-, Plasma-, Elektrolyt- und Wasserverlust durch Verletzung, Blutung, Verbrennung, Erbrechen, Durchfall usw.	Störung des Kreislaufs durch Pumpversagen des Herzens
Symptome:	Symptome:
Blässe kaltschweißige Haut Kreislaufzentralisation Puls schnell und flach Blutdruck schwach Venen nicht sichtbar	Blässe bis Zyanose (blaue Lippen/ Nägel) evtl. kaltschweißigeHaut Atemnot, sitzende Haltung Puls schnell, evtl. arhythmisch Blutdruck meist schwach gestaute Halsvenen (gut sichtbar) Todesangst, evtl. Schmerzen im Brustkorb

Übersicht Schockursachen	
Volumenmangelschock	Blut-/Volumenverlust durch Verletzungen, Verbrennungen, Blutungen, Operationen, Flüssigkeitsverlust (Erbrechen, Durchfall, starker Schweißverlust)
Kardiogener Schock	Herzerkrankungen, Herzrhythmusstörungen, Brustschmerz (Schmerzen hinter dem Brustbein), akuter Herzinfarkt, Lungenembolie, Herztamponade etc.
Septischer Schock	bakterielle Infektion durch Erkrankung innerer Organe oder durch Keime von außen
Anaphylaktischer Schock	Allergische Reaktion, Überempfindlichkeit auf Insektenstiche, Arzneimittel, Kontrastmittel, Nahrungsmittel, Chemikalien etc.
Neurogener Schock	Störung des Zentralen Nevensystems (ZNS) z.B. durch Querschnittslähmung, Schädel-Hirn-Trauma (SHT) etc.

menge würde zu einer weiteren Verschlimmerung der Situation führen.

Um das Herz zu entlasten, muss der Oberkörper erhöht gelagert werden. Die Beine müssen nach unten weisen, damit das Blut aus dem Körperkern hierher sacken und damit das Herz entlasten kann. Da der Patient starke Atemnot hat, müssen wir ihn beruhigen, um seinen Sauerstoffverbrauch zu senken. Der Patient darf sich auf keinen Fall anstrengen, bewegen etc. Selbst wenn sich die Situation nach einigen Stunden scheinbar gebessert hat, darf sich der Patient nicht selbst bewegen oder anstrengen. Muss er an einen anderen Ort gebracht werden, so wird er dorthin in einer möglichst entspannten Haltung halbsitzend getragen.

Evakuierung

Ein Patient mit *kardiogenem Schock* muss dringend und schnellstmöglich per Luftrettung evakuiert werden. Es steht vor Ort in der Regel keine Maßnahme zur Verfügung, die den Zustand bessern oder stabilisieren könnte. Transporte, bei denen sich der Patient anstrengen muss oder Angst empfindet, sind abzulehnen, da sie schnell zu einer Verschlechterung der Situation führen können.

Basiswissen

Atemprobleme

SCHNELLÜBERSICHT
Kardiologischer Schock

Definition
Akute Störung des Kreislaufs durch Pumpversagen des Herzens.

Ursachen
Herzinfarkt, Herzrhythmusstörungen, Herzklappenfehler, Herzmuskelentzündung, Herzmedikamentenüberdosierung, Lungenödem, Herzbeuteltamponade etc.

Symptome
- Kaltschweißige Haut, Blässe
- Atemnot
- Todesangst
- Meist gestaute Halsvenen
- Geschwollene Beine (Ödeme)
- Langsamer oder schneller Puls, Herzrhythmusstörungen, Puls kaum tastbar
- Blutdruck meist niedrig und kaum messbar
- Verlangsamte Nagelbettprobe (länger als zwei Sekunden)

Basismaßnahmen
- Oberkörper erhöht lagern, Beine tief zur Entlastung des Herzens, **nie die normale Schocklage anwenden!**
- Patienten beruhigen.
- Patient darf sich auf keinen Fall bewegen oder anstrengen.
- Hat der Patient eigene Herzmedikamente dabei, die für das gleiche, schon öfter bei ihm aufgetretene Problem verschrieben wurden, so helfen Sie bei deren Einnahme.
- Sauerstoffgabe 6–8 Liter/Minute, falls vorhanden.

Evakuierung
Schnelle und schonende Evakuierung zur nächsten Hilfsmöglichkeit.

Atemprobleme wirken zumeist nicht nur auf den Ersthelfer sehr dramatisch, sondern sind für den Patienten extrem lebensbedrohlich. Ein schnelles und effektives Eingreifen ist erforderlich.

SAMMLE-Anamnese

Allgemeine Atemnot

Bei einer zunächst noch unerklärlichen Atemnot müssen Sie auf folgende Anzeichen achten. Alarmsignale für eine lebensbedrohliche Situation sind:

- Zunehmende Atemnot
- *Zyanose* (blaue Lippen, Nägel, Haut)
- Bewusstseinsstörungen oder Bewusstlosigkeit
- Langsamer Puls *(Bradykardie)*.

SAMMLE-Anamnese

Suchen Sie in solch einem Fall nach den möglichen Ursachen der Atemnot. Folgende Ursachen können vorliegen:

- Bekannte Beschwerden wie Asthma oder Linksherzschwäche? Wenn ja, hat der Patient Notfallmedikamente dabei? Helfen Sie bei der Einnahme.
- Sind die Beschwerden neu, so fragen Sie nach der Situation, in der sie aufgetreten sind: Atemnot nach körperlicher Anstrengung deutet auf *Asthma bronchiale* (siehe unten) hin, in den frühen Morgenstunden auf *Asthma kardiale* (durch Herzerkrankungen) und nach dem Aufstehen auf eine *Lungenembolie* (Verlegung eines Lungenteils).
- Fragen Sie den Patienten, ob er Medikamente einnimmt, die solch einen Zustand hätten auslösen können.

Stridor

Durch die Verengung von Atemwegen entsteht ein pfeifendes Geräusch, das meist mit Atemnot verbunden ist. Man unterscheidet ein Atemgeräusch, das nur in der Einatmungsphase zu hören ist *(inspiratorischer Stridor)*, ein pfeifendes Atemgeräusch, das nur in der Ausatmungsphase zu hören ist *(expiratorischer Stridor)* und ein pfeifendes Geräusch, das in der Ein- und Ausatmungsphase hörbar ist *(in- und expiratorischer Stridor)*.

Diese Atemgeräusche können Hinweise auf die Ursache geben:

- **Inspiratorischer Stridor:** Hinweis auf Kehlkopf- oder Luftröhrenerkrankungen, Linksherzschwäche oder Schilddrüsenverdickung.
- **Expiratorischer Stridor:** Hinweis auf *Asthma bronchiale.*
- **In- und expiratorischer Stridor:** Hinweis auf Verlegung der Atemwege (besonders der Luftröhre) z.B. durch Schwellungen nach einem Insektenstich.

SAMMLE-Anamnese

Erforschen Sie die Ursachen des Stridors. Fragen Sie nach:

- Bereits bekannten Erkrankungen wie *Asthma bronchiale.*
- Ist die Situation beim Trinken eines Süßgetränks (Hinweis auf Insektenstich), beim Essen von Geflügel oder Fisch (Hinweis auf Fremdkörper in den Atemwegen) oder morgens im Bett (Hinweis auf *Asthma kardiale)* aufgetreten?
- Welche Medikamente nimmt der Patient ein?

Rassel- und Brodelgeräusche

Rassel- oder Brodelgeräusche hört man oft schon deutlich, bevor man den Patienten erreicht hat. Unterscheiden Sie nach trockenen und feuchten Geräuschen.

Beim **trockenen Rassel- oder Brodelgeräusche** ist ein Brummen sowohl in der Ein- als auch Ausatemphase zu hören, und der Brustkorb des Patienten scheint zu vibrieren. Beim **feuchten Brodeln** ist ein Geräusch zu hören, als ob jemand mit einem Strohhalm in ein Glas Wasser bläst. Dieses Geräusch ist ein Hinweis auf eine Flüssigkeitsansammlung in der Lunge.

SAMMLE-Anamnese

Erforschen Sie die Ursachen der Rassel- und Brodelgeräusche. Fragen Sie nach:

- Bereits bestehenden chronischen Erkrankungen wie z.B. Linksherzschwäche.
- Zusätzlichen Schmerzen im Brustkorb, die in die Arme ausstrahlen (Hinweis auf Herzinfarkt).
- Der Situation, in der die Probleme aufgetreten sind. Sind sie am Morgen im Bett aufgetreten *(Asthma kardiale)*, in Zusammenhang mit Chemikalien *(toxisches Lungenödem)*, in großer Höhe (Höhenlungenödem) oder nach einem Wasserunfall?
- Welche Medikamente nimmt der Patient?

Auf Asthma deutet eine sehr aufrechte Haltung verbunden mit extrem konzentriertem Luftschnappen, großer Unruhe und Erstickungsangst. Verminderte Atmung mit Fieber und Husten können auf eine *Bronchitis* hinweisen. Eine Atemwegsverlegung wird hingegen durch eine *inverse Atmung* erkannt. Im Zuge dieser umgekehrten Atembewegung dehnt sich beim vergeblichen Versuch des Luftholens nicht wie normal der Brustkorb, sondern nur der Bauch aus.

Basiswissen

Bluthusten

Kleine, meist schaumige Blutmengen weisen in der Regel auf eine Herkunft aus dem Rachen, den Bronchien oder der Lunge infolge von Herz-Kreislauferkrankungen oder Lungenentzündungen hin. Husten mit größeren Mengen Blut sind hingegen ein Indikator für eine Tumorerkrankung.

SAMMLE-Anamnese

Erforschen Sie die Ursachen des Bluthustens, indem Sie den Patienten bezüglich folgender Aspekte befragen:

- Liegen chronische Erkrankungen wie *Tuberculose (TBC)*, *Bronchitis*, ein Tumorleiden oder eine Lungenentzündung *(Pneumonie)* vor?
- Sind die Beschwerden nach dem Aufstehen *(Lungenembolie)*, nach einem Unfall *(Lungeneinriss, Hämatothorax)* entstanden oder gab es in der jüngsten Vergangenheit Probleme wie Operationen oder Bettlägerigkeit *(Lungenembolie)?*
- Was für Medikamente nimmt der Patient ein?

Transport bei Atemproblemen

Einen Patienten mit Atemnot kann man **nur halbsitzend lagern.** Er wird sich auf keinen Fall wegen seiner Atemnot hinlegen. Wichtig ist, den Sauerstoffbedarf des Patienten soweit wie möglich zu senken. Ein Transport sollte daher nur in wichtigen Fällen während der Akutphase stattfinden. Sonst ist eine Versorgung des Patienten vor Ort am sinnvollsten, um die Akutphase zu durchbrechen.

Häufige Atemprobleme

Asthma bronchiale (akuter Asthmaanfall)

Durch Infekte, Allergien, Medikamente oder Chemikalien können Asthmaanfälle ausgelöst werden. Dabei schwillt die Schleimhaut der *Bronchien* an, die Muskulatur in den Atemwegen zieht sich zusammen und ein zäher Schleim erschwert die Atmung. Bei der Ausatmung wird durch den Muskelkrampf in den Bronchien die Luft in der Lunge unter Druck zurückgehalten, was zu einer Überblähung der Luftbläschen führt. Dadurch hat der Patient große Probleme beim Ausatmen.

Hält dieser **Bronchialkrampf** über mehrere Stunden oder Tage an, so spricht man von *Status asthmaticus,* einer akut lebensbedrohlichen Situation.

Symptome

- Schwere Atemnot bei der Ein- und Ausatmung.
- Unruhe, Todesangst.
- Aufrechte Haltung des Patienten unter Verwendung der Atemhilfsmuskulatur, also den Muskeln, die bei bewusster Atmung aktiviert werden.
- Bellender, trockener Husten.
- Bei der Einatmung wird die Haut zwischen die Rippenbögen und das Schlüsselbein gezogen. Die Knochenstruktur des Brustkastens wird deutlich sichtbar.
- Schneller Puls oft über 150 Schlägen pro Minute.
- Schnelle Atmung mit deutlich verlängerter Ausatmungsphase.

SAMMLE-Anamnese

- Ist das Asthma bereits bekannt?
- Trockene Rasselgeräusche, Brummen?
- Verlängerte Ausatmungsphase?

- **Achtung:** Es können auch ein *Pneumothorax*, eine *Lungenembolie* oder *Asthma cardiale* vorliegen.

Maßnahmen
- Beruhigung des Patienten.
- Atemanweisungen geben.
- Den Patienten mit erhöhtem Rücken halbsitzend lagern.
- Hilfe bei der Einnahme von Medikamenten wie z.B. dem Asthmaspray *Berotec*.
- Bei starker Atemnot unterstützend beatmen, bei Atemstillstand voll beatmen.

 Erweiterte Maßnahmen für medizinisches Personal
- Sauerstoffgabe bei Zyanosezeichen. Vorsicht: Bei einigen chronischen Asthmatikern kann die Steuerung der Atmung auf den Sauerstoffgehalt im Blut umgestellt sein. Dabei kann die Gabe von Sauerstoff zu einer akuten Atemdepression führen. Die Sauerstofftherapie wird aber bei Zyanosezeichen trotzdem mit der Beatmung fortgesetzt.
- Gabe von Berotec, Initial ein bis zwei Hübe. Maximaldosis 8 Hübe.

Evakuierung
- Asthmaanfälle können sich jederzeit wiederholen und stellen wegen ihres lebensbedrohlichen Potentials eine Indikation zur schnellen Evakuierung dar.
- Beim länger anhaltenden Akutstadium sind für die schnelle Evakuierung alle zur Verfügung stehenden Mittel aufzubieten.

Lungenembolie

Bei einer *Lungenembolie* werden Blutgerinsel *(Thromben)* in die Lungenarterie eingespült und verstopfen diese zum Teil oder vollständig. Die Folge ist, dass das Herz wegen der Verlegung Probleme hat, Blut in den Lungenkreislauf zu pumpen. Dadurch entsteht ein Druckanstieg im rechten Herzen.

Ursachen für eine Lungenembolie können lange Bettlägrigkeit, die Folgen einer Operation, Verletzungen, eine Schwangerschaft, Herzklappenfehler oder Medikamente sein. Auch in großer Höhe bei unzureichender Flüssigkeitszufuhr und Bewegung können *Embolien* entstehen.

Symptome
- Der Patient hat Todesangst.
- Extrem starke Schmerzen im Brustkorb.
- Atemnot
- Husten (evtl. mit blutigem Auswurf).
- Gut sichtbare Halsvenen, die gestaut sind.
- Plötzlicher Kreislaufstillstand oder Bewusstlosigkeit sind möglich.
- Schneller Puls
- Achtung: Die Symptome können sehr vielschichtig sein und ähneln denen anderer Kranheitbilder.

Maßnahmen
- Patienten beruhigen. Er darf sich nicht bewegen.
- Oberkörper hoch lagern.
- Zeigt der Patient Schockzeichen, so sollte er flach gelagert werden (keine Schocklage!), bei Bewusstlosigkeit in der stabilen Seitenlage.
- Reanimation, falls erforderlich.

Evakuierung
- Dringende Evakuierung. Es kommt nur Luftrettung oder ein Rettungswagen in Frage.
- Lange Transporte sind zu vermeiden und das schnellste Transportmittel zu verwenden.
- Der Patient darf sich nicht bewegen und muss die ganze Strecke transportiert werden.

Kardiales Lungenödem

Durch eine Linksherzschwäche schafft es das Herz nicht, genügend Blut aus dem Lungenkreislauf in den Körperkreislauf zu pumpen. Blut staut sich im Lungenkreislauf und drückt Flüssigkeit aus den Blutgefäßen in die Lungenbläschen.

Basiswissen

Die Ursachen für ein *kardiales Lungenödem* (vom Herz herrührendes Lungenödem) können vielfältig sein: Von Bluthochdruck über Herzrhythmusstörungen bis hin zu Herzklappenfehler kommen viele Möglichkeiten in Frage.

Symptome
- Unruhe und Angst des Patienten verbunden mit einer extremen Atemnot.
- *Zyanosezeichen* (blaue Lippen oder fingernägel)
- Husten mit Brodelgeräusch.
- Aufrecht sitzende Körperhaltung.

Maßnahmen
- Patienten beruhigen und Oberkörper hochlagern.
- Beine und Arme sollten nach unten hängen, damit sich möglichst viel Blut in den Extremitäten sammelt, was das Herz entlastet. Setzen Sie den Patienten auf einen Holzblock, Stuhl etc. so dass die Beine tiefer als der Oberkörper hängen.

Evakuierung
- Ein sofortiger Transport zur nächsten Hilfe ist dringend notwendig.
- Der Patienten sollte sich dabei auf keinen Fall anstrengen (schonender Transport).

Notfalltechnik

Notruf

Schon als Kinder bekommen wir es eingebläut: Gibt es ein Problem, so musst Du einfach das Telefon nehmen und 110 oder 112 wählen, und in Kürze wird der Rettungsdienst vor der Türe stehen.

Als Rettungswagenbesatzung bekommt man manchmal eigenartige Dinge zu hören. Die durchschnittliche Zeit zwischen Alarmierung und Eintreffen des Rettungswagens in Stuttgart liegt zwischen fünf und acht Minuten. Trotz dieser schnellen Reaktionszeit beschweren sich Personen, wie lange es gedauert habe. Dies liegt zum einen daran, dass man in einer Stresssituation die Zeit als länger empfindet, und zum anderen an einem übersteigerten Anspruchsdenken in unserer Gesellschaft.

Sobald man die Stadt verlässt und aufs Land geht, verandert sich die Einsatzlage dramatisch. Es kann dann bis zu 40 Minuten oder länger dauern, bis ein Rettungsdienst eintrifft. Sind zudem im Winter die Straßen verschneit und vereist, kann sich die Anfahrt noch weiter verlängern.

In einer Outdoorsituation sieht es ganz anders aus, da es schwer ist, überhaupt Hilfe zu holen. Es gibt kein normales Telefon mehr, und der Weg bis zur nächsten Ortschaft kann Stunden dauern. Bis dann letztendlich Hilfe kommt, vergehen wiederum Stunden. Schlechtes Wetter, Dunkelheit, Sturm und viele anderen Faktoren können ebenfalls die Einsatzdauer deutlich verlängern.

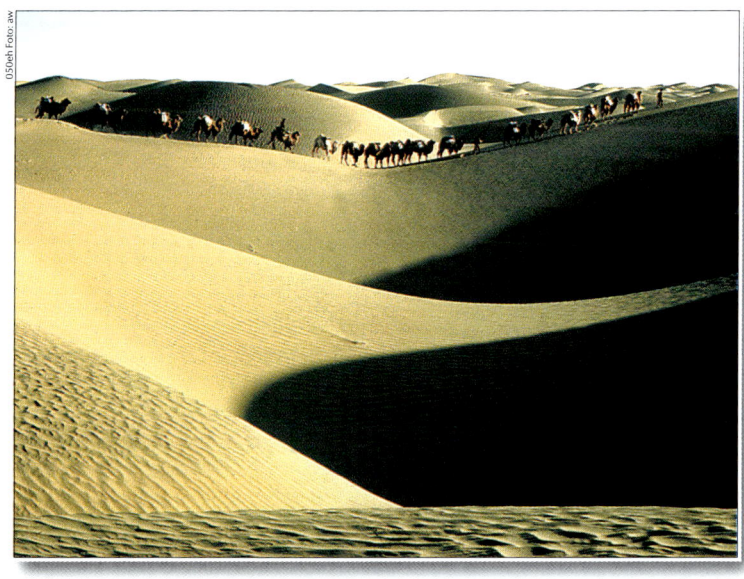

Auf Expeditionen und in Extremsituationen sind wir die meiste Zeit in Maximaldistanz von Hilfe und Rettung entfernt.

Nur mit modernen Kommunikationsmitteln können wir hier unseren Notruf nach außen in die zivilisierte Welt tragen. Aber in einer solchen Situation Hilfe zu rufen bedeutet noch lange nicht, dass auch sofort Hilfe kommt.

Optionen beim Notruf

Grundsätzlich stehen vier Möglichkeiten zur Verfügung, an oder zu Hilfe zu gelangen.

Gezielter Hilferuf mit Rückmeldung

Bei dieser Variante kommuniziert man direkt mit einer Hilfsperson und weiß auch, wer zur Rettung kommt. Ruft man die Notrufnummer 110, so weiß man, dass am anderen Ende die Polizei antwortet und dass ein Streifenwagen zur Hilfe kommen wird. Nur in Ausnahmen wie z.B. Krieg, Katastrophenfällen oder bei Ausnahmezuständen wird auf diesem Weg keine Hilfe zu bekommen sein.

Mit dem modernen IRIDIUM-Satellitenhandy ist es auch möglich, diese Art des Hilferufes in der Wildnis abzu-

Notfalltechnik

Eine Wüstenkarawane muß sich in Notfällen selbst helfen. Hilfe von außen ist nicht zu erwarten.

050eh Foto: aw

senden. Allerdings muss man hierbei sehr genau wissen, wen man anruft und wo man sich befindet.

Gezielter Hilferuf ohne Rückmeldung

Mit einem Satellitennotrufgerät (PLB; ELT; EPIRB) ist es möglich, einen Hilferuf mit Standortkennung abzuschicken. Da man aber im Rahmen einer **einseitigen Kommunikation** keine Rückmeldung erhält, ist ungewiss, ob das Signal eine Hilfestelle erreicht hat. Da diese Geräte für den Notfall konstruiert und erprobt wurden, kann man aber davon ausgehen, dass der Notruf ankommt und entsprechende Schritte eingeleitet werden.

Ein ähnlicher Fall wäre ein einseitiger Funkkontakt. Man funkt um Hilfe, bekommt aber keine Antwort und weiß somit auch nicht, ob jemand und wer genau mitgehört hat.

Ungezieltes Notsignal

Hierbei wird auf optischem oder akustischem Weg eine Notsituation signalisiert. Es ist aber unklar, ob diese Signale (Rakete, Rauch, Spiegel etc.) überhaupt gesehen und wenn ja, wie sie interpretiert werden und welche Konsequenzen dies hat.

Bei einer Leuchtkugel weiß man nicht, ob jemand in der Nähe ist und dieses Signal sieht. Wenn jemand das Zeichen sehen sollte, ist aber immer noch unklar, ob die Person für die benötigte Hilfe qualifiziert ist oder ob man weitere Unterstützung benötigt. Alle Faktoren sind bei diesem ungezielten Notsignal offen.

Gezieltes Notsignal

Man gibt erst dann ein Signal ab, wenn ein Flugzeug oder eine Person sichtbar ist und davon ausgegangen werden kann, dass diese Person das Signal auch sieht. Dabei kann man kann zwar trotz eines gewissen Restrisikos davon ausgehen, dass das Notzeichen bemerkt wird, weiß aber nicht, wie es interpretiert wird und ob die anderen Personen in der Lage sind, Hilfe zu leisten.

Dieser Weg bietet zwar mehr Sicherheit auf Rettung als das ungezielte Notsignal, ein gewisses Restrisiko bleibt aber auf jeden Fall

Wenn keinerlei Kommunikationsmittel zur Verfügung stehen, so bleibt nur der Weg, sich bis zur nächsten Hilfmöglichkeit zu begeben und dort einen Hilferuf abzusetzen. In Wildnisgebieten kann dies Tage dauern und stellt keine gute Alternative dar.

Ungezielte Notrufmittel

Taschenlampen

In vielen Büchern wird das SOS-Zeichen mit der Taschenlampe als wichtiges Notrufinstrument beschrieben. Stellen Sie sich aber einmal vor, Sie stehen in einem dichten Wald mitten in Kanada. Und Sie blinken mit einer Taschenlampe SOS. Vielleicht freuen sich einige Elche und Braunbären an diesem Blinkspiel, viel erreichen werden Sie aber vermutlich nicht. Eine Taschenlampe kann dann hilfreich sein, wenn sich Gruppenmitglieder verloren haben und sich in der unmittelbaren Umgebung befinden. Durch die

Lichtsignale könne sie wieder zusammenfinden.

Auf lange Distanz und um wirklich Hilfe zu holen, ist eine Taschenlampe hingegen denkbar ungeeignet.

Signal-Spiegel

Es ist zu fragen, warum Signalspiegel als Notrufsignalmittel verkauft werden. Etliche Versuche haben gezeigt, dass ein Blitzen mittels Spiegel in der Landschaft untergeht. Fliegt man mit einem Helikopter über Nordnorwegen, so blitzt und blinkt es durch die vielen kleinen Seen und Bäche ständig. Ein Spiegelblitz würde hier schlichtweg übersehen werden. Fazit: Nehmen Sie den Signalspiegel ruhig mit auf die Tour, man kann ihn gut zum Rasieren benutzen. Als Notsignal ist er wenig vertrauenswürdig.

Leuchtfeuer und Rauch

Wird nach Ihnen gesucht, so stellt in der Nacht ein großes Leuchtfeuer und am Tag Rauch eine effektive Möglichkeit dar, den Standort zu markieren. Das Feuer sollte auf einer großen, freien Fläche angelegt sein, um eine weitreichende Wirkung zu erzielen. Falls genügend Brennstoff vorhanden ist,

sollte das Feuer dauerhaft unterhalten werden. Ist das Material hingegen knapp, so darf das Feuer erst angezündet werden, wenn Rettung in Sicht oder hörbar ist.

Rauch ist am Tage die absolut **effektivste Methode der Standortkennzeichnung.** Am besten eignet sich farbiger Rauch aus der Dose. Es gibt ihn als anzündbare Patronen, Rauchfackeln mit Abreißzünder und als Rauchtöpfe mit Abreißzünder, die aus Rettungsbooten ins Wasser geworfen werden.

Steht kein künstlicher Rauch zur Verfügung, so sollte man versuchen, einen solchen zu erzeugen, der in möglichst starkem Kontrast zur Umgebung steht. Schwarzer Rauch in der orangegelben Sandwüste, weißer oder orangener Rauch bei dunklem Untergrund usw. Weißer Rauch lässt sich erzeugen, indem Wasser ins Feuer geschüttet wird, schwarzer Rauch, indem Kunststoffe mitverbrannt werden.

Möchte man speziell für den Notfall gefertigte Patronen mitführenm, so gibt es folgende Möglichkeiten:

● Handabreiß-Rauchfackeln werden mit einem Abreißzünder aktiviert und brennen ca. 30 Sekunden mit orangefarbenen Rauch. Sie sind sicher in der Handhabung und funktionieren auch unter extremen Bedingungen.

Notfalltechnik

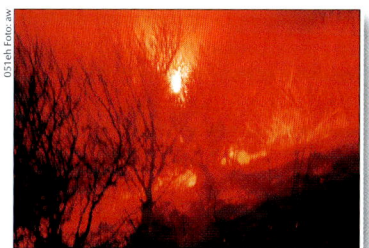

051eh Foto: aw

← *Pyrotechnische Leuchtmittel und Signalfeuer sind in der Nacht extrem weit sichtbar, wie diese Magnesiumfackel zeigt.*

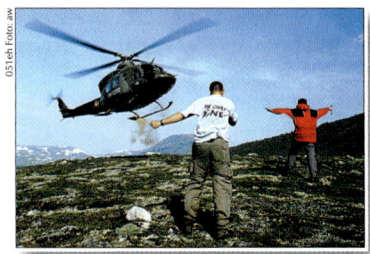

●**Rauchpatronen** werden an einer speziell gefertigten Fläche angezündet und brennen mit starker Rauchentwicklung ca. drei Minuten. Sie sind sehr kompakt, aber wasserempfindlich. Da man zum Zünden eine offene Flamme benötigt, sind sie für den Extremeinsatz nicht geeignet. Für die Markierung eines Landeplatzes sind sie aber brauchbar.

●**Rauchtöpfe** werden meist in Rettungsinseln eingesetzt, da sie im Wasser schwimmen. Nach dem Zünden brennen sie für über vier Minuten und sind weithin sichtbar. Für die Rucksacktour sind sie leider zu schwer und klobig, als Signalrauch auf Booten oder in Fahrzeugen unersetzlich.

Hinweis: Alle Rauchprodukte sind nur ca. drei Jahre nach Herstellung lagerbar. Nach Ablauf dieser Frist sollten sie z.B. auf der nächsten Silvesterparty „entsorgt" werden. So kann man auch gleich die Handhabung für den Ernstfall trainieren.

Leuchtkugeln und Raketen

In jedem Outdoorkatalog werden sie angepriesen und viele Trekker führen sie als Allheilmittel gegen jede Art von Unfällen mit: Leuchtkugeln. Stellen Sie sich vor, Sie befinden sich auf dem grönländischen Inlandeis und schießen eine Leuchtkugel ab. Wer wird sie sehen? Vermutlich niemand.

🔼 *Helfer mit Handrauchfackel*
zur Einweisung eines Helikopters

Stellen Sie sich vor, Sie sind in Kanada im Busch, umgeben von Bergen und Wäldern. Sie schießen eine Leuchtkugel ab. Wer wird sie sehen? Niemand!

Diese Aufzählung ließe sich endlos fortsetzen, soll aber nicht heißen, dass Leuchtkugeln nutzlos sind. Ganz im Gegenteil, sie geben wertvolle Orientierungshilfe für Suchmannschaften oder Rettungsteams. Nur sollten sie **richtig eingesetzt werden.** Dies bedeutet, die Leuchtkugel erst dann abzuschießen, wenn man selber die Retter sieht und ziemlich sicher weiß, dass man selbst gesehen wird.

Bei einem Vorrat von fünf Leuchtkugeln kann man direkt während des Notfalls eine abschießen. Vielleicht ist ja jemand in der Nähe, der sie zufällig sieht. Nach fünf Minuten schießt man eine zweite ab. Sollte jemand die erste nur schemenhaft gesehen haben und sich nicht sicher sein, ob es wirklich eine Leuchtkugel war, so wird er auf jeden Fall die zweite sehen, was ihm bestätigt, dass seine Hilfe gefordert ist. Weitere Kugeln zu verschießen wäre aber falsch. Was machen Sie sonst, wenn plötzlich ein Flugzeug über Ihnen auftaucht und Sie keine Patronen mehr haben, um auf sich aufmerksam zu machen?

Aus diesem Grund müssen die letzten drei Leuchtkugeln aufgehoben werden, bis man sicher ist, dass sie gesehen werden. Aber auch dann sollte man nur zwei davon abschießen und die dritte in der Reserve halten. Man weiß nie, was noch passiert, und es ist sinnvoller, noch eine Kugel in der Hinterhand zu haben.

Ausgemachter Blödsinn ist, die Leuchtkugeln nach dem **alpinen Notsignal** abzuschießen. Jede zehn Sekunden ein Signal zu geben würde bedeuten, dass man in zehn Minuten 60 Leuchtkugeln in die Luft schießt. Zwar ist dies ein schönes Feuerwerk, aber es ist zu bezweifeln, dass jemand auf Tour ein solch umfangreiches Sortiment mit sich führt.

Das alpine Notsignal

Das weitverbreitete alpine Notsignal kann auf alle möglichen Weisen hervorgebracht werden: Geräusche z.B. mit Rufen, Pfiffen bzw. Schüssen, Lichtsignale oder andere optische Zeichen wie auffällige Körperbewegungen. Am gängisten ist eine Trillerpfeife, mit der die standardisierte Signalabfolge gepfiffen wird:

- Sechs Zeichen in einer Minute
- 60 Sekunden Pause
- Erneut sechs Zeichen pro Minute usw.

Diese Signalabfolge wird solange wiederholt, bis eine Antwort im folgenden Rhythmus gegeben wird:

- Drei Zeichen in einer Minute
- 60 Sekunden Pause
- Erneut drei Zeichen pro Minute usw.

Spezielle Notsignalgeräte

Auf dem Markt gibt es verschiedene Geräte, die mehr oder weniger als Notrufhilfe zu gebrauchen sind.

Komet/ Erma Signalgeber mit oder ohne Magazin

Dieser nur 50 Gramm schwere Signalstift ist heute weit verbreitet. Eine Feder drückt einen Bolzen in die Randfeuerpatrone. Nach einem moderaten Knall steigt die Leuchtkugel ca. 50 bis 60 Meter in die Luft. Nach ca. sechs Sekunden ist das Spektakel vorbei und man ist hoffentlich gesehen worden.

Notfalltechnik

Pluspunkte:
- Klein und leicht.
- Günstig im Preis (Gerät ca. 13 bis 18 €).
- Verschiedene Munition.

Minuspunkte:
- Manchmal muss die Feder öfter gespannt werden, bis die Zündung erfolgt.
- Feder rostet mit der Zeit und verliert an Kraft.
- Nur ein Schuss möglich ohne nachzuladen.
- Wechsel der Patronen mit Schraubgewinde kann in kaltem Wetter mit steifen Händen oder mit dicken Handschuhen schwierig werden.
- Geringe Steighöhe von nur ca. 50 Meter.

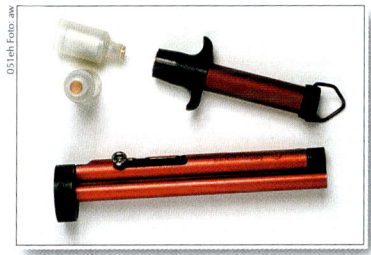

051eh Foto: aw

⬆ *Komet/ Erma Signalgeber:*
Bei dem kleinen Gerät handelt es sich um eine Einschuss-Version. Der etwas längere Signalgeber hat eine Trommel an der Spitze, an der drei Patronen eingeschraubt werden können.

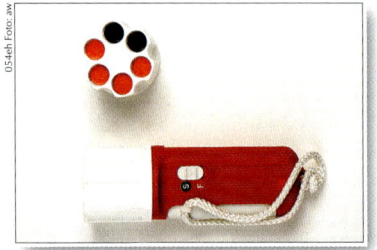

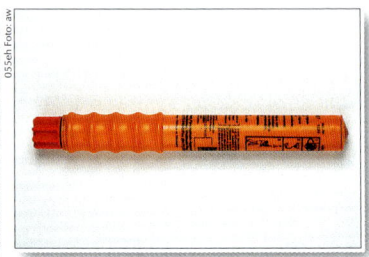

Nico Signalgeber
mit Sechs-Schuss-Trommelmagazin

Dieser Signalgeber ist gerade bei Wassersportlern beliebt, findet aber auch im Outdoorbereich immer mehr Anhänger.

Pluspunkte:
- Mit 230 gr. relativ leicht
- Sechs Schüsse ohne nachzuladen. Das Magazin muss einfach rotiert werden.
- Schneller Magazinwechse.
- Gut gesichert gegen ungewollten Abschuss.
- Großer Abzugsgriff, kann mit Handschuhen und kalten Händen bedient werden.
- Verschiedene Farben für die Leuchtkugeln lieferbar.
- Seewasserbeständig.

Minuspunkte:
- Steighöhe nur ca. 50 m bei sechs Sekunden Leuchtdauer.
- Mit fast 45 € relativ teuer, aber noch im Rahmen.
- Relativ klobig, aber noch akzeptabel.
- Beim Nico Signalgeber mit Vier-Schuss-Trommelmagazin entfallen die letzten zwei Minuspunkte wegen dem günstigeren Preis und der kleineren Bauart.

Fallschirmraketen

Hierbei handelt es sich um einen recht guten Signalgeber, da durch große Steighöhe und lange Brenndauer die Leuchtkugel maximal zur Geltung kommt.

Pluspunkte:
- Steighöhe über 300 Meter.
- Brenndauer ca. 30 Sekunden.
- Extrem starke Leuchtkraft.

Minuspunkte:
- Schwer und klobig.
- Ohne entsprechende Erlaubnis (Segelschein) keine legale Kaufmöglichkeit.
- Relativ teuer pro Schuss (ca. 20–25 €).
- Nur ein Schuss verfügbar.

⬆ *Auf pyrotechnischen Artikeln ist immer das Herstellungs- und Verfallsdatum angegeben, nach dessen Ablauf der Artikel entsorgt werden sollte.*

⬆ *Fallschirmrakete, die aus der Hand abgeschossen werden kann.*

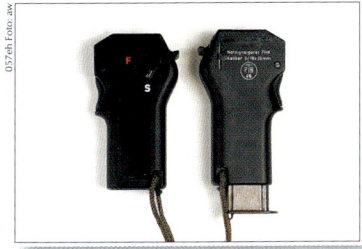

Heckler und Koch Signalgerät

Dieses Gerät (für Leuchtkugeln) nehme ich schon seit Jahren mit auf alle Expeditionen und Touren. Es geht buchstäblich mit durch Dick und Dünn und ist mit etwas Pflege unverwüstlich. Das Gerät ist auch bei der Deutschen Luftwaffe im Einsatz.

Pluspunkte:
- Professionelles Gerät für den extremen Einsatz
- Magazin mit fünf Schuss.
- Magazin kann schnell gewechselt werden.
- Verschiedene Munition lieferbar.
- Sichere und präzise Funktion mit Handschuhen und kalten Händen.

Minuspunkte:
- Teuer in der Anschaffung (Gerät ca. 150 €, jeder Schuss ca. 6 €).
- Relativ schwer.
- Steighöhe der Leuchtkugeln nur ca. 50–60 Meter bei sechs Sekunden Leuchtdauer.
- Wegen des einer Pistole ähnelnden Aussehens evtl. Probleme bei den Sicherheitskontrollen am Flughafen.

⬆ *Heckler und Koch HK-Signalgeber von der Vorder- und Rückseite*

Signalpistolen

Signalwaffen scheiden für unsere Zwecke aus, da sie **nicht mit ins Ausland genommen werden dürfen** und es immer von Nachteil ist, eine Waffe im Gepäck mit sich zu führen. Leicht kann man bei Entdeckung in Schwierigkeiten kommen. Für Segelschiffe sind große Signalpistolen üblich, mit denen Signalmunition in verschiedenen Ausführungen abgeschossen werden kann. Sie sind groß, schwer und eigentlich nur mit einem Segelschein bzw. einer Waffenbesitzkarte erhältlich.

Achtung: Die pyrotechnischen Patronen sind ab Produktionsdatum zumeist nur drei Jahre lagerbar. Danach sollten sie z.B. zu Silvester „entsorgt" werden. Wichtig ist, die mechanischen Teile nach dem Gebrauch von Rückständen des Abschusses zu reinigen.

Bodenluftzeichen

Bodenluftzeichen sind mit einfachen Mitteln am Boden ausgelegte Zeichen, um einem Flugzeug eine einfache Botschaft zu übermitteln. Sie stammen aus dem Militärbereich. Für unsere Anwendungen sind sie ziemlich unbedeutend. Bei einer Helikopterübung hat der Pilot keines der ausgelegten Bodenluftzeichen gesehen, obwohl sie über zehn Meter groß und mit Goldsilberfolie umwickelt waren.

Als Notrufsignal sind sie nicht geeignet. Eine Situation, in der man sich die Verwendung von Bodenluftzeichen vorstellen könnte, wäre einem anfliegenden Helikopter einen Landeplatz aufzuzeigen. Hierfür müsste der

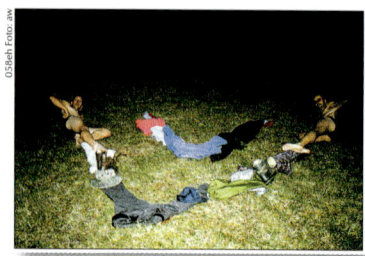

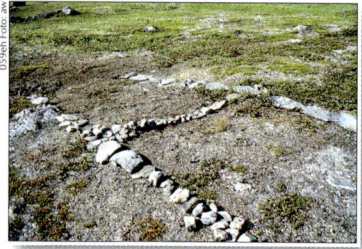

nale und Leuchtkugeln wesentlich besser der Romantik eines Trips entsprechen, kann man die Überlegenheit eines Satellitentelefons nicht leugnen. Schon immer war es so, dass Expeditionen die bestentwickeltsten Techniken einsetzten. Warum sollen wir das heute nicht auch so halten? Schließlich wollen wir alle von unserer Tour wieder heil und gesund zurückkommen.

Normales Telefon

Hierunter ist das jedem bekannte, erdgebundene Telefonsystem via Leitung gemeint. Es ist nur in erschlossenen Gebieten einsetzbar.

Mobiltelefon (Handy)

„Dann nehme ich eben mein Mobiltelefon mit nach Alaska", sagte mir einmal ein Kursteilnehmer auf die Frage, wie man in Wildnisgebieten Hilfe holen kann.

So faszinierend die Technik des Mobiltelefons auch ist, leider beschränkt sie sich mehr oder weniger auf die besiedelten Gebiete. Vorteile bietet es bei Unfällen auf Autobahnen oder in ländlichen Gebieten mit Netzabdeckung. Man verschwendet keine kostbare Zeit, sondern kann für einen Verletzten gleich einen Notruf absetzen und sich dann sofort um ihn kümmern. Auch wenn Sie selbst verunglücken sollten, können Sie, falls körperlich noch in der Lage dazu, selbst einen Rettungsdienst anfordern und sind nicht auf das Vorbeikommen eines anderen Fahrzeuges angewiesen.

Helikopter aber erst einmal über einen anderen Kommunikationsweg alarmiert werden. Genaueres hierzu im Transportkapitel.

Gezielte Notrufmittel

Die folgende Beispiele beschäftigen sich alle mehr oder weniger mit modernen Kommunikationsmedien. Und ob man es gerne hat oder nicht, sie sind die **einzig wirklich effektive Art, Hilfe zu holen.** Auch wenn Rauchsig-

---

⬆️⬆️ *Mit viel Phantasie improvisiertes Boden-Luft-Zeichen. Ob Sie sich diese freizügige Angelegenheit auch bei Tageslicht trauen?*

⬆️ *Mit Steinen ausgelegtes „H", das den Landeplatz für einen Helikopter markiert.*

Auch wenn Sie nicht wissen, wo Sie sich befinden, **kann der Mobilfunk-**

provider Ihren ungefähren Standort herausfinden. Dies ist möglich, da man sich mit dem Handy in einer bestimmten Zelle (Mobilfunkbereich) einwählt und somit einen spezifischen Sendemast verwendt. Über einige zusätzlich technische Tricks kann man auf diese Weise einen Standort recht genau ermitteln, was einigen Verbrechern schon zum Verhängnis wurde. Personen mit Mobiltelefon hat man eben immer unter Kontrolle.

In den Alpen wurde das Mobilfunknetz deutlich ausgebaut, ebenso an der Küste und in Binnengewässern. Sobald Sie aber diesen engen Bereich verlassen, sind Sie wieder ohne Notrufmöglichkeit. In anderen Ländern, die besonders für unsere Outdoor- und Expeditionsaktivitäten interessant sind, ist gar überhaupt keine Abdeckung vorhanden.

So gibt es in Grönland zwar generell Mobilfunk, leider aber nur in den Siedlungen. Die riesigen Bereiche von Alaska und Kanada sowie die Wildnisgebiete in Skandinavien werden wohl nie über die normalen Mobilfunknetze versorgt werden. Ein GSM-Mobilfunkmast kann bis ca. 30 Kilometer abdecken. Da aber in diesen Wildnisgebieten nur wenige Benutzer unterwegs sind, wird es sich kaum lohnen, dort eine Vollversorgung zu bieten. Dieses Gebiet gehört den Satellitentelefonanbietern.

Ein Handy ist nur dann hilfreich, wenn man weiß, wen man anrufen kann. Daher sollten Sie immer eine für die Region gültige Notrufnummer dabei haben.

Pluspunkte:
- Klein, leicht und ausdauernd.
- Effektiver Notruf möglich.
- Relativ günstig.
- Gute Netzabdeckung in besiedelten Gebieten.

Minuspunkte:
- Geräte nicht für den extremen Einsatz gebaut.
- In nicht oder schwach besiedelten Gegenden keine Netzabdeckung.
- Nicht als Notrufsystem gebaut und zugelassen, daher keine Funktionsgarantie.
- Regelmäßiges Aufladen notwendig.

Funkgeräte

Im Zeichen der Satellitentelefone ist die Zeit der Funkgeräte auf Tour gezählt. Früher waren große Funkanlagen unterwegs die einzig mögliche Verbindung zur Außenwelt, wenn man sie denn erreichte. Störungen, defekte Geräte und kein Kontakt waren die vorrangigen Probleme. Heute ist es nicht mehr nötig, solch eine schwere Kiste mitzuschleppen. Funkgeräte machen aber in den folgenden Bereichen Sinn:

Flugfunk

Flugzeuge durchpflügen unseren Luftraum und überziehen die Erde mit einem dichten Netz. Jede Maschine, die sich über uns in der Luft befindet, kann auf der Notfrequenz 121,5 MHz angefunkt werden. So lässt sich mitten in Grönland eine Nachricht über eine Verkehrsmaschine, die in die USA oder nach Europa fliegt, absetzen.

Alarmiert man Rettung über ein PLB (siehe unter „Cospas-Sarsat"), so kann man mit einem Suchflugzeug in Kontakt treten und die Situation schildern. Ein Flugfunkgerät ist somit in vielen Situationen auch heute noch ein gutes Kommunikations- oder Notrufmittel.

Notfalltechnik

Das IRIDIUM-System

IRIDIUM stellt den Betrieb ein – IRIDIUM nimmt wieder den Betrieb auf

Nach der spektakulären Pleite von IRIDI-UM im Jahr 2000 sollten alle Satelliten im Pazifik versenkt werden. Dazu kam es zum Glück nicht. In letzter Minute wurde das System gerettet und Boeing kaufte das gesamte Satellitennetz auf. Somit ist weiterhin die volle Nutzung des Systems möglich. Die unten aufgeführten technischen Parameter bleiben erhalten. Zusätzlich stehen Daten- und E-Mail-Services zur Verfügung. Alte Geräte können weiterhin genutzt werden, es muss lediglich eine neue SIM-Karte bei einem Service-Provider gekauft werden. Möchte man die Daten-Funktion nutzen, so muss vorher ein Software-Update durchgeführt werden.

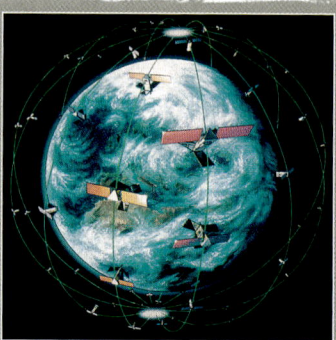

Die Satelliten

IRIDIUM-Satelliten kreisen in einer geringen Höhe von nur 780 Kilometern um die Erde. Das bedeutet, dass sie mit relativ wenig Energie erreicht werden können. Erst diese niedere Erdumlaufbahn machte die Entwicklung von kleinen Handgeräten mit exzellenter Verbindungsqualität ohne Hall- und Pauseneffekte möglich.

Anrufe werden vom Mobiltelefon zum nächsten Satelliten geschickt. Der gibt das Gespräch weiter (cross-linking), bis es über eine Bodenstation in das Erdnetz eingespeist werden kann. Somit ist das Netz nicht von einer bestimmten Bodenstation abhängig. Es kann das Gespräch zu jedem Zeitpunkt an den nächsten Satelliten weitergeben, bis eine andere Bodenstation erreicht ist. Das Cross-Linking garantiert auch, dass das Gespräch immer den kürzesten Weg nimmt, was geringere Gebühren und eine höhere Gesprächsqualität bedeutet.

Bodenstationen

IRIDIUM Bodenstationen verwenden Siemens Gateways (Einspeisestationen), die von den GSM-Netzen her bekannt sind. Drei oder vier bewegliche Parabolanten-nen, jede drei Meter im Durchmesser, folgen den sich schnell bewegenden Satelliten. Sie rasen mit unglaublichen 29.000 Kilometer pro Stunde um die Erde. Die Stationen vermitteln Gespräche und Daten aus dem Satellitennetz in die Erdkommunikationssysteme und umgekehrt. Hier werden Nachrichten gespeichert, Benutzerdaten registriert und Rechnungen erstellt. Wenn ein Benutzer sich an einen anderen Standort auf der Welt bewegt, so werden seine Daten an das ihm nun nächstgelegene Gateway weitergeleitet.

Kontrolle des Systems

Das Hauptkontrollzentrum in Landsdown, Virginia/USA, kontrolliert die Umlaufbahnen (orbits) und Positionen der Satelliten. Sie entscheiden, welcher Datenverkehr über welche Satelliten und Bodenstationen abgewickelt werden sollen. Das Hauptkontrollzentrum findet hierbei Unterstützung in Kanada, auf Hawaii und Island.

Technische Daten	
● Anzahl Satelliten	66
● Orbital Planes:	6
● Höhe:	780 km
● Umrundungsdauer:	100 min und 28 sek
● Frequenz:	1616–1626,5 MHz
(Telefon und Pager)	L-Band
● Übertragungsrate:	2,4 Kilobits/Sek.

Marinefunk

Dieser bietet einen ähnlichen Nutzen wie der Flugfunk, nur dass man auf dem Wasser zusätzlich ein Marinefunkgerät für den Kontakt mit anderen Schiffen haben sollte.

LPD (Low Power Devices)

Diese Mini-Funkgeräte sind erst in den letzten Jahren auf dem Markt gekommen. Sie senden auf den freien Frequenzen mit sehr geringer Leistung. Sie wiegen fast nichts und können während einer Expedition zur Kommunikation in der Gruppe verwendet werden. Die Reichweite ist je nach Gelände auf ca. 500 bis 2000 Meter begrenzt. Als Notrufgerät außerhalb der Gruppe eignen sich diese Geräte nicht.

IRIDIUM-Satellitentelefone

Hierbei handelt es sich um den hellsten Stern am Himmel der Kommunikation für Outdoorer. Es stellt die Lösung aller bisherigen Probleme dar. Aus diesem Grunde wird das System im Folgenden genauer betrachtet:

Die hundertprozentige Abdeckung der Erdoberfläche wird über 60 IRIDIUM-Satelliten erreicht, die in bestimmten Konstellationen um die Erde kreisen. Sie sind mittels mehrerer Bodenstationen an landgestützte Telekommunikationsdienste in vier Kontinenten angebunden.

Ein Satellitentelefon ist zwar gut, wenn man aber nicht weiß, wo man sich befindet und wen man anrufen soll, hilft es nicht viel. Sorgen Sie also dafür, dass Sie Ihr GPS dabei haben und mit ihm umgehen können, um die genauen Koordinaten Ihres Standortes vermitteln zu können. Ebenso sollten Sie eine für die Region gültige Notrufnummer dabei haben. Wenn Sie nicht wissen, wohin Sie sich bei einem Wild-nis- oder Expeditionsnotfall mit Ihrem Satellitentelefon wenden sollen, so ist ein MCC oder RCC die beste Anlaufsstelle (Adressen im Anhang). Gibt es eine andere Anlaufstelle (Polizei etc.), so verwenden Sie diese zuerst.

IRIDIUM-Geräte

Zur Zeit gibt es zwei verschiedene Geräte von Motorola. Kyocera hat die Produktion von IRIDIUM-Geräten eingestellt. Das „**Motorola 9500**" ist immer noch das gleiche Gerät wie bei der Markteinführung. Es ist relativ groß und sperrig und hat mit nur 20 Stunden Akkulebensdauer eine begrenzte Leistung.

Das Nachfolgemodell „**Motorola 9505**" ist deutlich kleiner, leichter und wesentlich besser gegen Wasser geschützt. Mit seinem IrDA-Port, Vibrations-Alarm sowie weiteren Spielereien ist es auf der Höhe der technischen Entwicklung. Die Standby-Kapazität hat sich auf 24 Stunden verbessert.

Als Nonvoice-Geräte kamen 1999 auch **Pager** auf den Markt, mit denen nicht verbal kommuniziert wird aber Textnachrichten erhalten werden können. Das Gerät dient lediglich dazu eine Information zu empfangen (z.B. die Bitte im Büro anrufen), aber nicht um eine Nachricht zurückzuschicken. Aus diesem Grund kann ein Pager kein Ersatz für ein Satellitentelefon sein, sondern lediglich ein Zusatz.

Eine **kombinierte Anwendung** mit beiden Geräten ist, das Satellitentelefon nur anzuschalten, wenn eine Aufforderung dazu über den Pager kommt. Da dieser einen wesentlich geringeren

Notfalltechnik

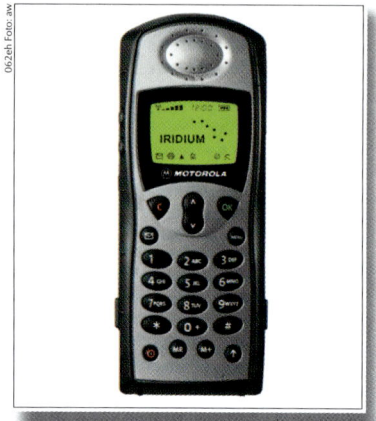

Stromverbrauch hat, schont man auf diese Weise die Akkureserven des Telefons für wirklich wichtige Gespräche. Des Weiteren können kleine Informationen zum Wetter etc. kostengünstig und stromsparend über den Pager empfangen werden.

Kosten für das IRIDIUM-System

Kunden des IRIDIUM-Systems profitieren von der zwischenzeitlichen Pleite im Jahr 2000. Die Gerätekosten des neuen „Motorola 9505" liegen bei „nur" noch ca. 1200 € (Stand Dez. 2001), eine Minute Gesprächszeit kostet jetzt 1,50 US$. Monatliche Grundgebühren variieren je nach Provider zwischen 25 und 40 €.

↑ *Neues Motorola 9505 Satellitentelefon: Es ist kleiner und leichter als sein Vorgänger, spritzwassergeschützt und auf dem neusten technischen Stand.*

Achtung Sperrungen

Das System kann über bestimmten Ländern bzw. Gebieten gesperrt werden oder die Einwahl in das Festnetz vom jeweiligen Staat verhindert werden. Informieren Sie sich daher immer über die **aktuelle Abdeckung** des Systems. Auf der Homepage des niederländischen Service-Providers Glocall (www.glocall.nl) können Sie Karten mit der aktuellen Abdeckung im PDF-Format herunterladen. Gespräche von IRIDIUM zu IRIDIUM sind aber in der Regel immer möglich.

Informationen

Informationen zum IRIDIUM-System, zu aktuellen Service-Providern und zu den neusten Entwicklungen gibt es im Internet unter **www.iridium.com**

INMARSAT-Satellitentelefone

Beim INMARSAT-System handelt es sich um eine Konstellation aus fünf Satelliten, die leider nicht die ganze Erde abdecken. Es fehlen die Polarregionen des Nord- und Südpols sowie einige Meeresbereiche.

Mini-M-Geräte

Es gibt eine Vielzahl von verschiedenen INMARSAT-Systemen. Für uns ist das relativ neue Mini-M System interessant. Ein aktenkoffergroßes Gerät beinhaltet eine Flachantenne und einen Telefonterminal. Bevor man telefonieren kann, muss die Antenne in Richtung der Satelliten ausgerichtet werden. Steht ein Berg oder ähnliches im Weg, bekommt man keinen Kon-

Notfalltechnik

takt. Je weiter nördlich oder südlich Sie kommen, desto flacher stehen die Satelliten am Himmel. Um einen Kontakt zu bekommen, muss ein Satellit mindestens 5° über dem Horizont stehen. Es dürfen keine Störobjekte dazwischenliegen.

Auf der Greenland-Challenge Expedition hatten wir ein NERA-Mini-M Satellitentelefon dabei, das uns bis auf die letzten zwei Wochen (das Netzgerät ging kaputt) wertvolle Dienste leistete und auch bei tiefer Kälte tadellos funktionierte.

Ein Nachteil der Geräte ist, dass sie relativ schwer und sogar noch teurer als IRIDIUM-Geräte sind. Dafür ist die Sprechzeit günstiger.

COSPAS-SARSAT – das einzig echte Notrufsystem

Alle bisherig vorgestellten Satellitensysteme sind Kommunikationssysteme, die nicht explizit für den Notfall konzipiert sind und auch keine entsprechenden Sicherheitspuffer haben. Ist das System überlastet, so kann man über ein Satellitentelefon nicht telefonieren, und die Geräte sind nur bedingt für extreme Temperaturen gebaut.

Beim COSPAS-SARSAT System handelt es sich um ein echtes Notrufsystem. Es wurde und wird ausschließlich zu diesem Zweck verwendet. Es besitzt zudem, neben dem *Space-Segment* (System im Weltraum); ein umfangreiches Netz an Bodenstationen. Aufgebaut wurde das System von den USA, Kanada, Frankreich und Russland. Seit der ersten Systemverwendung bei einem Flugzeugabsturz in

Kanada 1982 hat das COSPAS-SARSAT System weltweit Tausende von Leben gerettet. Der Hilferuf wird von **kleinen portablen PLB-Geräten** (*Personal Location Beacon*) übermittelt. Sie werden mittels eines gesicherten Schalters manuell aktiviert und senden dann ein Signal zu einem Satelliten. Das Signal übermittelt den derzeitigen Standort und mit der Gerätenummer diverse Hintergrundinformationen über den Hilfesuchenden. Von supranationalen Einsatzzentralen (MCCs) werden dann die Rettungskräfte vor Ort (SPOC) aktiviert.

Verwendung von PLBs

PLBs dürfen nur dann verwendet werden, **wenn es sich um einen lebensbedrohlichen Notfall außerhalb von geschlossenen Rettungssystemen handelt,** bei dem auf keine andere Weise Hilfe geholt werden kann! Gibt es noch einen anderen angemessenen Weg, so muss dieser zuerst gewählt werden.

Wurde das PLB einmal aktiviert, muss es unbedingt bis zum Eintreffen der Rettungsmannschaft auch angelassen werden.

Versehentliche Aktivierung

Hat man das Gerät versehentlich aktiviert oder hat sich die Situation dramatisch verändert, so kann man in dem für das Land zuständigen MCC anrufen (Liste der Telefonnummern im Anhang), den falschen Alarm melden und das Gerät wieder deaktivieren.

Würde man das Gerät nach kurzer Sendezeit wieder ausstellen, so würde

So funktioniert COSPAS-SARSAT

Satelliten

Russland stellt dem System zwei COSPAS-Satelliten zur Verfügung, die sich in einem (fast) polaren Orbit befinden, d.h. sich über dem Nord- und Südpol bewegen. Sie fliegen in einer Höhe von 1000 Kilometer und sind mit entsprechender SAR (Search and Rescue = Such- und Rettungs-) Ausrüstung versehen. Die USA nehmen an dem System mit zwei NOAA-Wettersatelliten teil, die in einem sonnensynchronisierten Orbit nahe der Pole in 850 Kilometer Höhe ihre Bahnen ziehen. Kanada und Frankreich haben sie mit der nötigen SAR-Ausrüstung versehen.

Jeder der vier Satelliten fliegt in 100 Minuten mit einer Geschwindigkeit von sieben Kilometer pro Sekunde um die Erde. Von der Erde aus gesehen, benötigt der Satellit ungefähr 15 Minuten, bis er aus der Sichtweite des momentanen Standortes verschwunden ist. Aus dem All liegen über 4000 Kilometer Erdoberfläche zu jedem Zeitpunkt im Radius des Satelliten. Diesen Bereich nennt man „Fußabdruck des Satelliten".

So bewegen sich die Satelliten in einem bestimmten Abstand zueinander, so dass sie die ganze Erdoberfläche hundertprozentig abdecken. Es kommt nun hinzu, dass die Satelliten sich in einem festen Orbit bewegen. Die Erde hingegen rotiert unter ihnen. Durch diese Doppelbewegung (die Bewegung der Satelliten und die der Erde) wird in zwölf Stunden von nur einem Satelliten jede Oberfläche der Erde abgedeckt.

Bei den vier vorhandenen Satelliten reduziert sich die Wartezeit auf den nächsten Satelliten auf ungefähr eine Stunde in einer Region mittlerer Breite unseres Globus. Am Äquator ist die Wartezeit nachvollziehbar am längsten. Je weiter man vom Äquator nach Norden oder Süden in Richtung der Pole kommt, desto kürzer wird die Wartezeit. Bei einer Übung in Nordnorwegen bei ca. 69° Nord musste das Gerät nur sechs Minuten warten, bis ein Satellit in Reichweite war.

Gerätetypen

Um einen Notruf absetzten zu können, werden für das System drei verschiedene Gerätetypen verwendet:

- **EPIRB** (Emergency Position Indication Radio Beacon) für den maritimen Bereich
- **ELT** (Emergency Location Transmitter) für den Flugbetrieb

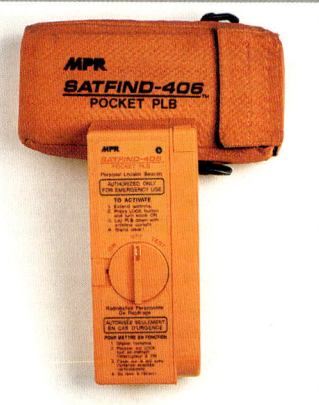

- **PLB** (Personal Location Beacon) für den terrestrischen Nutzer.

Wir interessieren uns hier nur für die **kleinen portablen PLBs** für den terrestrischen Nutzer. Sie werden mittels eines gesicherten Schalters manuell aktiviert und senden dann ein Signal zum Satelliten. Dieses Signal enthält verschiedene Informationen:

- Es wird eine Identifikationsnummer übermittelt.
- Es wird die Position übermittelt. Die Ermittlung der Position geschieht über den Doppler-Effekt. Hierfür wird die relative Geschwindigkeit zwischen Satellit und Sender ermittelt.

↑ PLB mit Schutzhülle

Als Übertragungsfrequenz wird die beim Systemstart neu eingeführte 406 MHz verwendet. Sie ist der vorher verwendeten Frequenz von 121,5 MHz weit überlegen (später mehr zu den Frequenzen).

Diese Informationen werden gespeichert und einer Bodenstation (LUT) übermittelt, sobald diese in Reichweite, d.h. in den Fußabdruck des Satelliten kommt (store and forward). Befinden sich das LUT und der Satellit im gleichen Fußabdruck, wird das Signal direkt über den Satelliten an die Bodenstation abgegeben (direct forwarding).

LUT-Bodenstation (Local User Terminal)

Bei den LUTs handelt es sich um automatische Bodenstationen, die das Satellitensignal empfangen. Aufgrund der Doppler-Information wird die ungefähre Position des PLBs ermittelt. Bei Übermittlung von sehr stabilen 406 Mhz-Daten kann eine relativ genaue Position ermittelt werden. Die Positionsdaten und die Identifikationsnummer werden an eine Einsatzzentrale (MCC) weitergeleitet.

Durch die weltweite Verteilung der LUTs ist eine globale Abdeckung möglich. Das LUT in Tromsö ist z.B. außer für Norwegen auch für Schweden, Dänemark, Finnland, Spitzbergen, Grönland und Jan Mayen zuständig.

MCC – supranationale Einsatzzentralen (Mission Control Center)

MCCs wurden in den meisten Ländern installiert, die wenigstens ein LUT in Betrieb haben. Ein MCC hat folgende Funktionen:

- Sammeln, Speichern und Sortieren der Daten von den LUTs und anderen MCCs.
- Datenschnittstelle im System.
- Identifikation des Geräteträgers mit Hilfe der übermittelten Nummer des Gerätes.
- Herausfiltern von Hintergrunddaten zur hilfesuchenden Person in einer weltweit zugänglichen Datei.

- Befragung der Kontaktperson, die in den gespeicherten Hintergrunddaten des Geräteträgers angegeben ist, zu weiteren Daten über den Hilfesuchenden.
- Übermittlung der benötigten Daten an die Rettungsdienste (SPOC).

Das MCC in Bodö/Norwegen hat z.B. die Hoheit über die Rettungsmittel in Skandinavien, Grönland und Spitzbergen. Wenn Sie nicht wissen, wohin Sie sich bei einem

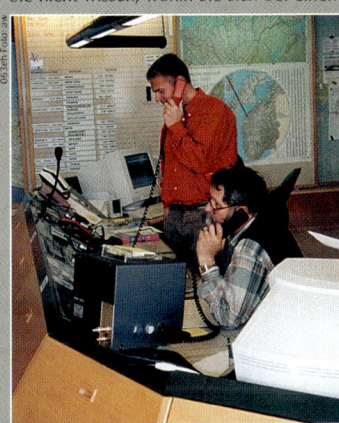

Wildnis- oder Expeditionsnotfall mit Ihrem Satellitentelefon wenden sollen, so ist ein MCC oder RCC die beste Anlaufstelle. Im Anhang befindet sich eine Liste aller MCCs und RCCs weltweit. Gibt es eine andere Anlaufstelle (Polizei etc.), so verwenden Sie diese zuerst.

RCC – Nationale Einsatzzentrale (Rescue Coordination Center)

Diese Zentralen haben engen Kontakt zu den Einsatzkräften vor Ort. Das RCC bildet das Bindeglied zwischen MCC und SPOC.

SPOC – Einsatzkräfte (SAR Point of Contact)

In einem Notfall sind die SPOC-Leute diejenigen Rettungskräfte, die Sie vor Ort aus der Notsituation befreien werden. Dies kann mit Schiffen, Helikoptern oder bodengebundenen Fahrzeugen geschehen.

Mission Control Center (MCC) in Bodö bei der Arbeit ↗

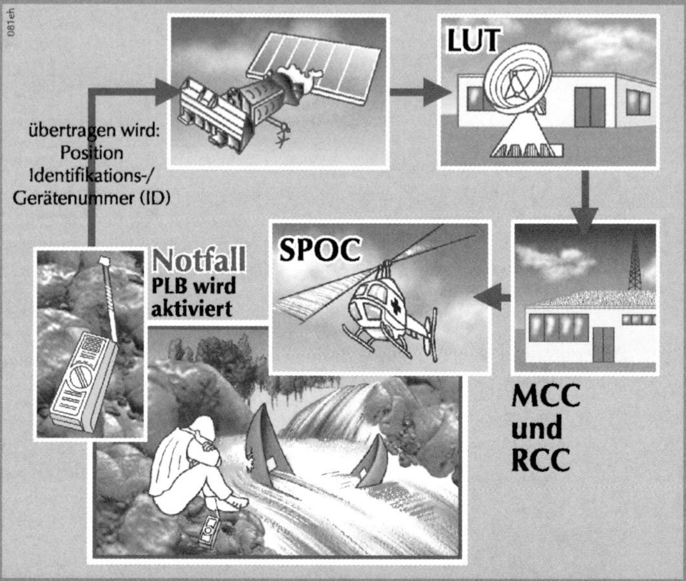

121,5 MHz-Geräte

Nach einer Schätzung gibt es weltweit über 500.000 Geräte auf der Frequenz 121,5 MHz. Die meisten davon sind auf Schiffen oder in Flugzeugen in Gebrauch und entsprechen internationalen Bestimmungen, basierend auf den Standards der ICAO (International Civil and Aviation Organisation).Ursprünglich hat die ICAO nicht vorgesehen, diese Frequenz zur Verwendung mit Satelliten zu verwenden. Suchflugzeuge und -manschaften sollten mit dieser Frequenz die Möglichkeit haben, das vermisste Objekt leichter zu finden.

Als das COSPAS-SARSAT System konzipiert wurde, entstand Klarheit darüber, dass die Satelliten diese Frequenz auch verarbeiten können müssen. Die Effektivität gegenüber der Frequenz 406 MHz ist aber stark eingeschränkt, und es wird auch keine Identifikation des Geräteträgers übermittelt.

Geräte dieser Frequenzklasse sind heute relativ preiswert zu haben, sind aber als alleinige Frequenz für uns zu unsicher und daher nicht geeignet.

406 MHz-Geräte

Mit dem Beginn des COSPAS-SARSAT Projektes wurde auch eine neue Generation von auf 406 MHz basierenden Notrufgeräten (Englisch: Beacon, Französisch: Balise) entwickelt. Sie sind speziell für die Bestimmung der Doppler-Position konzipiert und bieten folgende Verbesserungen:

● Genauere Positionsbestimmung
● Höhere Kapazität des Systems
● Weltweite Abdeckung
● Identifikation des Geräteträgers.

Durch die wesentlich stabilere und genau definierte Frequenz von 406 MHz ist eine deutliche Leistungssteigerung gegeben.

Notfalltechnik

Dualfrequenz

Für unsere Belange eignet sich ein reines 121,5 MHz Gerät wegen seiner Leistungsdefizite nicht. Aus diesem Grunde hat COSPAS-SARSAT einen Standard entwickelt, der beide Frequenzen beinhaltet. Mit 406 MHz als Hauptfrequenz ist die schnelle und genaue Ortung über Satellit und eine eindeutige Identifikation des Geräteträgers gewährleistet. Über die Zusatzfrequenz 121,5 MHz können Suchflugzeuge beim Anflug die genaue Feinposition ermitteln. Auf diese Art ist eine hundertprozentige Funktion gewährleistet.

Das abgebildete Satfind 406 Gerät ist für unsere Belange besonders geeignet. Mit einem Gewicht von nur 700 Gramm funktioniert es bei -40°C mindestens 24 Stunden (bei höheren Temperaturen länger). Es sendet auf beiden Frequenzen, ist extrem robust gebaut, wasserdicht und kann mit einem Testschalter auf Funktionsfähigkeit getestet werden. Der Aktivierungsschalter ist gesichert, so dass er nicht aus Versehen aktiviert werden kann.

Ich habe das Gerät schon seit Jahren als festen Bestandteil im Expeditionsgepäck, und bekannte Größen wie *Arved Fuchs, Börge Ousland, Marek Kaminsky* usw. vertrauen auf das Gerät.

Neue Entwicklungen im COSPAS-SARSAT System

Seit Kurzem werden auch geostationäre Satelliten (GEOSAR) von COSPAS-SARSAT genutzt, allerdings noch nicht flächendeckend über den ganzen Erdball. Damit wird ein Notruf auf der Frequenz 406 MHz ohne Zeitverzögerung weitergeleitet, was eine wirksame Verstärkung der Satelliten im polaren Orbit bietet. In den vergangenen Jahren haben Teilnehmerstaaten mit 406-MHz-Transpondern auf geostationären Satelliten experimentiert.

Achtung: Das Abschalten von Geräten, die auf der Basis von 121,5 und 243 MHz funktionieren wird ab dem Jahr 2009 stattfinden. Diese Maßnahme wird getroffen, um die Verwendung der Frequenz 406 Mhz zu forcieren.

Neue Gerätegeneration mit GPS

Seit dem Jahr 2000 gibt es neue Geräte, die mit GPS verbunden sind. So ist von Northern Airborn Technology das „GPSY" erhältlich. Der 406- und 121,5-MHz-Sender kann mit einem Garmin „E-Trex" GPS-Empfänger verbunden werden. So wird bei der Aktivierung zusätzlich zur Positionsbestimmung des Cospas-Sarsat Gerätes die genaue GPS-Position gesendet.

406 MHz Geräte

- Extra für den Gebrauch mit Satelliten gebaut und optimiert.
- 100 % Abdeckung weltweit.
- Position wird i.d.R. in einem Satellitendurchgang ermittelt und weitergeleitet.
- Informationen werden im Satelliten, gespeichert, bis eine Bodenstation in Reichweite kommt.
- Positionsgenauigkeit ca. 2 km.
- Identifikation des Geräteträgers mit dessen Hintergrundinformationen.
- Wenige falsche Alarme.

121,5 MHz Geräte

- Nicht speziell für Satelliten konzipiert.
- Nur ca. 60 % Abdeckung.
- Mehrere Satellitenübergänge sind für eine Positionsermittlung nötig.
- Informationen können nicht im Satelliten gespeichert werden. Sender, Satellit und Bodenstation müssen sich im gleichen Fußabdruck befinden.
- Genauigkeit von ca. 20 km.
- Keine Identifikation möglich.
- 95% der Alarme sind fehlgeleitet.

trotzdem eine Rettungsmannschaft aktiviert, da die Verantwortlichen immer von einem Notfall ausgehen.

Registrierung

Die Geräte machen nur einen Sinn, wenn Sie als Geräteträger auch registriert wurden und dem System somit Ihre Daten vorliegen. In vielen Ländern gibt es noch **Probleme mit der Registrierung** der PLBs, da Regierungen sich oft nur um Geräte im Luft-(ELTs) oder im Schiffsverkehr (EPIRBs) kümmern möchten. Gibt es im eigenen Land Probleme, wie es in Deutschland der Fall ist, so kann man die Geräte im Ausland registrieren lassen, was beim Gebrauch keinen Un-

---

Teilnehmende Staaten 2002:
- Algerien: Ministry of Defence
- Australien: Australian Maritime Safety Authority (AMSA)
- Brasilien: Ministry of Aeronautics, Directorate of Electronics and Flight Protection (DEPV)
- Chile: Search and Rescue Service of Chilean Air Force
- China: Maritime Safety Administration
- Dänemark: Civil Aviation Administration
- Deutschland: Verkehrsministerium (Abt. Luft- und Raumfahrt)
- Frankreich: National Space Center (CNES)
- Griechenland: Ministry of Merchant Marine
- Grönland: siehe unter Dänemark
- Großbritannien: Maritime and Coastguard Agency (MCA)
- Indien: Indian Space Research Organisation (ISRO)
- Indonesien: National SAR Agency (BASARNAS)
- Italien: Department of Civil Protection
- Japan: Maritime Safety Agency

- Kanada: National Search and Rescue Secretariat (NSS)
- Korea: Korea National Maritime Police Administration
- Madagaskar: Search and Rescue Coordination Center (RCC)
- Niederlande: Ministry of Transport, Public Works and Water Management
- Nigeria: National Emergency Management Agency
- Neuseeland: Civil Aviation Authority
- Norwegen: Ministry of Justice and Police
- Pakistan: Space and Upper Atmosphere Research Commission (SUPARCO)
- Peru: Direction-General of Captaincy and Coastguard
- Russland: State Enterprise Morsviazsputnik of the Ministry of Transport
- Saudi Arabien: Presidency of Civil Aviation
- Schweden: Swedish Rescue Services Board
- Schweiz: Federal Office for Civil Aviation
- Singapur: Civil Aviation Authority of Singapore
- Spanien: National Institute of Aerospace Engineering (INTA)
- Südafrika: South African Maritim Safty Agency
- Thailand: Department of Aviation
- Tunesien: Ministry of Foreign Affairs
- USA: National Oceanic and Atmospheric Administration (NOAA)

Teilnehmende Organisationen:
- The International Telecommunications Development Corporation (ITDC)
- The Marine Department of Hong Kong, China

Unterstützende Organisationen:
- International Maritime Organization
- International Civil Aviation Organisation
- International Telecommunications Union
- International Chambers of Shipping
- International Radio Maritime Committe
- International Federation of Air Line Pilots Associations

Notfalltechnik

terschied macht. Kanada ist hierbei sehr entgegenkommend. Ob ein Gerät registriert werden kann, lässt sich beim für das jeweilige Land zuständige MCC oder RCC erfragen (Adressen im Anhang des Buches).

Wie bekomme ich ein PLB-Gerät?

PLBs mit 406-Mhz-Notrufsender sind ziemlich teuer und **nur im Ausland** bei folgenden Unternehmen erhältlich:

Australien:
●ADI Limited,
Tel: 0061/2 60 25 11 00, Fax: 40 19 90

Bulgarien:
●Bitova Electronic Co.,
Tel: 00359/62 20 038, Fax: 62 44 86 8

Dänemark:
●Skanti,
Tel: 0045/44 74 84 00, Fax: 44 74 84 01,
E-Mail: skanti@skanti.dk

Frankreich:
●ELTA,
Tel: 0033/53 43 61 00 0, Fax: 53 43 61 00 1,
E-Mail: des@elta.fr
●SERPE-IESM,
Tel: 0033/29 70 24 94 9, Fax: 29 76 50 02 0,
E-Mail: contact@serpe-iesm.com
●Socata,
Tel: 0033/56 24 17 30 0, Fax: 56 24 17 65 4

Großbritannien:
●Caledonian Airborne Systems Ltd.,
Tel: 0044/12 24 72 22 74, Fax: 12 24 72 28 96
●GEC-Marconi Radar and Defence Systems,
Tel: 0044/19 32 82 49 73, Fax: 19 32 82 47 31
●Kelvin Hughes Ltd,
Tel: 0044/18 15 00 10 20, Fax: 18 15 59 85 26
●McMurdo Ltd.,
Tel: 0044/23 92 77 50 44, Fax: 23 92 81 90 87,
E-Mail: sales@mcmurdo.co.uk
●Techtest Limited,
Tel: 0044/15 68 70 87 44, Fax: 15 68 70 87 13

Japan:
●Japan Radio Co. Ltd.,
Tel: 0081/42 24 59 54 7, Fax: 42 24 59 95 7
●TAIYO MUSEN Co. Ltd.,
Tel: 0081/33 78 03 26 7, Fax: 35 48 90 57 1

Korea:
●Samyang Radio Co. Ltd.,
Tel: 0082/51 41 35 00 0, Fax: 51 41 35 00 2
●Samyung, Tel: 0082/51 41 34 44 5 und
51 4165555, Fax: 51 41 26 61 6,
E-Mail: planning@sam-yung.co.kr

Kanada:
●Aerospace Canada, DRS Flight Safety &
Communications, Tel: 001/61 37 27 41 48,
Fax: 61 37 27 41 24, E-Mail: raustin@drs.ca
●Honeywell,
Tel: 001/90 56 08 60 00, Fax: 90 56 08 61 89,
E-Mail: carl.weisser@honeywell.com
●Northern Airborne Technology Ltd.,
Tel: 001/25 07 63 22 32, Fax: 25 07 62 33 74,
E-Mail: steveb@natech.com
●PRO-Find Safety, Inc.
Tel.: 001/90 24 68 30 07, Fax: 90 24 68 30 09,
E-Mail: dmacdonald@profind406.com

Norwegen:
●Jotron Electronics A.S.,
Tel: 0047/33 13 97 00, Fax: 33 12 67 80,
E-Mail: Salesmar@jotron.com

Russland:
●Yaroslavsky Radio Engineering Works,
Tel: 007/08 52 29 92 81, Fax: 08 52 46 35 52,
E-Mail: yakbr@yaroslavl.ru
●FUSE ISDE,
Tel: 007/09 52 73 92 94 und 09 52 73 93 03,
Fax: 09 52 73 47 19 und 09 52 73 16 59,
E-Mail: fgupniikp@mtu-net.ru

Spanien:
●ENA Telecomuni caciones S.A.,
Tel: 0034/16 61 62 27, Fax: 16 61 89 41

Ukraine:
●Musson-Exim,
Tel: 00380/69 22 38 08 1, Fax: 69 22 33 49 0
●State Designer's Bureau of Radiocommunication,
Tel: 00380/69 22 47 17 3, Fax: 69 22 43 17 0

USA:
- ACR Electronics,
Tel: 001/95 49 81 33 33,
Fax: 95 49 83 50 87 und 50 88 98 24 27,
E-Mail: jflood@acrelectronics.com
- Artex Aircraft Supplies,
Tel: 001/50 36 78 79 29, Fax: 50 36 78 79 30,
E-Mail: info@artex.net
- BAE SYSTEMS Ocean Systems,
Tel: 001/78 18 48 34 00, Fax: 78 18 43 21 53,
E-Mail: hartigan@hazeltine.com
- Microwave Monolithics,
Tel: 001/80 55 84 66 42, Fax: 80 55 84 95 94,
- The Guest Company,
Tel: 001/20 32 35 44 21, Fax: 20 32 35 00 39

Teilnehmerstaaten

Insgesamt 49 Länder und Organisationen beteiligen sich am COSPAS-SARSAT System. Neben den vier Betreiberstaaten (Kanada, Frankreich, Russland und USA) gibt es 17 Länder mit Bodenstationen, acht reine Nutzerstaaten und zwei teilnehmende Organisationen. Weitere Länder sind dabei, offiziell dem Programm beizutreten.

Wo funktioniert die Rettung?

Auch wenn das COSPAS-SARSAT-System eine weltweite Abdeckung besitzt, so kann man sich nur bei den teilnehmenden Ländern sicher sein, dass auf einen Notruf reagiert wird. Bevor man in ein Land reist und dort evtl. auf Rettung angewiesen ist, sollte man sich vorab über die Funktion des Systems vor Ort folgerndermaßen erkundigen:

- Man stellt eine offizielle Anfrage an die zuständige Behörde im jeweiligen Land, wie mit SAR-Notrufen mittels PLB umgegangen wird und wer die Kosten dafür trägt (siehe Länderliste der Teilnehmerstaaten).

- Man ruft ein zuständiges RCC oder MCC (siehe Adressen im Anhang) an und erkundigt sich, wie sie mit einem Notfall umgehen.
- Wenn man in wenig entwickelte Länder reist, erkundigt man sich bei einem westlichen MCC, ob das Land, in das man reisen möchte, wirklich die Möglichkeiten zur Rettung hat und ob es praktisch schon funktioniert hat.
- Stets eine Versicherung über die möglichen Kosten einer Rettung abschließen.

Verhaltensregeln

Bei dem COSPAS-SARSAT System handelt es sich um das effektivste und wirksamste Notrufsystem der Welt. Damit sollten aber auch die Regeln des Systems akzeptiert und nicht die Grauzonen der Länder ausgenutzt werden. Deutschland steht dem System in Bezug auf private PLB-Nutzung aus Angst vor Missbrauch kritisch gegenüber.

Bei der Nutzung sind folgende Punkte zu beachten:

- Verwenden Sie für den Land- und Expeditionsgebrauch nur PLBs und keine ELTs oder EPIRBs.
- Verwenden Sie nur Geräte mit dem Frequenzpaar 406 MHz (Hauptfrequenz) plus 121,5 MHz als Nebenfrequez (homing-frequency).
- Verwenden Sie nur Geräte, die von COSPAS-SARSAT zertifiziert sind.
- Lassen Sie Ihr Gerät registrieren.
- Schließen Sie vor der Tour eine Rettungsversicherung ab.
- Informieren Sie sich vorab über das Rettungssystem des Landes.
- Bereiten Sie sich sorgfältig auf alle Eventualitäten der Reise vor.
- Das PLB ist nur Ihre allerletzte Möglichkeit, in einer lebensbedrohlichen Situation Hilfe zu holen. Spielen Sie nicht damit und vermeiden Sie jede unnötige Aktivierung. Gibt es eine andere Möglichkeit Hilfe zu holen, dann nützen Sie diese.

Notfalltechnik

● Bereiten Sie sich durch einen Erste-Hilfe- oder Erste-Hilfe-Extrem-Kurs auf Notsituationen vor. Allein die Tatsache, dass Sie mit dem Gerät um Hilfe rufen, heißt nicht, dass sofort Hilfe kommt. Es kann in Wildnisgebieten Stunden oder Tage dauern, bis eine Rettungsmannschaft zu Ihnen vordringen kann. In dieser Zeit müssen Sie wirksame medizinische Hilfe leisten können.
● Begeben Sie sich nicht in Situationen, in die Sie ohne das Gerät nicht gehen würden.

Informationen zu Cospas-Sarsat

Infos zum Cospas-Sarsat-System gibt es unter www.cospas-sarsat.com oder beim Cospas-Sarsat Secretariat, 99 City Road, London EC1Y 1AX, Tel: 0044/ 20 77 28 13 91

Orbcomm

Bei Neuerscheinung des Orbcomm-Systems im Jahre 1999 schien die Möglichkeit über Satellit E-Mails zu verschicken sehr vielversprechend. Leider haben eigene Praxistests und auch Erfahrungen anderer Expeditionen gezeigt, dass das System für den **extremen Einsatz wenig geeignet** ist. Das zur zeit erhältliche Gerät verbraucht viel Strom und es war auf mehreren Expeditionen nicht möglich mit den Handgeräten einen zuverlässigen Kontakt zum Satelliten herzustellen. Für Schiffe, auf denen große Antennen montierbar sind und bei denen der Stromverbrauch eine untergeordnete Rolle spielt, bleibt das System weiterhin eine Alternative.

Globalstar

Das relativ junge System funktioniert ähnlich wie das IRIDIUM-Netzwerk mit dem Unterschied, dass sich die Satelliten in einem Orbit um den Äqua-

tor bewegen und so die **Polkappen nicht abdecken.** Bisher besteht eine vollständige Abdeckung in Nord- und Südamerika, Europa, Australien, Neuseeland, Südgrönlands und großen Teile Russlands.

Ende 2001 gab es unbestätigte Meldungen, dass Globalstar in **finanzielle Schwierigkeiten** geraten sei. Bitte prüfen Sie vor einer Entscheidung für das System, wie der finanzielle Status der Firma ist. Dieser Vorgang ist grundsätzlich für alle Satellitensysteme zu empfehlen, da die Erfahrungen der letzten Jahre ein gewisses Misstrauen gegenüber der Finanzkraft der Betreiber als ratsam erscheinen lässt.

Globalstar-Geräte

Die verfügbaren Geräte sehen denen von IRIDIUM ähnlich, es gibt allerdings **mehrere Hersteller.** So bietet Qualmcomm zwei Geräte an, die auch als normale Handys verwendbar sind. Ericson bietet mit dem „R290" ein Dual-Mode-Handy an, das im normalen GSM-900-Modus und im Globalstarnetz funktioniert. Von Telit gibt es mit dem „SAT 550" ebenfalls ein Dual-Mode Handy.

Die **Preise** für die Geräte liegen zwischen 800 bis 1500 €, die Verbindungsentgelte variieren je nach Land. Ein Händler in Deutschland ist z.B. die Elektro Betz GmbH, Tel: 07071/93 240.

Informationen zu Globalstar

Informationen gibt es in Deutschland unter Tel. 0800/18 24 743 sowie im Internet unter www.globalstar.com sowie unter www.elsacom. com.

ICO Satellite

Ab Ende 2002 wird das neue Satellitennetzwerk von ICO zur Verfügung stehen. Durch die Explosion einer Trägerrakete und dem damit verbundenen Verlust von drei Satelliten verzögert sich die Inbetriebnahme, die schon für 2001 vorgesehen war. In voller Konstellation wird das System dann mit schnellen Voice-, Daten-, Fax-, Internet- und TV-Kanälen das **leistungsfähigste Satellitensystem** der Welt sein.

Informationen zur Entwicklung von ICO sowie gegebenenfalls zu Empfangsgeräten gibt es im Internet unter www.ico.com

Das Notrufset (Zusammenfassung)

Sie wissen jetzt, was es alles auf dem Markt an Elektronik und Pyrotechnik gibt, um gegebenenfalls Hilfe zu holen. Was soll man nun aber auf welche Tour mitnehmen? Im Folgenden finden Sie einige Anhaltspunkte hierzu.

Zusätzlich zu der Notrufausrüstung muss natürlich eine ausreichende Menge an Erste-Hilfe-Materialien, wie im im weiteren Verlauf des Buches beschrieben, mitgeführt werden.

Tagestouren und Wanderungen

Bei Tagestouren befindet man sich in der Regel in der Nähe der Zivilisation. Somit kann man auch in relativ kurzer Zeit Hilfe auf konventionelle Art und Weise bekommen. Ich würde mein **Handy** mitnehmen, wenn ich eins hätte.

Mehrtägige Outdoortrips

Auch wenn man sich nicht in völlig unerschlossener Wildnis bewegt, so kann die nächste Hilfe wie z.B. in Skandinavien doch teilweise weit entfernt sein. Ein Handy bringt auch nicht mehr die nötige Abdeckung. Hier empfielt es sich, ein **IRIDIUM-Satellitentelefon** sowie bei sehr schwierigen und technischen Touren zusätzlich ein PLB mitzunehmen, das immer am Körper mitgeführt wird. Um nach einem Hilferuf die Rettungsmanschaft oder den Helikopter auf sich aufmerksam zu machen, benötigt man ein Set mit fünf Leuchtkugeln und zwei Rauchfackeln.

Mehrwöchige Wildnistrips

In den fast gänzlich unerschlossenen Regionen von Grönland, Kanada, Alaska etc. ist man oft mehrere Wochen von der nächsten Hilfe entfernt und benötigt auch ein entsprechendes Notufset, bestehend aus:

- PLB, das immer am Körper mitgeführt wird
- Satellitentelefon
- Flugfunkgerät
- Leuchtkugeln und Farbrauch (je nachdem, ob Mitternachtssonne oder nicht):

Expeditionen

Man ist in schwerem Gelände über Wochen oder Monate unterwegs. Die *Home-Base* erwartet täglich einen Statusreport. Man sollte folgendes dabei haben:

- PLB (immer am Körper)
- IRIDIUM-Satellitentelefon
- Evtl. Flugfunkgerät
- Leuchtkugeln oder Farbrauch (je nachdem ob Mitternachtssonne oder nicht).

Notfalltechnik

Soloexpedition

Wenn es auf maximale Gewichtseinsparung ankommt, würde ich folgende Geräte auswählen:

● PLB (immer am Körper)
● IRIDIUM-Satellitentelefon

Allgemeine Hinweise

Ein Handy oder Satellitentelefon sind zwar gut, doch wenn man nicht weiß, wo man sich befindet und wen man anrufen soll, helfen beide nicht viel. Sorgen Sie also dafür, dass Sie Ihr GPS dabei haben und mit ihm umgehen können, um die genauen Koordinaten Ihres Standortes vermitteln zu können. Ebenso sollten Sie eine für die Region gültige Notrufnummer dabei haben.

Wer soll das bezahlen?

Sie haben Recht, da kommt alleine für die Sicherheitsausrüstung einiges zusammen. Aber wollen wir nicht alle heil von der Tour zurückkommen und noch viele weitere Reisen unternehmen? Das Geld für diese Notfallausrüstung lässt sich über einen absehbaren Zeitraum verdienen, ein Unglück mit gesundheitlichen Schäden oder Todesfolge hingegen ist sich nicht mehr rückgängig zu machen. Folglich muss Sicherheit die erste Priorität sein. Und die Technik macht es uns mit leistungsfähigen und vergleichsweise günstigen Produkten so leicht wie nie zuvor.

Transport und Evakuierung

Grundsätzliches

Bei vielen medizinischen Notsituationen sind wir schnell an dem Punkt angelangt, an dem wir sagen müssen, wir benötigen Hilfe von außen. Aus diesem Grund steht bei vielen Maßnahmen in diesem Buch die Anweisung „Evakuierung". Dies klingt sehr einfach, als ob man ins nächste Krankenhaus laufen könnte. Es ist aber oft sehr schwierig oder scheinbar unmöglich, eine Person aus einer bestimmten Situation zu evakuieren.

Wie so oft in der ersten Hilfe ist es auch im Fall der Evakuierung notwendig, sich gut vorzubereiten. Ohne im Voraus zu wissen, wie man aus der Situation herauskommt und wer einen zu welchen Kosten evakuieren kann, wird man bei einem Problem ziemlich hilflos dastehen.

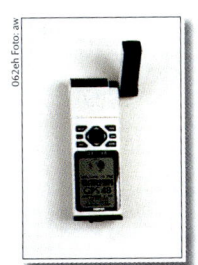

Ohne die geographische Position zu kennen, hilft das beste Kommunikationssystem nichts. Am schnellsten ermitteln Sie die Position mit einem GPS-Empfänger

062eh Foto: aw

In der Stadt ist die Rettung sehr gut organisiert und abgedeckt. Sobald man aber in Wildnisgebiete kommt, sieht es von Land zu Land ganz unterschiedlich aus. In Nordamerika ist die **Berg- und Wildnisrettung** von vielen freiwilligen Organisationen abhängig, die Bodensuchaktionen durchführen. Luftunterstützung bekommen sie zumeist vom Militär oder einigen privaten Fliegerorganisationen. In Deutschland ist es ähnlich. Die Bergwachten bestehen aus freiwilligen Helfern, die ihre Einsatzzeit ehrenamtlich opfern. Bei einer Nordpolexpedition ist zunächst niemand für Ihre Rettung zuständig. Sie müssen erst eine Gesellschaft vor der Expedition damit beauftragen, Sie im Falle eines Notfalls zu bergen.

Um ein böses Erwachen zu vermeiden, müssen Sie bei der Vorbereitung **an folgende Punkte denken:**

- Was kostet eine Evakuierung aus dem Gebiet?
- Muss ich dafür eine Versicherung abschließen oder habe ich genug Geld auf der Bank?
- Wer kann mich aus diesem Gebiet evakuieren?
- Wie können die Helfer benachrichtigt werden? Wie kommuniziere ich mit ihnen?
- Gibt es Stellen, von denen ich nicht evakuiert werden kann?
- Wenn ja, wie weit ist es bis zu Plätzen, an denen ein Abtransport möglich ist?
- Unter welchen Wetterbedingungen ist der Abtransport nicht möglich?
- Wie überbrücke ich die Zeit bis zur Abholung?
- Wie lange dauert die Evakuierung unter guten und unter schlechten Bedingungen?

Wann wird ein Patient evakuiert?

Es ist wichtig, frühzeitig zu entscheiden, wann man einen Patienten evakuiert. Grundsätzlich gilt, dass es besser ist, einen Patienten zu evakuieren, bevor es zum richtigen Notfall kommt. In Fällen, bei denen die Rettung aufwendig und teuer ist, wird man natürlich eine Rettung so lange wie möglich hinauszögern. Man muss aber aufpassen, dass man nicht zu lange wartet. Irgendwann ist es zu spät!

Die nachfolgende Liste beschreibt **medizinische Indikatoren, die eine Evakuierung erforderlich machen können:**

- Situationen, die sich ständig verschlechtern, wie etwa zunehmende Atemprobleme, verändertes Bewusstsein (WASI), Schock, zunehmende Schwäche, andauerndes Erbrechen und/oder Durchfall, Flüssigkeitsaufnahme ist nicht möglich, Ohnmacht, sobald der Versuch des Aufstehens unternommen wird.
- Sehr starke Schmerzen.
- Wegen eines medizinischen Problems kann der Betroffene sich nur so langsam fortbewegen, dass man das Ziel nie erreichen wird. Läuft man in Richtung medizinischer Hilfe, so ist eine Evakuierung nicht erforderlich, außer wenn man diese voraussichtlich wegen der langsamen Geschwindigkeit nicht erreichen wird.
- Starke oder andauernde Blutungen aus Wunden, innere Blutungen, Blut im Stuhl und Erbrochenen. Befindet man sich auf dem Weg zu medizinischer Hilfe, sollte man versuchen, so schnell wie möglich selbst dorthin zu gelangen.

Notfalltechnik

- Anzeichen von schwerer Höhenkrankheit. Beim Abstieg ist es wichtig ist, den Patienten so schnell wie möglich aus der Höhe zu bekommen.
- Sich verschlimmernde Infektionen.
- *Retrosternale Schmerzen* (Schmerzen hinterm Brustbein), die auf einen Herzinfarkt hindeuten können. Es muss abgeklärt werden, ob die Schmerzen im Brustkorb nicht von den Muskeln oder der Wirbelsäule herrühren.
- Psychische Ausnahmesituation des Patienten, die die Sicherheit der Gruppe oder des Betroffenen gefährdet (Selbstmordversuch, Tobsucht etc.). Befindet man sich auf dem Weg zur nächsten medizinischen Hilfe, so setzt man den Weg dorthin fort, ohne eine externe Evakuierung zu bestellen.
- Beinahe-Ertrinken.
- Große Wunden oder Brandwunden.
- Offene Brüche, Schussverletzungen, verformte Brüche, Frakturen, bei denen die Blutzirkulation eingeschränkt ist, Objekte in der Wunde, Verdacht auf Wirbelsäulenverletzung.
- Verletzungen durch Gewalteinwirkung von außen, bei denen der Verletzungsmechanismus starke physikalische Kräfte auf den Körper des Betroffenen ausübte, wie z.B. beim Sturz aus über fünf Meter Höhe oder beim Unfall mit einem Motorboot, Schneemobil, ATV, Motorrad, schnellem Fahrrad, Skiabfahrt etc.
- Sind die Verletzungen oder Erkrankungen lebensbedrohlich, sollte stets versucht werden, eine Luftrettung zu arrangieren!

Fragen vor Beginn einer Evakuierung

Um zu entscheiden, ob und wie ein Patient evakuiert werden kann, muss ich mir vor Beginn einer Evakuierung folgende Fragen stellen:

Wie stabil ist der Zustand des Patienten?

Besonders in der Anfangsphase einer Verletzung oder Erkrankung sind viele Probleme erst in der Entwicklung festzustellen. Schwellungen entstehen, Schmerzen entwickeln sich, Blutungen sind im vollen Gange, es bestehen akute Atemprobleme etc. Zu diesem Zeitpunkt einen Patienten zu transportieren, wäre falsch. Es muss erst versucht werden, **die Situation zu stabilisieren,** d.h. Blutungen müssen gestillt und akute Probleme beseitigt werden.

Bleibt die Situation des Patienten kritisch, so ist es besser, ihn durch eine Luftevakuierung abholen zu lassen. Ein Bodentransport wäre vermutlich zu anstrengend und belastend.

Welche Transportmöglichkeiten gibt es?

Nicht jede Transportart ist für jeden Patienten geeignet. Ein Wirbelsäulenverletzter kann und darf nicht mit Tragen, auf Pferden etc. über rauen Untergrund transportiert werden. Für ihn kommt ausschließlich eine Luftrettung in Frage. Personen mit einer Beinfraktur dürfen nicht mit einer Huckepacktrage transportiert werden, sondern sollten liegend evakuiert werden.

Patienten mit einem Herz-Kreislaufstillstand können zumeist überhaupt nicht bewegt werden, da bei vielen Transportmöglichkeiten eine gleichzeitige Reanimation ausgeschlossen ist. So muss immer erwogen werden, welche Transportmöglichkeiten zur Verfügung stehen und welche für den Patienten am geeignetsten sind.

Wie belastend ist der Transport für den Verletzten?

Bewegungen während des Transportes können Blutgefäße verletzten, Nerven und Gewebe zusätzlich schädigen und Schmerzen verschlimmern. Erfährt der Patient während des Transportes ständig zusätzliche Schmerzen, so ist mit einer Verschlimmerung der Schocksituation zu rechnen.

Aus diesem Grund sollte man einen Transport nur wagen, wenn ein geeignetes Transportmittel zur Verfügung steht.

Bestehen auf dem Transport Gefahren für den Patienten?

Ist es möglich, den Patienten unterwegs vor Steinschlag, Schnee, Regen, Nässe, Kälte etc. zu schützen oder besteht die Gefahr, dass man gar stecken bleibt? Oft ist es besser, in einem sicheren Camp oder einer Unterkunft zu warten, bis Rettung eintrifft, anstatt sich und den Patienten in Gefahr zu bringen.

Wie verhält es sich mit dem Faktor Zeit?

Der Zeitfaktor kann von zwei Seiten her den Transport dringlich machen. Zum einen kann die Lage des Patienten eine schnelle Evakuierung erforderlich machen, zum anderen die Strecke. So schwellen Bäche in den Mittagsstunden durch Schmelzwasser an und werden unpassierbar, eine Schlechtwetterfront droht oder ein Wintereinbruch naht. In solchen Fällen muss man sich schnell entscheiden: Gehen oder warten.

Ist die Versorgung während des Transportes gewährleistet?

Kann der Patient während des gesamten Transportes versorgt und betreut werden? Ist es möglich, ihm die Verbände zu wechseln, Vitalfunktionen zu kontrollieren und ihm Nahrung und Flüssigkeit zu geben?

Vorbereitung des Transportes

Egal, wie der Patient transportiert werden soll, es müssen die notwendigen Vorbereitungen getroffen werden:

Einpacken der persönliche Sachen

Hat der Patient seine Ausweispapiere, Versicherungskarten, Flugtickets, Geld, Schlüssel etc. dabei? Es ist wichtig, die persönlichen Gegenstände immer am Patienten zu transportieren. Oft ist es nicht möglich, das ganze Gepäck mitzunehmen. Man packt in solch einem Fall einen Beutel oder Daypack mit den wichtigen persönlichen Dingen des Patienten. Dieser Pack muss immer direkt mit dem Patienten transportiert werden, d.h. auf der Trage, im Boot etc.

Es ist wichtig, dass der Patient in einem Krankenhaus seine Versicherungs- oder Kreditkarte hat und sich ausweisen kann.

Sicherung amputierter Körperteile

So grausam es klingen mag, abgetrennte Körperteile (Finger, Ohren, Hände etc.) müssen immer möglichst sauber verpackt am Patienten transportiert werden. Die Gliedmaßen können im Krankenhaus evtl. wieder angenäht werden. Daher wäre es fatal, wenn nach einer dringenden Luftrettung entdeckt würde, dass sich die abgesägte Hand noch neben dem Lagerfeuer im Busch befindet.

Schienen und Polsterungen

Sind die Schienen fest genug, so dass sie sich unterwegs nicht lösen können? Verursacht die Schiene oder der Verband Durchblutungsstörungen oder entstehen Druckstellen?

Isolierung und Schutz

Ist der Patient gegen Bodenkälte isoliert? Ist die Trage oder ein anderes Transportmittel gut gepolstert und stabil? Ist der Patient gegen Regen, Schnee, Sonne und Insekten geschützt?

Weitere Maßnahmen

Männliche Patienten sollten unterwegs eine Urinflasche zur Verfügung haben, in die sie pinkeln können. Für Frauen ist eine improvisierte Bettpfanne hilfreich, es gibt aber auch schon Urinflaschen mit entsprechenden Aufsätzen.

Bei längeren Transporten muss eine Windel improvisiert werden, falls der Verletzte seinen Stuhl oder Wasser nicht kontrollieren kann. Wenn man zusätzlich den Schlafsack mit Plastikfolie auslegt, so bleibt dieser trocken.

Es ist darauf zu achten, dass der Patient Zugang zu Getränken und Zwischenverpflegungen hat, soweit aus medizinischer Sicht nichts dagegen spricht.

Ein Helfer sollte den Patienten immer beobachten können, und der

Transportierte muss zu jedem Zeitpunkt wissen, wen er bei einem Problem ansprechen kann.

Verzicht auf den Transport

Man sollte einen Patienten nicht transportieren, wenn:

- der Transport unnötig ist.
- eine Verletzung dadurch stark verschlimmert wird und keine unmittelbare Gefahr für den Patienten besteht.
- ein Patient eine Wirbelsäulenverletzung hat. Es muss erst die Wirbelsäule stabilisiert und der Patient dann transportiert werden!
- man nicht weiß, wohin man den Patienten schaffen soll.

Transporttechniken

Oft höre ich Leute im Kurs sagen: „Dann tragen wir ihn einfach bis zur nächsten Stadt. Es sind ja nur 50 Kilometer." Wenn wir dann die Trageübungen und verschiedenen Transportmöglichkeiten durchgegangen sind, haben plötzlich alle eine andere Meinung. Bei der Übung waren schon 500 Meter schwierig und anstrengend, ein Kilometer gerade noch machbar und fünf Kilometer unmöglich. Es nicht möglich, eine Person eben einfach tragend zu evakuieren. Und schon gar nicht 50 Kilometer weit.

Aus diesem Grund muss man zwischen verschiedenen Transportweisen unterscheiden:

- Methoden, die dazu geeignet sind, einen Patienten über kleine Distanzen aus einer Gefahrensituation zu retten.
- Maßnahmen, bei denen ein Verletzter über viele Kilometern transportiert werden muss.

Retten aus einer Gefahrensituation

Mit den nachfolgend beschriebenen Techniken wird ein Verletzter aus einer unmittelbaren Gefahrensituation befreit. Durch äußere Umstände besteht eine akute Gefahr für sein Leib und Leben. Aus diesem Grund sind alle der beschriebenen Tragetechniken nicht besonders schonend für den Patienten, da Wert auf ein **schnelles Verlassen des Gefahrenbereichs** gelegt wird. Die meisten Methoden sind nur für den Transport bis zu 50 Meter geeignet.

Schulterschleppgriff

Dieser Rettungsgriff kann nur verwendet werden, wenn der Untergrund eben und glatt ist. Sonst besteht die große Gefahr, den Patienten zu verletzten.

- Knien Sie am Kopf des Patienten nieder, und greifen Sie mit den Händen unter die Achselhöhlen des Patienten.
- Versuchen Sie nicht, ihn aufzurichten, sondern schleppen Sie ihn dicht am Boden.
- Achtung: Ihre Wirbelsäule muss wegen der Gefahr eines Bandscheibenschadens immer gerade bleiben.
- Hat die Person dicke, stabile Kleidung an, so greifen Sie diese in Höhe der Schulterblätter und ziehen den Patienten weg.

Schulterschleppgriff mit Hilfe eines Kleidungsstücks

Hierzu benötigen Sie ein robustes Kleidungsstück, mit dem Sie den Patienten aus der Gefahrensituation transportieren:

- Legen Sie einen zusammengerollten Pullover o.ä. auf den Brustkorb des Patienten.
- Fädeln Sie nun das Kleidungsstück auf beiden Seiten unter den Achselhöhlen hindurch, so dass sich beide Enden auf dem Rücken in

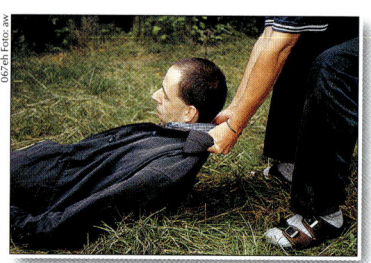

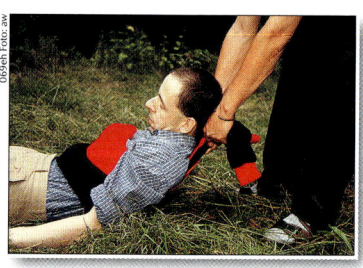

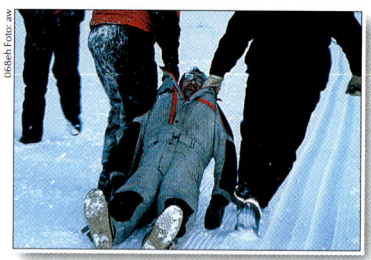

⬆ *Mit einem stabilen Kleidungsstück, das unter den Achselhöhlen um den Körper geschlungen wird, kann der Patient bequem wegtransportiert werden*

◤◤ *Schulterschleppgriff*

◤ *Modifizierter Schulterschleppgriff – diese Methode ist sehr schnell und einfach.*

Höhe des Nackens wieder treffen, um verknotet zu werden.

● Nun haben Sie einen stabilen Griff, an dem Sie den Patienten ziehen können.

Rautek Rettungsgriff

Diese Technik ist vielen vielleicht noch durch die Führerscheinkurse bekannt. Er eignet sich dazu, einen Patienten eine kurze Strecke zu schleppen. Hierbei hat außer den Fersen kein Körperteil Kontakt mit dem Boden. Aus diesem Grund kann Rautek auch auf unebenem oder steinigem Untergrund verwendet werden.

↗ *Ausführung des Rautek Rettungsgriffs*

1
Knien Sie hinter dem Kopf des Patienten und greifen ihn an den Schultern.

2
Richten Sie den Oberkörper des Verletzten auf, und stützen Sie den Patienten mit Ihrem Knie ab.

3
Greifen Sie mit den Armen je links und rechts unter den Achselhöhlen des Notleidenden hindurch. Umfassen Sie nun einen oder bei dünnen Gliedmaßen beide Unterarme des Patienten und legen diese quer vor die Brust des Betroffenen.

4
Achten Sie unbedingt darauf, dass Ihre Daumen wie alle anderen Finger den Unterarm von vorne umschließen und nicht dem Patienten in die Rippen drücken.

5
Strecken Sie Ihren eigenen Rücken gerade, heben Sie den Patienten hoch, und legen Sie sein Gewicht auf eines Ihrer leicht angewinkelten Knie. Wichtig ist, dass Sie aus den Beinen heraus mit geradem Oberkörper heben. So vermeiden Sie eine Verletzung Ihrer Bandscheiben.

Schleppen Sie nun den auf Ihrem Knie liegenden Patienten aus der Gefahrensituation.

Rautek Rettungsgriff

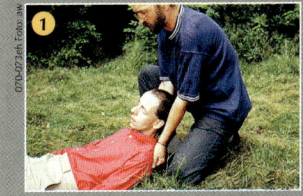

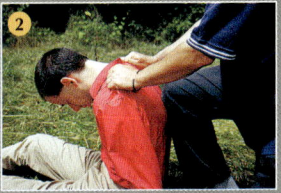

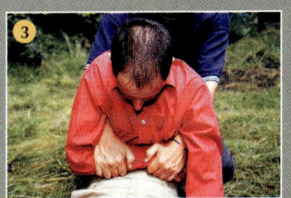

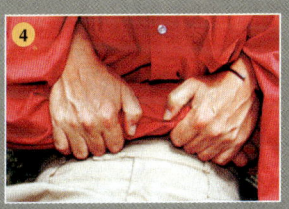

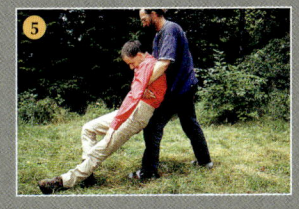

Notfalltechnik

Planen- oder Schlafsackschleppgriff

Steht eine Plane, eine Decke, ein Schlafsack oder ähnliches zur Verfügung, so rollen Sie den Patienten auf diese Unterlage. Ist der Boden uneben, packen Sie unter den Patienten eine Isomatte, soweit diese zur Verfügung steht.

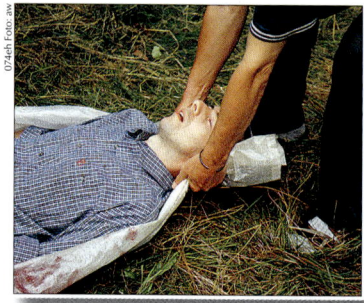

● Rollen Sie die beiden Enden der Plane an der Kopfseite des Patienten zu Wulsten zusammen.

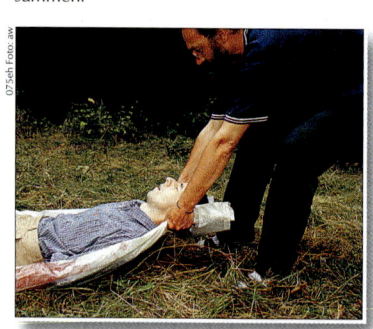

● Jetzt können Sie die Person auf der Plane über den Boden ziehen, während Sie den Kopf des Patienten mit Ihren Händen stabil halten. Hält man aber die Unterlage zu hoch und zieht zu schnell, so rutscht der Patient herunter.

Ein-Mann-Tragemethoden

Pferdchentrage

Diese Methode, bei der der Notleidende ohne Bodenkontakt getragen wird, ist vielen aus Kindertagen von Reiterkämpfen im Freibad vielleicht noch bekannt. Der Patient sitzt auf den Hüften des Trägers und hält sich mit beiden Armen fest.

Geeignet ist diese Methode nur für sehr kurze Strecken und Personen, die leichter sind als der Träger. Sie darf nicht verwendet werden, wenn Arm- oder Beinverletzungen des Patienten bestehen.

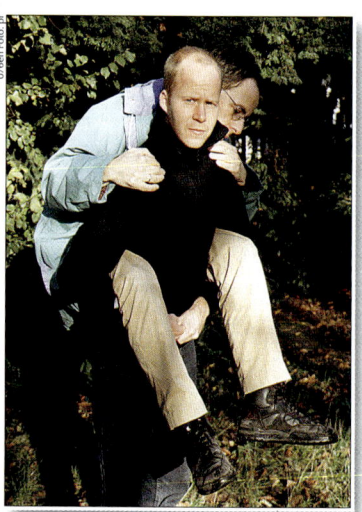

Stehstrecktrage

Diese Methode eignet sich zum Transport über kurze Strecken von Personen, die ähnlich groß oder kleiner sind als der Träger.

Notfalltechnik

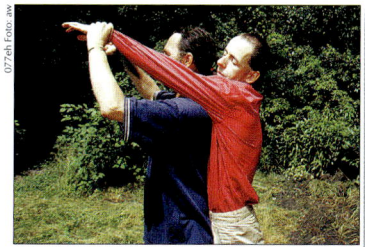

● Der Helfer stellt sich mit dem Rücken vor einen stehenden Patienten. Dessen Arme werden genommen und über die eigenen Schultern nach Vorne geschlagen.

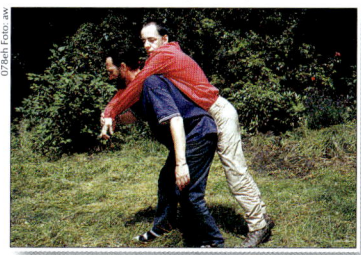

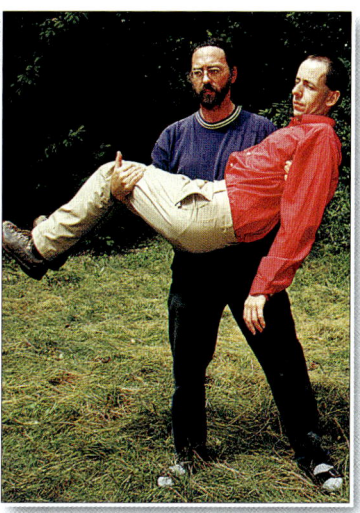

● Während man die Arme des Notleidenden vor dem Körper verschränkt festhält, bückt man sich etwas nach vorne. Dadurch hebt sich der Patient an und kann, auf dem Rücken des Helfers liegend, transportiert werden.

● **Wichtig:** Die Achselhöhlen des Patienten müssen genau auf Ihren Schultern liegen, sonst besteht die Gefahr, dass dessen Unterarme gebrochen werden!

Hochzeitstragegriff

So ist wohl manche Frau von ihrem Ehemann in der Hochzeitsnacht über die Schwelle getragen worden. Jetzt verwenden wir diese Methode, um sicherzustellen, dass die Person auch noch ihre goldene Hochzeit erleben kann.

Angewendet wird der Hochzeitstragegriff vor allem bei Patienten, die kleiner und leichter als der Träger sind. Es besteht kaum eine Chance, auf diesem Wege einen Verletzten zu transportieren, der die eigene Körpergröße oder das eigene Gewicht übersteigt.

Gamstragegriff

Der Name kommt aus den Alpen, wo geschossene Gemsen auf diese Weise vom Berg transportiert werden. Mit dem Griff ist es auch möglich, eine bewusstlose Person über kurze Strecke zu transportieren, solange man eine Möglichkeit findet, die Person aufzunehmen. Ich habe schon einmal eine bewusstlose Frau mit dieser Methode über eine halbe Stunde vom Berg getragen. Der Weg war dort so eng, dass es nicht möglich war, mehrere Träger einzusetzten.

Gamstragegriff

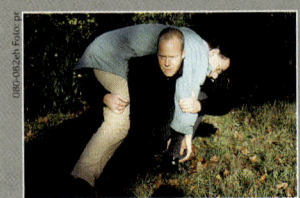

Ist der Patient bei Bewusstsein (sonst muss ein Partner den Patienten auf die Schulter legen), beugen Sie sich mit Ihrer Schulter hinunter und legen sie in die Leistengegend des Patienten.

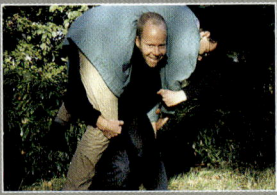

Greifen Sie den Ihnen am nächsten gelegenen Arm der Person und legen sie daran über Ihre Schulter, indem Sie gleichzeitig aufstehen. Es ist wichtig, dass die Hüfte des Patienten und damit das Hauptgewicht auf Ihren Schultern nahe Ihres Nackens liegt.

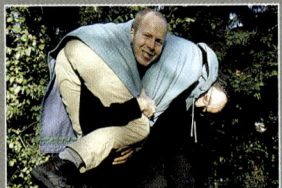

Ziehen Sie einen Fuß und einen Arm des Betroffenen vor Ihrer Brust zusammen, und halten Sie die beiden Extremitäten mit einer Hand zusammen. So können Sie sicherstellen, dass der Patient nicht abrutscht. Ihre andere Hand bleibt frei, um eine Taschenlampe etc. zu verwenden.

Es handelt sich um eine für den Patienten **sehr strapaziöse Methode,** da die Schulter des Träger in die Magengegend des Patienten drückt (siehe Kasten). Übelkeit und Erbrechen sind daher keine Seltenheit.

Transport über kurze Strecken ohne unmittelbare Gefahr

Seilschlaufen-Tragesitz für einen Helfer

Verwendet wird diese Tragemethode für Personen bei Bewusstsein und mit nur leichten Verletzungen. Auf diese Weise können auch mittellange Strecken zurückgelegt werden. Da man aber wegen des Gewichts auf dem Rücken Stolperer nur noch schwer abgefangen werden können, sollte man beim Transport Gehstöcke für das Gleichgewicht verwenden.

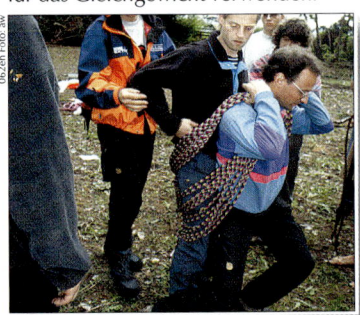

- Ein Seil wird in Schlaufen von ca. 60 cm (je nach Größe des Trägers) aufgenommen und an der Oberseite mit einigen festen Umwicklungen gesichert.
- Teilen Sie nun das Seilpaket in zwei gleiche Hälften. Wenn Pullover etc. zur Verfügung stehen, so polstern Sie die unteren Teile der Schlaufen mit ihnen ab, da der Patient dort mit seinen Oberschenkeln sitzen wird.

- Der Patient steigt nun durch die beiden Schlaufen und wird vom Träger wie mit einem Rucksack aufgenommen. Es ist wichtig, die Person über der eigenen Hüfthöhe zu tragen. Je höher das Gewicht am Rücken platziert ist, desto bequemer ist es für den Träger und Patienten.
- Damit die Person auf dem Rücken sich nicht immer festhalten muss, kann man ein Gurtband oder Seil um seinen Rücken legen und vor der Brust des Trägers verknoten. Mit dieser Sicherung kann der Patient nicht mehr vom Rücken wegkippen.

Gurtbandsitz

Mit einem langen, stabilen Gurtband (mindestens drei Meter) kann ein relativ komfortabler Sitz gebastelt werden, mit dem der Patient wie ein Rucksack auf den Rücken gebunden wird.

↗ *Ausführung des Gurtbandsitzes*

1
Setzen Sie den Verletzten auf einen Stein oder eine andere Erhöhung.

2
Führen Sie das Band um den Rücken des Verletzten, so dass vor seinem Bauch zwei gleich lange Enden entstehen.

3
Kreuzen Sie das Gurtband über der Brust des Patienten.

4
Legen Sie die beiden Gurtbandhälften von oben her über Ihre Schultern, und führen Sie sie unter Ihren Achselhöhlen hindurch.

5
Schlaufen Sie die Gurtbänder unter den Unterschenkeln des Patienten hindurch, und führen sie nach vorne über Ihren Bauch. Straffen Sie nun das ganze System, so dass die Person über Ihrer Hüfte zum Sitzen kommt und knoten die beiden Gurtbandenden vor Ihrem Körper zusammen.

Gurtbandsitz

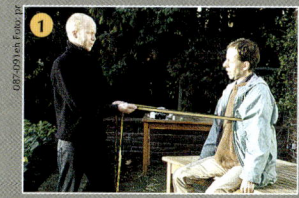

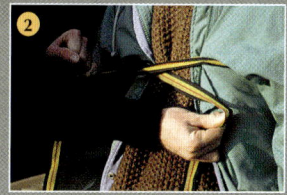

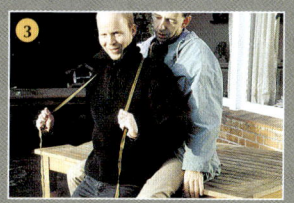

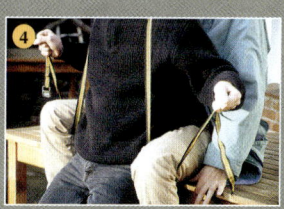

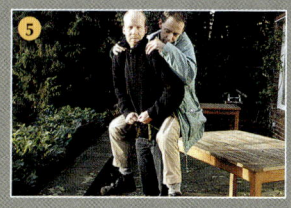

Notfalltechnik

Rucksacktrage

Hat man einen großen Rucksack mit Reißverschluss-Öffnung im Bodenfach dabei, so kann man eine kleine Person wie in einen Kindertragesitz hineinsetzten und auf dem Rücken transportieren. Hierbei handelt es sich um eine sehr bequeme Tragemöglichkeit. Hat der Rucksack keine Bodenöffnung für die Beine, so schneidet man einfach zwei Löcher in die Unterseite.

Biwaksackschlitten

Bei Schnee oder Sumpfgelände kann man eine Person in einen Biwakschlitten packen und relativ einfach auch über größere Distanzen ziehen. Zum Kinderspiel wird der Transport, wenn das Gelände leicht abfällt und man somit den Biwakschlitten mehr in der richtigen Richtung halten muss als ihn zu ziehen. Bergauf hat man alleine kaum eine Chance.

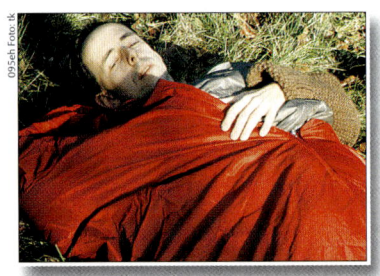

- Polstern Sie den Boden eines Biwaksackes mit einer Isomatte aus, legen Sie den Patienten in einen Schlafsack eingepackt hinein schnüren den Biwacksack eng zusammen.

- Fertigen Sie die Ansatzpunkte für die Zugleine, indem Sie einen Stein oder einen Klumpen Erde von innen an die den Biwacksack drücken.

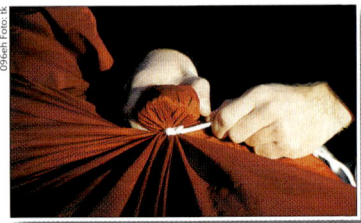

- Von außen wird unterhalb des entstandenen Knubbels ein Knoten gemacht. Dadurch kann sich die Reepschnur nicht lösen und wird sicher zusammengehalten. Auf diese Weise schnüren Sie ein Paket über die ganze Länge des Sacks.
- Ist man alleine, so kann man den Schlitten mit zwei Leinen steuern, die man an den Biwaksack knotet. Zu zweit kann eine Person vor dem Verunglückten die Richtung angeben und eine andere hinten die Richtung stabilisieren bzw. aufpassen, dass die Fahrt nicht zu schnell wird oder der Patient in den Vordermann hineinrutscht.

Zwei- und Mehrpersonentragen

Sobald mehr als eine Person einen Verletzten tragen oder ziehen muss, kann es schnell zu Unfällen kommen. Eine Person lässt plötzlich los, weil sie nicht mehr kann, eine andere fällt und reißt die Trage samt Helfer mit. Die meisten Probleme entstehen, wenn sich die Träger nicht absprechen. Aus diesem Grund müssen Sie **einige Grundregeln beachten:**

- Bevor der Verletzte bewegt wird, muss klar sein, wie und wohin er transportiert werden soll.
- Eine Person muss die Kommandos geben, und es muss klar sein, wer das ist.
- Jedem Träger muss eindeutig erklärt werden, was er machen muss.
- Sind die Helfer unerfahren, so müssen die Tragemanöver zuerst ohne Verletzten geübt werden.

- Beim Anheben schauen alle Helfer auf den Helfer, der das Kommando hat. So wird vermieden, dass Tragemanöver unterschiedlich ausgeführt werden.
- Es müssen Pausen eingelegt werden, bevor die Helfer erschöpft sind. So kann der Körper ausruhen und neue Kräfte sammeln, ohne total ausgepowert zu werden.

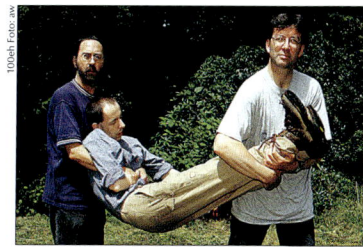

Personenunterstützung

Mit dieser Methode wird die Belastung der Beine der verletzten Person reduziert. Sie eignet sich wenn, sich ein Patient den Fuß leicht verstaucht hat oder ihn nur mit geringer Belastung verwenden kann. Auf diese Weise können auch erschöpfte Personen unterstützt werden, die aus eigener Kraft nicht mehr laufen können.

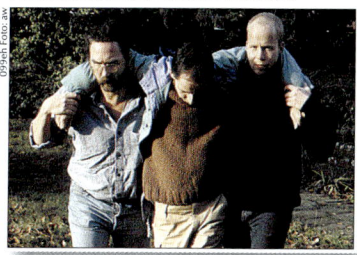

Der Patient legt dazu die Arme um die Schultern eines Helfer oder besser zweier Helfer und stützt sich darauf ab. Die Helfer halten den Betroffenen zusätzlich am Gürtel fest.

Extremitätentrage

Nur für leichte Patienten über kurze Strecken zu verwenden. Ein Helfer nimmt den Verletzten mittels Rautekgriff (siehe oben unter „Retten aus einer Gefahrensituation") am Oberkörper, der andere greift die Beine. Auf diese Weise lässt sich der Patient ein kurzes Stück transportieren. Allerdings macht die herabhängende Hüfte als Körperschwerpunkt Probleme. Aus diesem Grund können damit auch keine langen Stecken bewältigt werden.

Zweihand-Sitz

Hierbei wird der Patient, auf einem Stoffring sitzend, zwischen den Helfern transportiert.

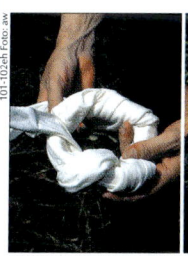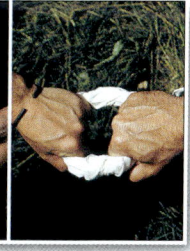

- Ein stabiles Stofftuch wird zu einem Tragering zusammengewickelt, oder es wird eine Express-Schlinge (wie sie beim Klettern zum Einsatz kommt) verwendet.
- Die beiden Helfer greifen nun mit einer Hand an die Schlaufe.
- Der Patient sitzt auf dem Stoffring und hält sich am Hals der beiden Helfer fest. Die Träger sichern den Rücken des Verletzten, indem sie sich an dessen Gürtel oder Hosenbund festhalten und ihn dabei mit den Armen stützen.

Seilschlaufen-Tragesitz für zwei Helfer

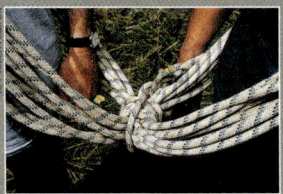

Legen Sie die beiden Schlaufenpakete um die Schulter der Helfer, so dass der Knoten des Seils zwischen den Trägern baumelt.

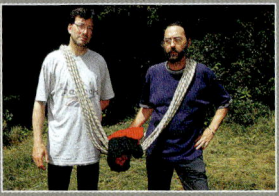

Da dieser Wulst unbequem ist, muss er mit einem Kleidungsstück abgepolstert werden.

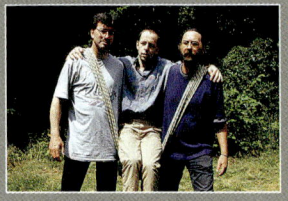

Der Patient setzt sich auf den Knotenpunkt des Seilpaketes und wird so transportiert.

Vierhand-Sitz

Ohne Hilfsmittel kann man mit einem Vierhandsitz eine Person (bei Bewusstsein) eine kurze Strecke transportieren. Jeder der Helfer greift sich mit einer Hand ans Handgelenk der anderen Hand. Mit der noch freien Hand greift er das Handgelenk des Partners. Auf diese Weise entsteht eine quadratische Sitzfläche für den Patienten, der wie beim Zweihandsitz zwischen den Helfern abtransportiert wird.

Seilschlaufen-Tragesitz für zwei Helfer

Die Seilschlaufentechnik kann man auch mit zwei Trägern durchführen (siehe Kasten).

Notfalltechnik

Stangen-Rucksack-Sitz

Mit einer Stange, einem Stock oder einem Paket von Ästen, die mit einem Kleidungsstück gepolstert werden, sowie einem Rucksack mit Hüftgurt kann man einen Verletzten im Sitzen tragen. Diese Methode eignet sich nur für kurze oder mittellange Transporte mit vielen Pausen, da dem Verletzten schnell die Beine einschlafen.

● Jedem Helfer wird die Sitzstange zwischen Rucksack und Rücken geschoben, so dass sie auf dem Hüftgurt aufliegt. Die Stange muss an der Hüfte gut gepolstert werden, sonst drückt sie auf die Wirbelsäule des Helfers. Gleichzeitig legen die Träger ihren Arm auf den Nacken des Gegenübers.
● Der Patient setzt sich auf die gepolsterte Mittelstange und hält sich mit seinen Armen an den Helfern fest.

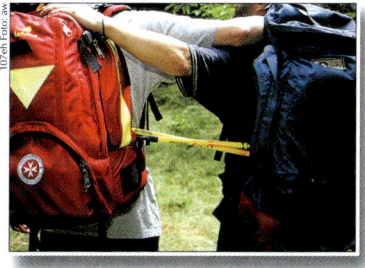

Transport mit Tragen (mittlere Distanzen)

Muss man einen Patienten eine etwas längere Strecke transportieren, so wird man um eine Trage nicht herumkommen. Allerdings benötigt man für ein kräfteschonendes Tragen mindestens vier, besser aber sechs oder acht Helfer, die sich abwechseln und um die Trage rotieren.

Tragetücher

Tragetücher eignen sich gut im Gelände, da sie sehr leicht sind. Bei Großveranstaltungen mit einer hohen Wahrscheinlichkeit von Verletzungen sind Tragetücher das Transportmittel der Wahl.

Zum Transport wird der Patient einfach auf das Tuch gelegt und an den Seitenrändern angehoben. Man benötigt aber mindestens sechs Personen, um einen Verletzten gut transportieren zu können, da sonst die Hüfte durchhängt und möglicherweise den Boden streift. Hat man kein professionelles Tragetuch zur Verfügung, kann man aus einer Plane, Decke etc. ein Tragetuch improvisieren.

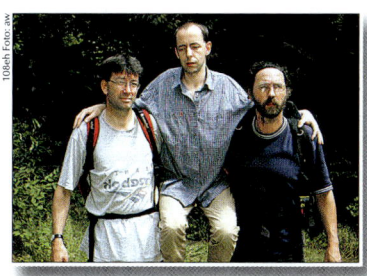

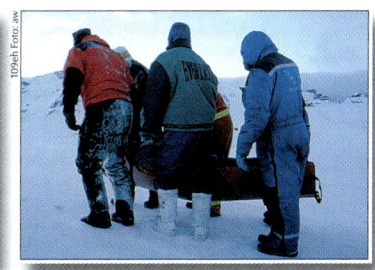

Seil-Tragen

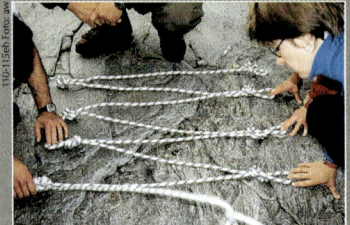

Das Seil wird im Zickzack ausgelegt und an jeder Ecke mit einem (Sackstich-) Knoten eingeknüpft.

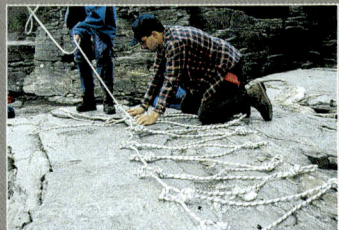

Sind die Zickzack-Strecken lang genug, wird das restliche Seil außen als Rahmen durch die geknüpften Schlaufen gezogen. Als Alternative kann man Stangen durch die Seilschlaufen schieben und so eine etwas stabilere Trage bauen.

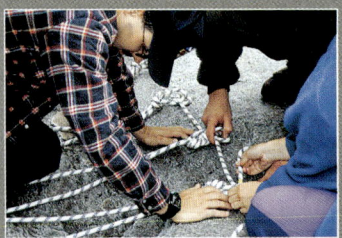

Damit sich die Trage nicht zusammenzieht, muss an jeder Schlaufe ein Knoten gemacht werden. Das Rahmenseil wird durch die geknüpften Schlaufen gezogen und mit einem Knoten gesichert.

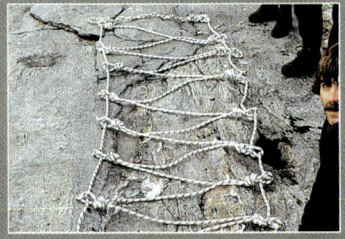

Dadurch entsteht das Netz, auf das der Patient gelegt wird. Die Seiltrage muss etwas länger sein als der Patient selbst.

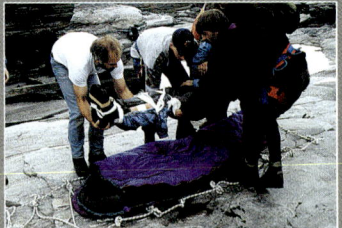

Bevor Sie den Patienten auf die Trage legen, müssen Sie deren Oberfläche mit einer Isomatte polstern. Packen Sie den Verletzten nun in einen Schlafsack, und legen Sie ihn auf die Isomatte.

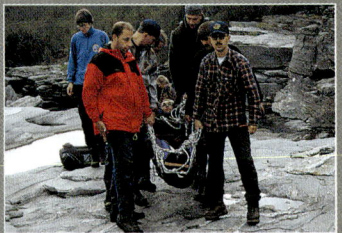

Mit Gurtband oder Reepschnüren sichern Sie den Patienten in der Seiltrage, so dass er nicht herausfällt.

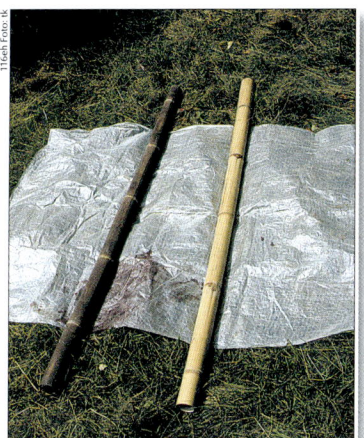

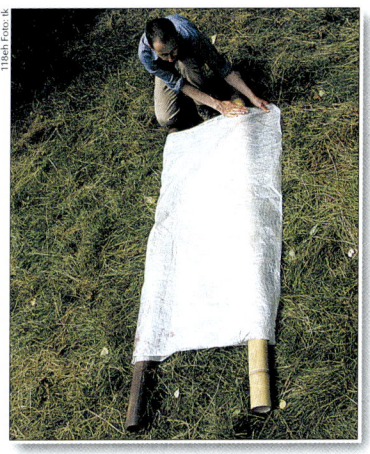

Seil-Tragen

Aus einem Seil von mindestens 15 Metern Länge kann man sich in etwa zehn Minuten eine Seiltrage knüpfen. Diese Trage sieht dann einer Hängematte ähnlich (siehe linke Seite).

Deckentragen

Da sich die Decke oder Plane, die mit zwei stabilen Stangen den Patienten trägt, schnell lockert, kann diese Methode nur über kurze Strecken verwendet werden.

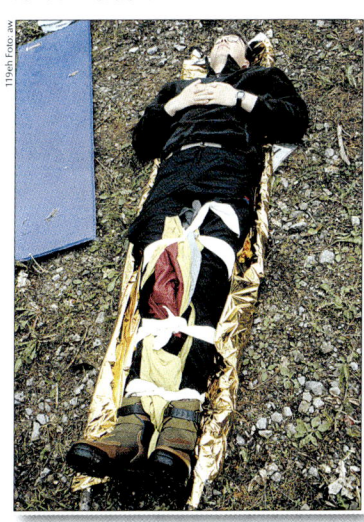

↑ *Eine Decke oder Plane wird auf dem Boden ausgebreitet. Zwei Stangen werden auf die Unterlage gelegt, so dass ein Patient dazwischen bequem Platz findet. Wichtig ist, dass beide seitlichen Ränder der Plane ein gutes Stück nach außen über die Holmen hinwegreichen und so später vom Körpergewicht des Patienten festgehalten werden.*

↗ ↗ *Eine Seite der Plane wird unter der gegenüberliegenden Stange hindurchgeführt und dann nach innen umgeschlagen. Die andere, noch nach außen überhängende Seite der Decke wird ebenfals nach innen gelegt.*

↗ *Der Patient hält mit seinem Körpergewicht die Trage für kurze Zeit stabil.*

Jackentragen

Eine sehr gute und schnelle Trage, wenn die Helfer bereit sind, ihre teuren Gore-Tex-Jacken oder anderen Kleidungsstücke herauszurücken.

- Die Jacken werden am Reißverschluss geschlossen, zugeknöpft und in einer Linie hintereinandergelegt. Um eine Trage für einen Erwachsenen zu bauen, benötigt man fünf bis sechs Mäntel.
- Die Ärmel werden in die Jacke hineingezogen, also innen auf links gekrempelt.

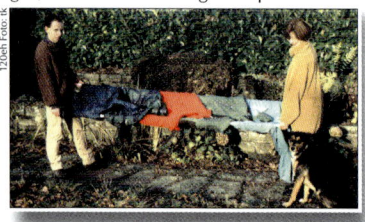

- Durch diese Ärmel steckt man auf jeder Seite jeweils eine stabile Stange.

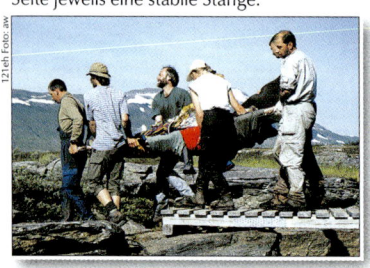

- Den Patienten angurten und abtransportieren.

> Alle improvisierten Tragen müssen erst mit einer unverletzten Person auf Stabilität getestet werden. Oft passiert es, dass eine Trage unter Belastung zusammenbricht. Dies darf nie mit dem Patienten passieren!

Asttragen

Hat man genügend Zeit und Material, so kann man sich eine Asttrage bauen:

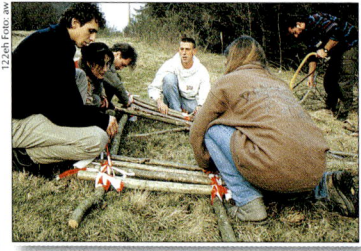

- Zwei stabile Stangen oder Stöcke werden durch Seile, Gurte etc. mit zurechtgeschnittenen Querhölzern verbunden. Je dichter die Querhölzer gebunden werden, desto stabiler und auch bequemer wird die Trage. Da sie aber auch schwerer wird, muss man einen Mittelweg zwischen Stabilität und Gewicht finden.
- Die Liegefläche muss mit einer Isomatte und/oder weichen Zweigen gepolstert werden.

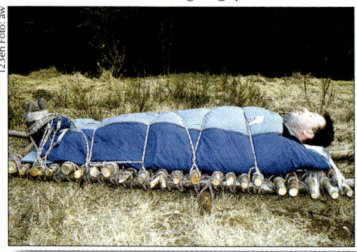

- Der Patient wird in einen Schlafsack oder eine Rettungsdecke gepackt und auf die Trage gelegt. Mittels Seilen und Gurtbändern wird er gegen Herunterfallen gesichert. Der Patient muss so gesichert sein, dass man ihn mit der Trage auf den Kopf drehen kann, ohne dass er herunterfällt.

Notfalltechnik

Hundeschlitten

Jetzt kommen wir zu den Deluxe-Transportmethoden für Verletzte. Auf einem Hundeschlitten ist es sehr einfach, einen Patienten zu transportieren und gleichzeitig zu betreuen. Die Hunde ziehen, und Sie haben immer wieder Zeit, sich um den Patienten zu kümmern, solange die Hunde gehorchen.

Allerdings ist eine Fahrt auf dem Schlitten unter Umständen recht rau und anstrengend. Aus diesem Grund muss der Verletzte medizinisch stabil sein. Nur auf einem ebenen Untergrund ist der Transport mittels Hundeschlitten relativ schonend.

Pulkas

Viele Wintertouren werden mit Pulkas (Schlitten, in denen man sein Gepäck hinter sich herzieht) unternommen. Hat man eine große Pulka, so eignet sich diese auch vorzüglich als Rettungsschlitten. Man legt eine Isomatte in die Pulka und packt den Verletzen in einem Schlafsack darauf. Die geschlossene Plane schützt ihn vor Schnee und Kälte. Allerdings sollte man den Kopf der Person an der Luft lassen.

Mit solch einem Rettungsschlitten kann man eine Person relativ leicht ziehen. Da der Schlitten mit dem Verletzten ausgefüllt ist, wird man aber sonst nicht viel Material mitnehmen können.

⬇ *Transport im Scooter. Die Plane ist um den Kopf des Patienten hochgeschlagen, damit er vor den Abgasen geschützt ist*

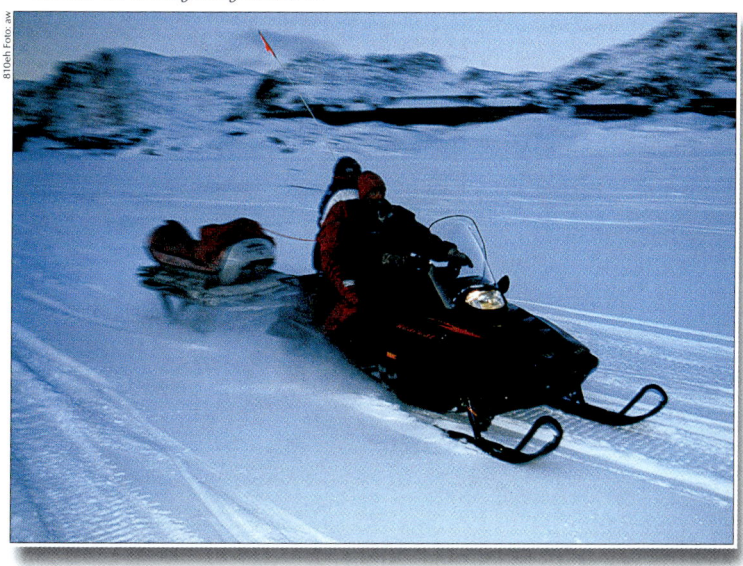

Boote und Kanus

In einem Boot oder Kanu kann man Verletzte transportieren, solange raue See oder Stromschnellen keine Gefahr für den Betroffenen darstellen.

Allgemeine Hinweise zum Transport

● Versuchen Sie nicht, schwere Patienten alleine zu tragen, sondern suchen Sie Hilfe.
● Tragen Sie den Patienten nur bis zum nächsten Camp oder an einen sicheren Ort. Versuchen Sie dann, einen Transport von außen zu organisieren.
● Verwenden Sie sichere Griffe, und halten Sie den Patienten oder die Trage immer mit der ganzen Hand und nicht nur mit den Fingern.
● Halten Sie den Rücken gerade und heben Sie aus den Beinen heraus (Bandscheiben!).
● Halten Sie die Arme leicht angewinkelt dicht am Körper.
● Halten Sie die Beine immer leicht gespreizt, um eine gute Balance zu halten.
● Heben Sie den Patienten immer so körpernah wie möglich.
● Erklären Sie dem Patienten immer , was Sie mit ihm machen, bevor Sie damit beginnen.
● Es werden 12–16 Personen benötigt, um eine Person über eine längere Distanz durch raues Gelände zu transportieren.

⬇ *An engen Stellen können nicht genügend Helfer gleichzeitig an der Trage sein. Die Belastung für den einzelnen Helfer steigt hier.*

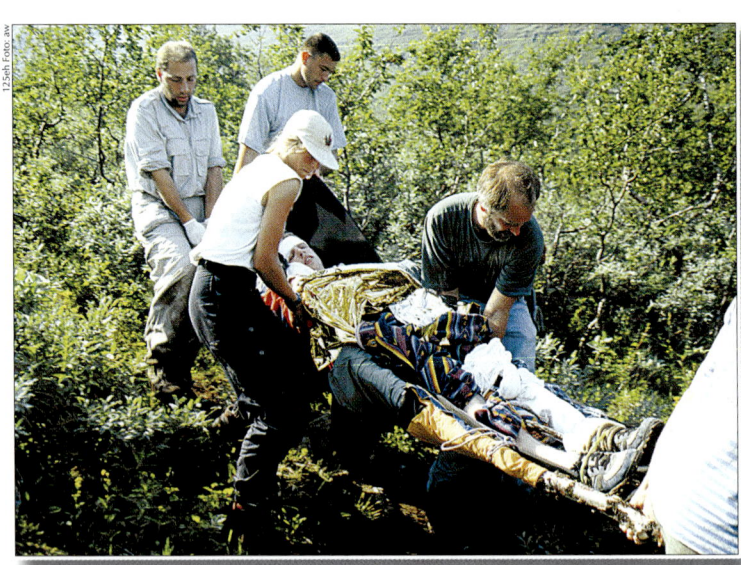

Notfalltechnik

Luftrettung
(Transport über lange Distanzen)

Eine sinnvolle Rettung aus der Wildnis über eine lange Distanz ist nur aus der Luft möglich. Am üblichsten ist die Verwendung eines Helikopters. Nur wenn dessen Reichweite nicht ausreicht, werden sogenannte *fixed wing aircrafts* (Propellerflugzeuge mit festen Tragflächen) wie Cessna, Twin-Otter oder ähnliches eingesetzt.

Unsere Medien gaukeln uns dabei ein Paradies vor – hat man unterwegs Probleme, so kann man mit moderner Technik leicht und schnell Hilfe holen. Viele meinen aus diesem Grund, sich nicht mehr um die konsequente Vorbereitung einer Tour kümmern zu müssen. Hilfe ist ja nur einen Anruf weit entfernt.

Leider wissen diese Zeitgenossen nicht, dass die Retter ihr Leben für sie riskieren. **Jeder Flug birgt für die Rettungsmannschaft die Gefahr, abzustürzen.** Die meisten Unfälle passieren mit Rettungshelikoptern (RTH). Der Grund dafür ist, dass ein RTH auch dann noch versucht zu fliegen, wenn ein ziviler Hubschrauber nicht mehr vom Boden abheben würde. Auch sind die zu fliegenden Manöver wesentlich gefährlicher und schwieriger als normale Anflüge auf einen Flughafen.

Aus diesem Grund sollte man sich darüber im Klaren sein, was es heißt, eine Luftrettung zu rufen. Sollte es aber doch einmal unumgänglich sein, so müssen Sie wissen, wie Sie den Piloten das Leben leichter machen können. Es lohnt sich, etwas über das Luftgefährt zu lernen, das Ihnen vielleicht einmal das Leben retten wird.

Rettung per Helikopter

Um zu wissen, wo ein Helikopter landen kann, muss man etwas über die Flugtechnik wissen. Zwar kann ein Hubschrauber senkrecht auf einem Punkt landen, ein Pilot wird es aber immer vorziehen, **gegen den Wind** flach zu landen. Aus diesem Grund ist es wichtig für ihn zu wissen, woher der Wind kommt.

Windindikation

Es gibt mehrere Möglichkeiten, dem Piloten die Windrichtung anzuzeigen.

- Rauch ist eine guter Indikator für Wind. Der Rauch sollte aber so platziert sein, dass er nicht die Landefläche für den Helikopter vernebelt.
- Stoffstreifen können an Büschen oder Bäumen befestigt werden, um die Windrichtung anzuzeigen. Sie müssen allerdings so befestigt sein, dass sie bei der Landung nicht wegfliegen können.
- Windsäcke werden auf Flugplätzen und von professionellen Rettern verwendet. Sie können aus einem aufgeschnittenen Packbeutel improvisiert werden.

Der Einweiser für den Helikopter steht immer mit dem Rücken zum Wind, d.h. der Wind bläst für ihn von hinten.

Landeplatz

Beim Start möchte der Pilot gerne **gegen den Wind** in eine freie Fläche starten. Man sucht daher eine Stelle, an der der Anflug und Abflug gegen den Wind frei und ohne Behinderung möglich sind.

Der Boden sollte relativ eben sein und möglichst keine losen Steine aufweisen. Felsen und Steinbrocken mögen Piloten nicht, da sie die Kufen beschädigen können. Gefährlich ist tiefer, loser Schnee und weicher Morastboden, in dem ein Heli versinken kann.

Der Landeplatz muss **frei von losen Gegenständen** wie Ästen, Müll oder Kleidung sein. Diese würden in den Rotorensog des Helis gelangen und ihn möglicherweise zum Absturz bringen! Ebenso muss alles Gepäck abseits des Landeplatzes liegen, damit es nicht aufgewirbelt werden kann. Lockere Gegenstände müssen sicher befestigt werden.

Einweiser

Der Einweiser zeigt dem RTH, an welchem Punkt er landen soll. Dazu steht er mit dem Rücken zum Wind und symbolisiert mit den ausgebreiteten Armen und dem Körper ein großes „Y", dem Zeichen für „YES". Dies zeigt dem Piloten an, dass er hier landen soll.

Der Einweiser steht immer mit dem Rücken zum Wind

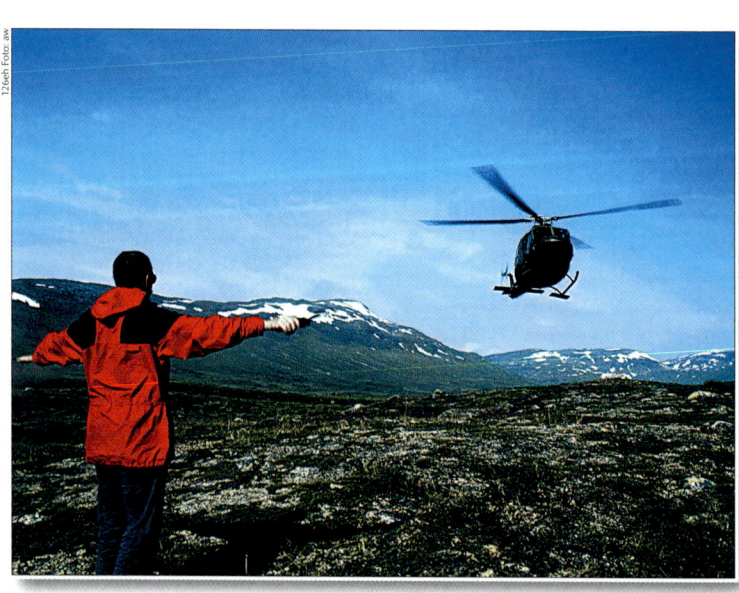

Der Einweiser bewegt sich nicht oder fuchtelt auch nicht dem Helikopter entgegen. Er bleibt ruhig in dieser Position stehen. Ein erfahrener Einweiser kann mit entsprechenden Zeichen dem Piloten zusätzliche Hilfe geben. Kennen Sie sich damit nicht aus und haben dies nicht geübt, so ist es besser, nur ein „Y" darzustellen, als den Piloten mit Fuchteleien zu ärgern.

Achtung Downwash

Schwebt der Heli in einer geringen Höhe über dem Boden, so wird der Rotorensog alle sich im Umfeld befindlichen losen Gegenstände aufwirbeln. Der sogenannte *Downwash* zieht einem die Baseballmütze vom Kopf, wirbelt Laub, kleine Äste oder Schnee durch die Luft. Aus diesem Grund müssen bei der Vorbereitung eines Landeplatzes **alle losen Gegenstände eingesammelt** und weggebracht werden!

Im Winter empfiehlt es sich dringend, eine Gesichtsmaske und eine Skibrille zu tragen, da aufgewirbelter Schnee und der starke Sogwind schnell Erfrierungen verursachen können.

Im Sommer sollte man eine Sonnenbrille tragen, da einem sonst Staub, Sand und kleine Partikel in die Augen gewirbelt werden und man den Helikopter nicht mehr beobachten kann. Nur Anfänger stehen ohne Augenschutz vor einen Helikopter!

Landung

Landet der Helikopter dicht vor Ihnen, so setzen Sie sich mit den Knien auf den Boden, damit Sie nicht Gefahr laufen, von den Rotoren erfasst zu werden. Auch wenn es Ihnen erscheint, dass der Heli fast direkt auf Ihnen landet, so weichen Sie erst zurück, wenn der Pilot Ihnen ein Zeichen gibt oder die Situation außer Kontrolle ist. Für den Piloten ist es wichtig zu wissen, wo Sie stehen, um Sie als **Referenzpunkt** verwenden zu können.

Nach der Landung bleiben Sie solange auf Position, bis der Motor abgestellt wurde oder bis Sie ein Zeichen vom Cockpit bekommen. Erst auf ein Signal der Besatzung hin darf sich die Gruppe dem Helikopter nähern.

Warnung des Helikopters vor Gefahr

Besteht bei der Landung Gefahr für den Heli, so müssen Sie ihn abwinken. Dies geschieht, indem Sie mehrmals die Arme über dem Kopf kreuzen (**X-Zeichen**) und damit Gefahr signalisieren. Beseitigen Sie die Gefahrenquelle und stellen Sie sich erneut in der Y-Stellung in Position.

Annäherung an den Hubschrauber

Nähern Sie sich einem Helikopter, **immer von vorne** und niemals von hinten. Der Heckrotor hängt so tief, dass er sie umbringt, bevor Sie überhaupt wissen, was passiert ist. Halten Sie Blickkontakt mit dem Piloten. Vorsicht vor den Rotoren! Steht der Heli an einem Hang, so nähern Sie sich ihm immer von der Talseite, da dort die Rotoren einen größeren Abstand zum Boden haben.

Allgemeine Vorsichtsregeln:

● Alle Teile eines Helis sind leicht gebaut. Gehen Sie vorsichtig mit Türen und Riegeln um. Es handelt sich nicht um einen LKW, bei dem man ein Türe mit Kraft zuschlagen muss. Türen werden in Flugzeugen immer sanft zugedrückt.

● Treten Sie nicht auf die Kufen des Helikopters.

● Vorsicht vor Messlanzen, die aus der Helikopternase ragen können.

● Vorsicht vor Kabeln und Elektronik beim Betreten eines Flugzeuges oder Helikopters.

Abflug

Ist der Patient verladen, muss der Landeplatz wieder von Personen und Gegenständen befreit werden. Stehen Sie in einem **größeren Abstand als zuvor** (mindestens 20 Meter) vom Helikopter entfernt. Achten Sie darauf, dass niemand in die Startbahn läuft.

Beobachten Sie beim Anlassen der Rotoren, ob irgendwo Rauch oder Feuer zu sehen ist. In solch einem Fall sofort den Startvorgang abwinken, indem Sie die Arme wie beschrieben mehrmals über dem Kopf zu einem „X" kreuzen.

Der Helikopter wird nun **gegen den Wind starten** und den Patienten hoffentlich sicher in das nächste Krankenhaus bringen.

Internationale Unterschiede

Nach mehreren Erfahrungen mit Helikoptern im In- und Ausland lassen sich folgende Grundregeln aufstellen:

● **In den Alpen,** wo der Helikopterpilot davon ausgeht, dass sich keine erfahrene Person am Boden befindet, wird er dort landen, wo er es für richtig befindet, egal was Sie ihm für Zeichen und Hinweise geben. Seien Sie also nicht traurig, wenn Ihre Einweisung umsonst ist.

● **In entlegeneren Wildnisregionen** wie Grönland, Kanada, Norwegen etc. wird ein Pilot in aller Regel Ihren Einweisungen Folge leisten, solange Sie keine Fehler machen oder unsicher wirken. In diesen Gebieten geht man davon aus, dass die Person am Boden sich mit den grundlegenden Regeln auskennt.

● Haben Sie einen schlechten Platz gewählt, wird sich der Heli einen anderen Ort zur Landung suchen.

Nutzung von Flugfunk

Besitzen Sie ein Flugfunkgerät, so funken Sie den Piloten auf der Frequenz 121,5 MHz an, sobald Sie den Helikopter sehen oder hören. Fragen Sie dann, auf welche Frequenz umgeschaltet werden soll. Befinden Sie sich auf der neuen Frequenz, so teilen Sie dem Piloten folgende Daten mit:

● Windrichtung
● ungefähre Windgeschwindigkeit
● Sichtweite
● Bodenbeschaffenheit
● sonstige Anmerkungen

Notfalltechnik

Beispielfunkverkehr

Hier ist ein Beispiel, wie Sie als Funker am Boden (FB) mit einem Piloten eines Rettungshelikopters (RTH) im Ausland kommunizieren können. Die mit „XY" gekennzeichneten Passagen müssen Sie für Ihren speziellen Fall ergänzen.

Einstieg auf 121,5 MHz:

● **FB:** „This is the XY-Expedition with one casualty. I am calling the helicopter approaching xy-point. Are you reading?"

● **RTH:** „This is rescue flight 416. Expedition go ahead!"

● **FB:** „On which frequency should we change? Over."

● **RTH:** „Change on 118.100. Over."

● **FB:** „Roger, changing to 118.100. Over."

Nach diesem Frequenzwechsel:

● **FB:** „Expedition for helicopter with landing information. Over."

● **RTH:** „Expedition, go ahead."

● **FB:** „Light winds on ground coming from SW (southwest). Unlimited visibility. Snowsurface is frozen solid. Over."

● **RTH:** „Roger, is there someone parking me in at the site?"

● **FB:** „Positive. I wear a red jacket and will have the wind in the back."

● **RTH:** „Roger. ETA is four minutes. Over." (ETA = *estimated time of arrival,* also die voraussichtliche Ankunftszeit.)

● **FB:** „Roger and end."

⬇ *Einladen des Patienten in den Helikopter*

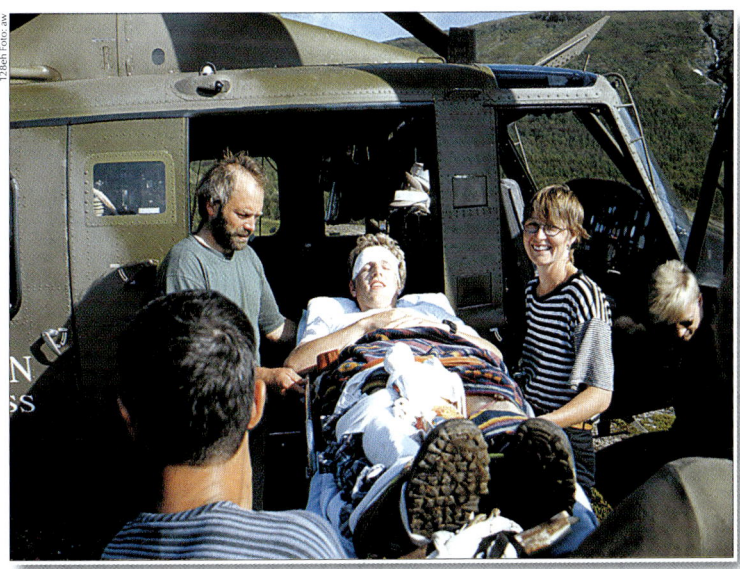

123keh Foto: aw

Rettung per Flugzeug

Kommt kein Helikopter zur Rettung, so wird vermutlich eine Twin-Otter zum Transport eintreffen. Dieser Flugzeugtyp wird auch als *„workhorse of the north"* (Arbeitspferd des Nordens) bezeichnet und ist weitverbreitet. Grundsätzlich gelten dieselben Sicherheitshinweise wie bei einem Helikopter. Man kann allerdings bei der Landung nicht viel unternehmen, da der Pilot eine bestimmte Länge zum Auslaufen benötigt, die er nicht genau berechnen kann. Aus diesem Grund stellen Sie sich diesmal an die Seite der Landebahn und nicht ans Ende.

Landebahn

Je nach Flugzeugtyp und Ladung muss die Landebahn zwischen 200 und 400 Meter lang sein. Der **Untergrund** sollte eben, hart und ohne große Löcher oder Hindernisse dem Flugzeug eine sichere Landung ermöglichen. Weicher Boden oder Sand sind extrem gefährlich, da sich die Räder eingraben können und das Flugzeug sich überschlägt.

Auf Schnee kann nur mit Kufen gelandet werden. Dazu muss der Schnee festgepackt sein, so dass der Flieger nicht einsinkt. Die Maschine wird nie im lockeren Neuschnee landen! Ebenso wird kein Pilot auf einer Fläche landen, bei der sich Wasser unter dem Eis befindet. Dies ist häufig bei Meereis der Fall. **Auf glattem Eis** kann eine Twin-Otter auch mit Rädern landen. Dazu muss die Fläche aber komplett schneefrei sein, und es darf sich kein Wasser darauf befinden.

Landevorgang

Wie beim Helikopter wird ein Pilot immer versuchen, **gegen den Wind** zu landen. Positionieren Sie zu diesem Zweck eine oder zwei Rauchfackeln oder Windsäcke auf einer Seite der Landebahn. Der Pilot weiß nun, wie er einfliegen muss. Ansonsten gelten die gleichen Bedienungen und Hinweise wie beim Helikopter. Der Funkverkehr wird ebenfalls ähnlich gehalten.

Bevor die Maschine zur Landung ansetzt, wird der Pilot die Landefläche **erst einmal überfliegen.** Kommt es zu einem weiteren Überflug, so heißt das, dass der Pilot Probleme sieht und sich überlegt, ob er hier überhaupt landen kann. Gefällt ihm die Fläche nicht, so wird er sich vermutlich eine andere Stelle suchen.

Wunden und Wundversorgung

Die intakte Haut besitzt für den Menschen einen sehr hohen Wert und bietet vielfältige Funktionen. Sie grenzt den Körper gegen die Umwelt ab und bietet Schutz vor physikalischen, bakteriellen und chemischen Einwirkungen. So haben Bakterien keine Chance, durch eine intakte Haut einzudringen.

Erst wenn kleine Risse oder Verletzungen entstehen, ist der Körper den **bakteriellen Angriffen** ausgeliefert. Jeder von uns hat eine Vielzahl solcher Verletzungen, ohne dass wir sie unbedingt bemerken. Sie sind haarfein und können nur unter dem Mikroskop betrachtet werden. Aus diesem Grund sollte man bei der Versorgung eines Verletzten immer unbedingt (Latex-) Handschuhe tragen, besonders wenn man in Kontakt mit Körperflüssigkeiten wie Schweiß, Blut, Schleim und anderen Ausscheidungen kommt.

Weiterhin schützt die Haut den Körper vor dem Austrocknen und reguliert seinen Wärmehaushalt mit. Nicht zuletzt übernimmt die Haut die Funktion eines Sinnesorgans. Sind Teile der Haut verbrannt oder erfroren, so können diese Funktionen nicht mehr wahrgenommen werden, und wir empfinden dies als deutliche Einschränkung. Kommt es im Organismus zu **Gewebszerstörung** oder zur **Öffnung von Schleimhäuten und Haut,** so bezeichnet man dies als Wunde.

Zur Beurteilung einer Wunde müssen verschiedene Kriterien beachtet werden:

- **Wundarten:** Was für eine Wundart liegt vor?
- **Lokalisation:** Wo befindet sich die Wunde am Körper ?
- **Wundränder:** Wie sehen die Wundränder aus?
- **Wundtiefe:** Wie tief ist die Wunde?
- **Blutung:** Was für eine Art von Blutung liegt vor?
- **Kontamination:** Wie stark ist die Wunde verschmutzt?
- **Organverletzungen:** Welche anderen Organe sind mitverletzt?
- **Heilung:** Wie sieht der Heilungsverlauf aus? Welche Faktoren beeinflussen den Heilungsverlauf?

Stillung lebensbedrohlicher Blutungen

Egal, um was für eine Wunde es sich handelt: Ist eine starke Blutung vorhanden (Blut läuft oder pulsiert deutlich sichtbar aus der Verletzung), so muss zuerst diese gestoppt werden, bevor man sich um weitere Probleme kümmert. Im USA-Schema erscheint die Stillung lebensbedrohlicher Blutungen im Bereich „S" (Sofortmaßnahmen). Es würde nicht viel Sinn machen, sich um andere Dinge beim Patienten zu kümmern, wenn er ständig weiter Blut verliert. Aus diesem Grund muss **erst der Blutverlust gestoppt werden,** bevor man weitere Maßnahmen einleiten kann.

Um eine lebensbedrohliche Blutung zu stillen, verwendet man in über 90 Prozent der Fälle einen **Druckverband.** Bevor er angelegt wird, sollte aber an der betroffenen Stelle ein Knochenbruch ausgeschlossen werden.

Zur Stillung lebensbedrohlicher Blutungen geht man am Patienten in vier Schritten vor.

Patienten hinsetzen oder hinlegen

Der Verletzte muss in eine stabile Position gebracht werden, so dass er auch bei einer schlechten Kreislaufsituation nicht umfällt.

Betroffenes Körperteil hochlagern oder hochhalten

Um den Blutfluss in den Körperteil mit der Wunde zu vermindern, nutzt man die Schwerkraft und lagert bzw. hält den betroffenen Körperteil hoch.

Vorgelagerte Blutgefäße abdrücken

Um die Blutung zu stoppen, drückt man eine in die verletzte Körperregion führende Arterie ab, indem man sie gegen einen Knochen an der betroffenen Stelle presst. Die **Blutzufuhr wird vermindert** und damit auch die Blutung aus der Wunde. Sollte man alleine mit dem Patienten sein und die benötigten Verbandmaterialien nicht griffbereit haben, so kann man auch einem kooperativen Patienten den Abdrückpunkt zeigen, ihn selbst abdrücken lassen und dann die Verbände holen.

Geübt wird das Abdrücken, indem der Puls an einer nachgelagerten Stelle hinter dem Druckpunkt getestet wird. Drückt man z.B. am Oberarm ab, so

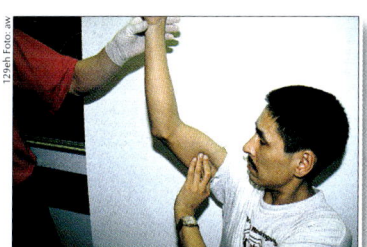

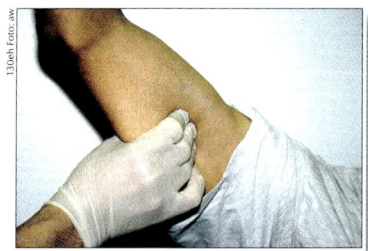

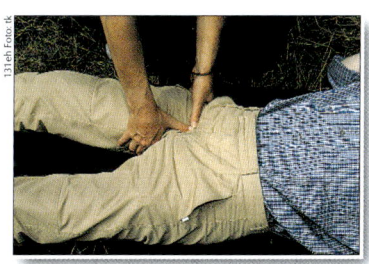

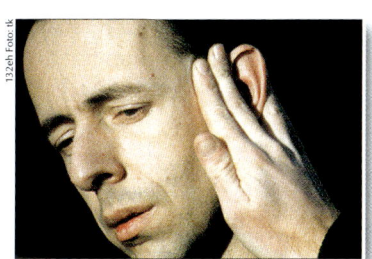

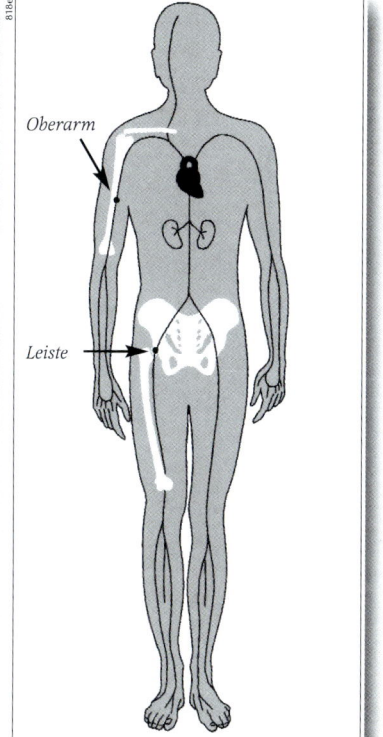

Wunden und Wundversorgung

⬆ *Abdrückpunkte am Körper*

◥◥◥ *Der Patient drückt selbst ab,*
während der Helfer Zeit hat,
einen Verband anzulegen

◥◥ *Druckpunkt am Oberarm zwischen*
Muskulatur und Knochen (bei Blutungen
am Arm und an der Hand)

◥ *Druckpunkt in der Leiste*
(bei Blutungen am Bein oder Fuß)

◄ *Druckpunkt an der Schläfe*
(bei Blutungen an der Kopfhaut)

Druckverband anlegen

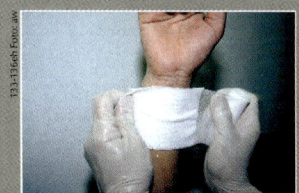

*Der Kompressenteil des Verband-
päckchens wird direkt auf die Wunde
gelegt.*

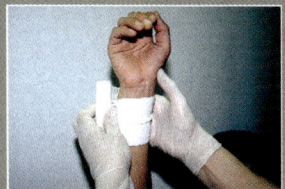

*Durch eine Umwickelung mit dem
Verband wird die Kompresse befestigt*

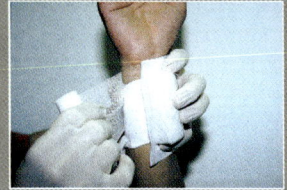

*Ein geschlossenes Verbandpäckchen
wird als Druckpolster auf die fixierte
Kompresse gelegt.*

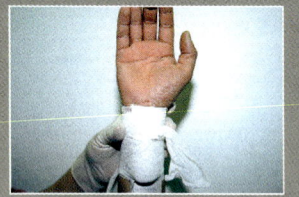

*Das Druckpolster wird gleichmäßig
umwickelt und der Verband mit einem
Knoten oder einem Klebepflaster
befestigt.*

kann man den Puls am Handgelenk
prüfen. Fühlt man ihn noch, so hat
man den falschen Punkt erwischt, fühlt
man ihn nicht mehr, hat man mit
großer Sicherheit die richtige Arterie
getroffen.

Druckverband anlegen

Beim Druckverband werden mit Hilfe eines Druckpolsters Wundränder
und geöffnete Blutgefäße zusammengepresst und die Blutung damit zum
Stillstand gebracht. Der Verband besteht in aller Regel aus einem **Verbandpäckchen** (elastische Mullbinde mit
eingearbeiteter steriler Kompresse)
und einem **Druckpolster** (in aller Regel ein noch eingepacktes Verbandpäckchen).

Prinzipiell kann man einen Druckverband überall anlegen. Für die Extremitäten und den Kopf ist er besonders
gut geeignet, aber z.B. auch am Brustkorb oder um die Hüfte ist er möglich.

Das **Druckpolster** sollte elastisch
und wasserfest sein, damit es kein Blut
aufsaugt. Würde dies geschehen, so
könnte man nicht richtig beurteilen,
ob die Blutung zum Stillstand gekommen ist oder nicht. Aus diesem Grund
eignen sich nur Druckpolster, die
weich und wasserdicht sind, wie z.B.
eine geschlossene Packung Papierta-
schentücher, ein eingepacktes Dreiecktuch, ein geschlossenes Verbandpäckchen usw.

*Schematischer Aufbau eines
Druckverbandes* ➡

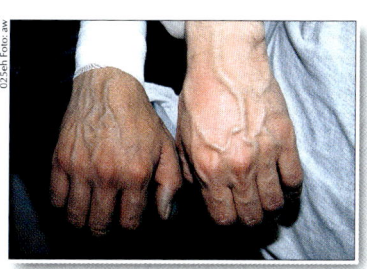

◄ *Immer die Hände auf eine Stauung hin überprüfen. Die rechte Hand zeigt eine ausgeprägte Stauung, die linke nur eine leichte.*

Wird der Druckverband mit einem elastischen Verbandpäckchen angelegt, so besteht die Gefahr, die Binde zu fest zu wickeln und somit **eine Venenstauung zu verursachen.** Durch den starken Druck werden zwar die Venen, aber nicht die Arterien zusammengedrückt. Dies bedeutet, dass ständig Blut vom Herz über die Arterien einfließt, aber über die Venen nicht mehr abfließen kann. Damit stellt die Wunde den geringsten Widerstand dar, sie blutet trotz Druckverband weiter. Bei einer Venenstauung muss der Verband etwas gelockert werden.

Eine Stauung erkennt man an den stark hervortretenden Venen am Hand- oder Fußrücken. Doch Vorsicht: Einige Personen haben sowieso stark hervortretende Venen. Also immer die Hand mit der des unverletzten Arm vergleichen.

Blutet die Wunde durch den Verband hindurch und liegt dies vermutlich nicht an einer Venenstauung, so wird einfach ein neues Druckpolster über den alten Druckverband gelegt und erneut festgewickelt.

Ist es nicht möglich, an einer bestimmten Stelle einen Druckverband anzulegen, nimmt man einfach eine Kompresse (immer Schutzhandschuhe anziehen) und presst sie direkt in die Wunde. Dies hat den gleichen Effekt wie ein Druckverband.

Abbindungen

Diese Maßnahme wurde früher häufiger angewandt als nötig. Heute wird sie nur noch in Ausnahmefällen angewendet. Nur wenn ganze Gliedmaßen abgerissen sind und starke Blutungen nicht gestoppt werden können, sind Abbindungen erforderlich.

Hierzu wird die Blutzufuhr in eine verletzte Extremität minimiert, indem der Arm oder das Bein kräftig mit einem Stofftuch oder ähnlichem abgebunden wird. Folgen sind meist **starke**

Wunden und Wundversorgung

Kompresse
Druck-polster
Verband-päckchen
Blutgefäße

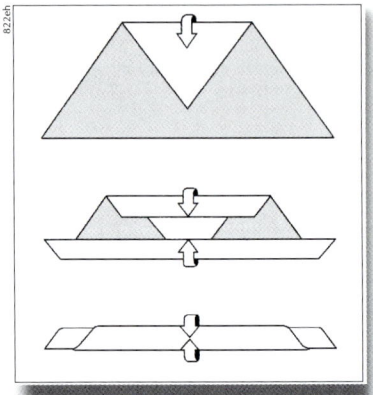

Wegen der Gefahr der Nervenschädigungen darf eine Abbindung nicht in Gelenknähe, sondern nur in der Mitte der Extremitäten stattfinden. Das Material muss weich und wegen der Gefahr der Einschnürung mindestens vier Zentimeter breit sein. Optimal sind zur Krawatte gelegte Dreieckstücher. Aber bevor eine Abbindung vorgenommen wird, muss ein Druckverband oder direkter Druck versucht werden. Erst wenn diese Maßnahme die Blutung nicht stoppt, kann eine Abbindung versucht werden.

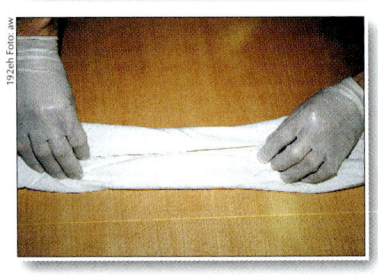

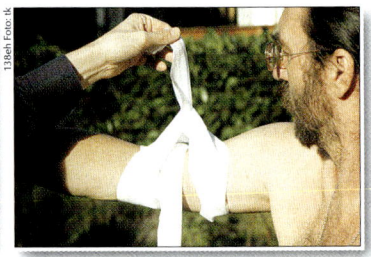

Nervenschädigungen, die eine Amputation des abgebundenen Körperteils in der Klinik nötig machen könnte.

Selbst einen Armstumpf kann man zumeist mit direktem Druck und später mit einem Druckverband auf dem Stumpf gut versorgen. **Als einzige Indikation gilt hier eine Amputationsverletzung am Bein,** in Ausnahmefällen auch des Armes.

Der **Oberarm** kann in Ausnahmefällen mittels Dreiecktuch abgebunden werden. Eine Dreiecktuchkrawatte wird als Schlinge um den Oberarm gelegt, und die Enden werden in entgegengesetzter Richtung gleichmäßig und kräftig auseinandergezogen. Anschließend werden unter Beibehaltung des Zuges die Dreiecktuchenden um den Arm verknotet.

⬆ ⬆ *Fertigen einer Dreiecktuchkrawatte*

⬆ *Dreiecktuchkrawatte in der Praxis*

Der **Oberschenkel** kann ebenfalls mit einem Dreiecktuch abgebunden werden:

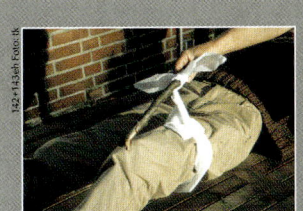

Die Dreiecktuchkrawatte wird locker um den Oberschenkel gelegt und verknotet.

Zwischen Oberschenkel und Krawatte wird ein Knebel (ein Stock o.ä.) eingeführt, der solange gedreht wird, bis die Blutung zum Stillstand kommt.

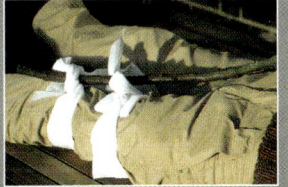

Zum Schluss wird der Knebel mit einer weiteren Dreiecktuchkrawatte gegen selbstständiges Aufdrehen gesichert.

In der Stadt wird eine einmal angelegte Abbindung nicht wieder geöffnet.

In der Wildnis kann man in Erwägung ziehen, die Abbindung nach 30 Minuten zu öffnen, wenn man einen anderen Weg gefunden hat, die Wunde zu verschließen (z.B. durch massive Druckverbände). Einen Dreiecktuchverband zu öffnen, ohne eine andere Blutstillungsmaßnahme gefunden zu haben, macht wenig Sinn, da gerade große Blutgefäße sich nicht in 30 Minuten selbstständig schließen. Sollte die Blutung nach 30 Minuten zum Stillstand gekommen sein, war die Abbindung nicht notwendig, ein Druckverband wäre besser gewesen.

In einer Wildnissituation muss sich jeder Helfer im Klaren darüber sein, was es für den Patienten bedeutet, ein Körperteil abgebunden zu bekommen. Durch die lange Abbindungszeit verliert der Verletzte möglicherweise die betroffene Extremität! In jedem Fall muss der Zeitpunkt der Abbindung notiert werden.

Wunden und Wundversorgung

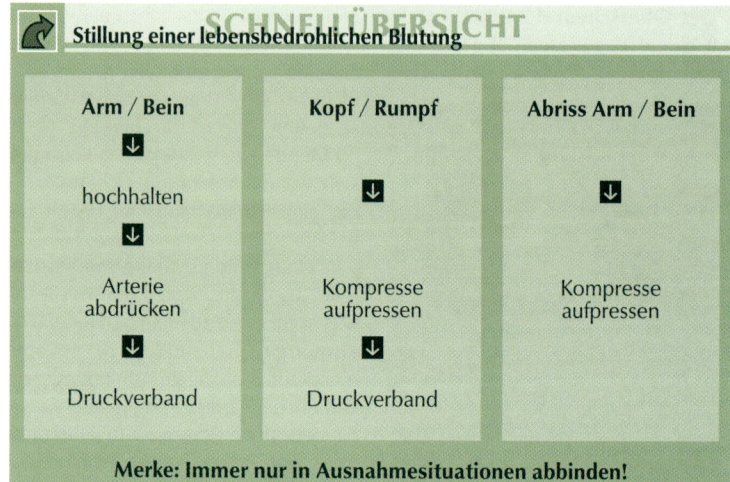

SCHNELLÜBERSICHT

Stillung einer lebensbedrohlichen Blutung

Arm / Bein	Kopf / Rumpf	Abriss Arm / Bein
⬇		
hochhalten	⬇	⬇
⬇		
Arterie abdrücken	Kompresse aufpressen	Kompresse aufpressen
⬇	⬇	
Druckverband	Druckverband	

Merke: Immer nur in Ausnahmesituationen abbinden!

Allgemeine Wundversorgung

 In der Stadt gilt zur Wundversorgung eine einfache Regel: **Steril abdecken** mittels einer Kompresse und schnell ins Krankenhaus oder zum Arzt. Der kümmert sich dann um alle weiteren Probleme. Natürlich kann man auch den Rettungsdienst rufen, der sich dann des Patienten annimmt und ihn transportfertig versorgt.

 In einer Outdoor- oder Wildnissituation müssen wir aber etwas anders vorgehen. Da die Wunde erst nach einem längerem Zeitraum von professioneller Seite medizinisch versorgt werden kann, müssen gute Heilungsbedingungen geschaffen und – was am wichtigsten ist – **einer Infektion vorgebeugt werden.** Dazu geht man Schritt für Schritt vor.

Maßnahmen zur Wundversorgung

Blutung zum Stillstand bringen

Es macht keinen Sinn und ist grob fahrlässig, eine lebensbedrohlich blutende Wunde reinigen zu wollen. Die Blutung zum Stillstand zu bringen hat oberste Priorität.

Die Wunde umgebenden Hautpartien waschen

Nur die gesunden, nicht verletzten Hautpartien um die Wunde sollten mit Wasser und Seife gereinigt werden. Unbedingt eine Seife verwenden, die wie Bioseifen keine Duftzusätze enthält. Achten Sie darauf, dass kein Seifenwasser in die Wunde gerät.

Abgekochtes Wasser in einer Plastiktüte, um eine Wunde auszuspülen. ➡

Wunde mit Wasser ausspülen

Die Wunde muss nun mit klarem Wasser ausgespült werden. Klares Wasser heißt hier **Trinkwasser.** Steht keine geeignete Flüssigkeit zur Verfügung, so muss Wasser mit einem Filter gereinigt oder abgekocht werden. Immer nur **kaltes Wasser für die Wunde verwenden.** Warmes Wasser erweitert die Blutgefäße und kann damit eine Blutung wieder in Gang setzten.

Grobe Partikel und Fremdkörper werden mit einem Wasserstrahl direkt aus der Wunde geleitet. Dazu eignet sich insbesondere ein sauberer Plastikbeutel, in den ein Loch gestochen wird. Drückt man nun auf den Beutel, so schießt ein Wasserstrahl heraus. Die Wunde wird dabei so gehalten, dass die Schwerkraft das Wasser ablaufen lässt. Grundsätzlich gilt, je mehr Wasser, desto besser. Keine Zusätze im Wasser verwenden!

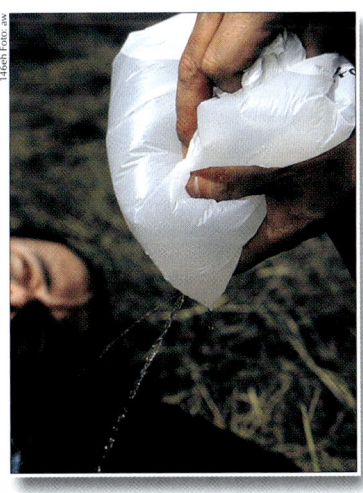

Wunde optisch säubern

Alle nach dem Spülen zurückgebliebenen sichtbaren Fremdkörper werden am besten mit einer Pinzette entfernt, bis die Wunde optisch sauber ist. Tote Haut wird einfach – am besten mit einem Skalpell – abgeschnitten, da sie einen idealen Nährboden für eine Infektion darstellt. Meist kann man bei einer frischen Wunde schlecht entscheiden, welche der Gewebeteile durchblutet werden und welche tot sind. Wenn es hierüber Unsicherheiten gibt, wartet man lieber und versucht sein Glück am nächsten Tag.

Wunde mit einem Antiseptikum reinigen

Vergessen Sie alle Wildwestmethoden, bei denen Wunden mit Alkohol oder Chlor gereinigt werden. Sie halten zwar die Wunde einigermaßen steril, gleichzeitig töten sie aber wegen ihrer aggressiven Wirkung Zellen ab. Letztlich hat man dann eine sterile Wunde, die von toten Zellen umgeben ist. Und diese toten Zellen sind ein idealer Nährboden für Bakterien. Eine Infektion wird so begünstigt.

Ebenfalls wird die Wirkung von Antiseptika weit überschätzt. Es ist weit wichtiger, die Wunde und die Wundränder sauber zu reinigen, als sie mit einem Desinfektionsmittel zu versorgen. Absolut falsch wäre es, das Auswaschen der Wunde durch das Auftragen eines Antiseptikums zu ersetzen. Eher kann man das Antiseptikum weglassen als die Wundauswaschung. Viele Patienten fühlen sich aber erst gut versorgt, wenn sie ein Antiseptikum

146eh Foto: aw

Wunden und Wundversorgung

auf der Wunde haben. Und da die Psychohygiene ein wichtiger Punkt bei der Patientenversorgung ist, kommt man diesem Bedürfnis eben nach.

Ich empfehle die Verwendung von *Betaisodona® (Poly-Iod-Komplex)* als Antiseptikum. Es ist für unsere Zwecke bestens geeignet und zerstört keine Zellen. Es kann flüssig oder in Form einer Salbe aufgetragen werden. Im frischen Stadium einer Wunde empfiehlt sich die Verwendung der flüssigen Form. Hat sich die Wunde nach einigen Stunden schon geschlossen, oder zur weiteren Versorgung einer Verletzung, empfiehlt sich dann die Salbe.

Wunde steril verbinden

Zum Schluss wird die Wunde so steril wie möglich verbunden. Direkt auf die Verletzung kommt immer eine sterile Wundauflage oder Kompresse. Die Wundauflage wird mit einer Mullbinde, Dreiecktuch oder Klebestreifen (Pflaster) befestigt.

Weitere Versorgung der Wunde

Der Verband sollte, wenn möglich, täglich gewechselt werden und die Wunde mit sauberem Wasser, eventuell mit einem Antiseptikumzusatz, ausgewaschen werden. In feuchter und schmutziger Umgebung ist eine wiederholte Wundreinigung nötig. Sieht die Wunde gut aus und ist keine Infektion zu erwarten, reichen auch weniger häufige Verbandwechsel aus.

Wunden über Gelenken

Wunden über Gelenken oder Stellen, die häufig bewegt werden, haben eine schlechtere Heilungsprognose, da durch die Bewegung die Wundheilung immer wieder gestört wird. Verletzungen an diesen Stellen sollten, falls es das Umfeld zulässt, geschient werden, um eine schnelle Heilung zu gewährleisten.

Normaler Wundheilungsverlauf

Erste 24 Stunden:
- Die Wunde blutet und fängt an zu verkrusten.
- Der normale Entzündungsprozess der Wunde beginnt; es zeigt sich ein kleiner roter Ring um die Blutung.

Erste 48 Stunden:
- Die Wunde wird von einer Schutzschicht umgeben.
- Am zweiten Tag hat der normale Entzündungsprozess seinen Höhepunkt erreicht.

Zweiter bis siebter Tag:
- Die Schutzschicht verhärtet sich, und die Wunde ist verschlossen.

Ab einer Woche:
- Die Schutzschicht löst sich auf.

Maßnahmen bei Wundinfektionen

Eine Infektion kann zu jeder Zeit des Heilungsprozesses auftreten, wird aber vermutlich zwei bis vier Tage nach der Verletzung sichtbar werden. In diesem Zeitraum vermehren sich die in die Wunde eingedrungenen Bakterien so stark, dass sie Schaden anrichten. Je nach Patient, Gesundheitszustand und Keimart kann der Zeitraum stark variieren.

Jede Wunde zeigt ein gewisses Ausmaß an Schwellung, Rötung und Schmerzen. Diese leichten Infektionszeichen verschwinden aber in der Regel nach zwei bis drei Tagen. Bei einer gröberen Infektion verstärken sich diese Zeichen und nehmen nicht ab. Eiter wird in der Wunde sichtbar, und sie riecht unter Umständen faulig. Die Rötung rundherum ist deutlich ausgedehnt, und jede Berührung schmerzt. Die nahegelegenen Lymphknoten sind geschwollen und schmerzen. Es ist jetzt wichtig, die Wunde zu beobachten und rechtzeitig zu erkennen, ob sich die **lokale Infektion** (d.h. an der Wunde) zu einer **systemischen Infektion** (d.h. im ganzen Körper) ausbreitet.

Rote, dünne Streifen, die sich wie Adern von der Wunde weg ziehen, werden im Volksmund als Blutvergiftung bezeichnet. Dies ist aber nicht richtig, da es sich um eine **Lymphbahnvergiftung** handelt. An den roten Streifen sieht man, wie weit die Infektion die Lymphbahn hinaufgezogen ist. Gefährlich wird die Vergiftung, wenn sie über den nächstgelegenen Hauptlymphknoten (entweder an der Achselhöhle, am Hals, am Kiefer oder in der Leiste) hinausgelangt und dann im ganzen Körper verteilt. In solch einem Fall muss der Patient schnellstens evakuiert werden.

Behandlung von lokalen Wundinfektionen

Jede infizierte Wunde wird zum hohen Risiko und muss, wann immer möglich, ärztlich versorgt werden. Sie muss jeden Tag ein- bis zweimal mit sauberem Wasser gespült werden. Sichtbarer Eiter etc. muss ausgeschwemmt werden. Auf keinen Fall die Wunde ausdrücken, da mit dem Druck die Erreger durch die Schutzschicht der Wunde in gesundes Gewebe gedrückt werden und unter Umständen auch dort eine Infektion verursachen.

Bei infizierten Wunden sollte, wann immer möglich, ein **Antiseptikum verwendet werden.** Wurde die Wunde mit Hilfe von *Steri Strips* oder anderen Wundnahtpflastern geschlossen, müssen diese entfernt werden, so dass sich Eiter und Flüssigkeit aus der Wunde entleeren und diese gespült werden kann.

Um die Durchblutung der Wunde und damit die Heilungschanchen zu verbessern, kann man **Wärmepackungen** auf die Verletzung legen. Diese Maßnahme bringt aber nur etwas,

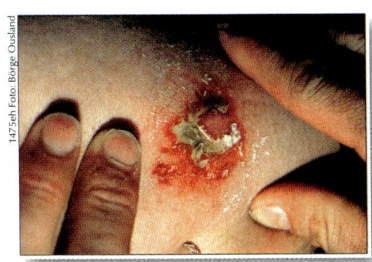

147Seh Foto: Børge Ousland

Wunden und Wundversorgung

Lokale Wundinfektion ➡

wenn die Packs fünf- oder sechmal am Tag für 30 Minuten verwendet werden. Im Falle einer lokalen Infektionen ist es auf einer Expedition angebracht, ein für diesen Zweck verschriebenes Antibiotikum nach Anleitung einzunehmen.

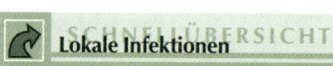
SCHNELLÜBERSICHT
Lokale Infektionen

Symptome
- Der anfänglich kleine, rote Wundrand breitet sich langsam aus und wird größer.
- Eventuell treten rote Striche in den Lymphbahnen auf.
- Die Wunde fühlt sich sehr warm an.
- Verstärkte Schmerzen und Berührungsempfindlichkeit.
- Eiter, der nur sichtbar wird, wenn die Wunde offen ist.
- Geschwollene Lymphknoten oberhalb der Wunde.

Maßnahmen
- Falls die Verletzung mit Pflastern etc. geschlossen wurde, diese öffnen.
- Wunde mit sauberem Wasser und Antiseptikum ausspülen.
- Die Wunde steril verbinden.
- Das betroffene Körperteil ruhig stellen.
- Die Verletzung ständig beobachten und auf eine systemische Infektion achten.
- Falls vorhanden und verordnet, Antibiotika verwenden.

Evakuierung
- Der Patient sollte bei größeren Infektionen und besonders bei der Gefahr einer systemischen Infektion (Fieber, Lymphknoten im ganzen Körper geschwollen, ernstere Krankheitssymptome) evakuiert werden.

Systemische Infektionen

Bei einer systemischen Infektion handelt es sich um einen Notfall, der **mit höchster Priorität evakuiert werden muss.** Die Infektion hat sich auf den ganzen Körper ausgebreitet, und dem Patienten geht es sehr schlecht; Fieber und starke Schmerzen an der Wunde plagen ihn. Oft sind rote Streifen in der Lymphbahn oberhalb der Wunde zu sehen. Es sind nicht nur die Lymphknoten oberhalb der Wunde geschwollen, sondern überall im Körper. Auch wenn eine Antibiotikaverabreichung sofort eingeleitet wird, muss der Patient dringend evakuiert werden.

Wundarten

Grundsätzlich ist es nicht unbedingt essentiell zu wissen, was für Wundarten es gibt. Die Versorgung sieht auf den ersten Blick immer ziemlich gleich aus. Trotzdem ist es wichtig zu wissen, welche Wundart welche Gefahren birgt, um die richtigen Maßnahmen treffen zu können und zu entscheiden, ob eine Evakuierung erforderlich ist oder nicht. In aller Regel werden Wunden **gemäß ihrer Entstehung unterschieden.**

Schürfwunden

Schürfwunden kommen im Outdoorkontext sehr häufig vor. Es ist schnell passiert, dass man an einem Baum entlangschrammt und sich an der harten Rinde den Arm aufschürft, vom Mountainbike fällt oder auf glattem Untergrund ausrutscht.

Bei Schürfwunden wird nur die oberste Hautschicht verletzt (Epidermis). Blutgefäße sind meist nicht betroffen. Aus diesem Grund blutet die Wunde nur in geringem Umfang oder gar nicht und besitzt ein **geringes Infektionsrisiko.** Dafür ist diese Wunde um so schmerzhafter. Die Heilung erfolgt nach Schorfbildung ohne Narben. Wir versorgen Schürfwunden nach dem allgemeinen Standard, wie unter „Maßnahmen zur Wundversorgung" beschrieben.

Schnittwunden

Schnittwunden sind typische Pfadfinderverletzungen. In Camps werden stolz die Fahrtenmesser zur Schau gestellt, kaum einer kann aber richtig damit umgehen. Schnell geht ein Schnitt in die falsche Richtung und landet im Arm oder der Hand.

Eine einfache Schnittwunde verletzt meist alle Hautschichten und blutet stark. Man erkennt glatte, auseinanderklaffende Wundränder, und eine große Blutlache verdeckt möglicherweise tiefe, bis auf den Knochen gehende Wunden. Sitzt der Schnitt an einer ungünstigen Stelle, können auch andere Strukturen wie Sehnen, Muskeln oder Nerven mitbetroffen sein.

Normalerweise ist das **Infektionsrisiko relativ gering,** da eine starke Blutung eindringende Bakterien ausschwemmt. Problematisch wird solch eine Wunde allerdings, wenn sie durch ein stark verschmutztes Instrument verursacht werden. Ein altes Fischmesser, ein rostiges Stück Stahl oder eine Motorsäge bringen sehr viele Bakterien in die Wunde – das Infektionsrisiko steigt deutlich an.

Schnittwunden haben eine sehr gute Heilungsprognose, wenn sie chirurgisch behandelt, d.h. in aller Regel **genäht werden.** Das geschieht, um darunterliegende Strukturen, Blutgefäße und Nerven wieder zusammenzufügen. Ohne eine entsprechende Maßnahme klafft die Wunde ständig auseinander und hat nur geringe Heilungsschancen.

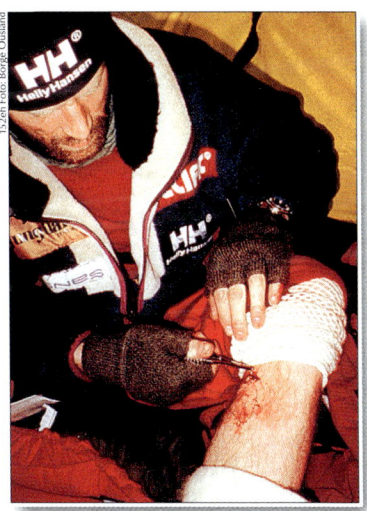

152zeh Foto: Börge Ousland

⬆ *Börge Ousland näht eine Wunde am Unterschenkel während seiner Solo-Antarktisdurchquerung.*

Anwendung von Wundnahtstreifen

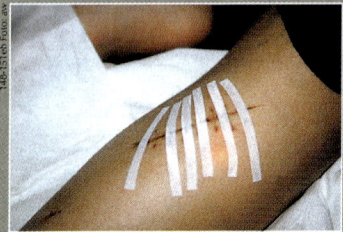

Kleben Sie zuerst einen Nahtstreifen links, dann rechts und zuletzt über die Mitte der Wunde. Die Verschlüsse müssen dabei parallel zueinander im rechten Winkel zur Verletzung und nicht über Kreuz geklebt werden.

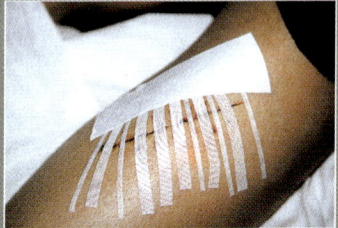

Es ist wichtig, dass Sie die Wunde nicht zusammenziehen; sie muss in einer geraden Linie geschlossen werden. Dazu sollten die Streifen keinen allzu großen Abstand aufweisen.

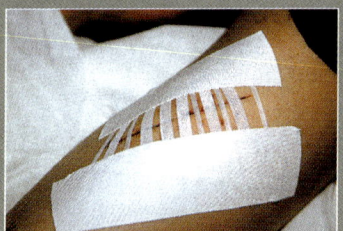

Befestigen Sie als Sicherung zwei große Pflasterstreifen am Ende der Wundverschlüsse.

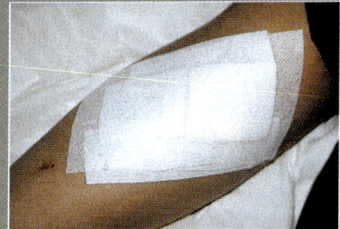

Zuletzt verbinden Sie die Wunde steril. Befindet sich die Wunde an Belastungsstellen, so sollte das entsprechende Körperteil z.B. mit einer Schiene ruhiggestellt werden, um die Wundheilung nicht zu stören.

Das Nähen erfordert spezielle Kenntnisse, die man sich nicht einfach nebenbei aneignen kann. In manchen Kursen wird die Maßnahme gelehrt, allerdings nur von sehr einfachen und oberflächlichen Wunden, die man eigentlich gar nicht nähen müsste. Aus diesem Grund lässt man besser die Finger von solchen Experimenten und verwendet eine für den Patienten wesentlich schmerzfreiere Methode, um Wundränder zusammenzufügen: Die **Wundnahtstreifen.**

Mit ihnen werden durch sterile Wundverschlüsse (u.a. *Steri Strips®, Cicagraf®*) die Wundränder zusammengehalten. Man geht bei großen und klaffenden Schnittwunden zunächst vor wie bei der allgemeinen Wundversorgung beschrieben. Bevor man aber die Verletzung steril verbindet, wird sie mit mehreren Wundnahtstreifen verschlossen:

Achtung: Infiziert sich die Wunde, müssen die Wundnahtstreifen entfernt werden, so dass die Verletzung ausgespült werden kann. Sie wird danach nicht wieder verschlossen sondern nur steril verbunden, da mehrere Wundreinigungen nötig werden.

Quetschwunden

Quetschwunden entstehen, wenn Gewebe oder eine Hautfalte ähnlich wie mit einer Zange zusammengepresst werden. Es sind relativ große Schäden zu erwarten, da die Gewalt von zwei Seiten her einwirkt. In der Tiefe der Wunde bilden sich Blutergüsse (*Hämatome*), und das Gewebe schwillt an. Diese Wundart ist sehr schmerzhaft, und der Heilungsverlauf ist oft sehr langwierig. Die Versorgung der Wunde erfolgt wie bei der allgemeinen Wundversorgung beschrieben.

Prellungen (Kontusionswunden)

Prellungen entstehen durch Gewalteinwirkung eines stumpfen Gegenstandes auf eine Hautregion. So würde ein Schlag mit einem Skistock auf den Arm eine Prellung verursachen. Der an dieser Stelle entstehende Bluterguss wird auch als **Prellmarke** bezeichnet. Diese gibt uns einen wichtigen Hinweis darauf, dass unter diesem roten Punkt auch noch andere Organe verletzt sein können. So hinterlässt ein schwerer Schlag auf die Nierenregion meist nur eine rote Prellmarke. Den Schaden am darunterliegenden Organ erkennt man zumeist von außen nicht. Prellmarken geben aber immer einen Hinweis darauf, dass an dieser Stelle auch tiefergelegene Strukturen verletzt sein können.

Ungefährliche Prellungen ohne offene Stellen werden nur mit Kühlung z.B. mit Hilfe eines Eisbeutels behandelt, um das Einbluten ins Gewebe zu reduzieren.

Risswunden

Risswunden entstehen im Outdoorkontext zum Beispiel durch Angelhaken, die mit Gewalt entfernt werden, und betreffen so meist nur die Haut. Es können aber auch Organe durch

Wunden und Wundversorgung

Einrisse betroffen sein. So sind Leber, Milz und Nieren anfällig für Risse durch Gewalteinwirkung (z.B. bei einem Fall ins Seil, einem Sturz oder einem Auffahrunfall, bei dem die Aufprallenergie das Organ einreißt etc.).

Bei Risswunden der Haut entstehen **große Wundtaschen mit zerfetzten Wundrändern.** Hier können sich Krankheitskeime gut einnisten und vermehren. Infektionen kommen häufig vor, und die Wundheilung tritt nur verzögert ein. Wir versorgen Risswunden nach dem allgemeinen Standard. Sie sollten aber, wann immer möglich, medizinisch behandelt werden.

Platzwunden

Platzwunden treten nach Einwirkung von stumpfer Gewalt auf eine Hautregion auf, unter der direkt ein Knochen liegt. Typisch sind Platzwunden am Kopf. Da sich hier das Gewebe wegen des harten Schädeluntergrunds nicht ausdehnen oder stark verformen kann, platzt es auf. Eine andere typische Stelle ist das Schienbein.

Bei einer Platzwunde entstehen mittelstarke Blutungen mit zerfetzten Wundrändern, die ein **erhöhtes Infektionsrisiko** darstellen. Meist ist eine verzögerte Wundheilung zu beobachten. Platzwunden versorgen wir nach dem Standard der allgemeinen Wundversorgung.

Stichwunden

Stichwunden entstehen meist durch Messer oder andere spitze, scharfe Gegenstände, die tief ins Gewebe eindringen und möglicherweise stecken bleiben. Äußerlich ist das Erscheinungsbild oft harmlos, in der Tiefe der Wunde können hingegen wichtige Nerven, Muskeln oder Blutgefäße verletzt werden. Innere Blutungen sind wahrscheinlich. Über den Stichkanal treten Keime ein, und es sind Infektionen möglich. Leider kann man von außen den Schadensumfang der Wunde nicht voll erkennen. Erst eine Röntgenaufnahme kann objektiv zeigen, welche Regionen betroffen sind.

Steckt der eingedrungene Fremdkörper noch, versucht man, ihn in der entsprechenden Position zu fixieren. Zieht man den Gegenstand heraus, so entstehen meist heftige Blutungen, da ähnlich wie beim Korken einer Weinflasche plötzlich der Verschluss aus dem Blutgefäß gezogen wurde. Außerdem zieht die Bewegung z.B. eines schweren Messers weitere Verletzungen nach sich.

In einer Wildnissituation bleibt manchmal keine andere Möglichkeit, als einen großen und sperrigen Gegenstand zu entfernen. Denn leider ist es kaum möglich, einen Patienten mit einem Eispickel im Bein zu transportieren.

Schusswunden

Schusswunden dürften heute zumeist nur noch beim Militär oder auf der Jagd vorkommen. Es ist schwer, Schusswunden allgemein einzuteilen, da die Wundart und der **Schadensumfang von der verwendeten Muni-**

tion abhängt. Grundsätzlich kann man Streif-, Steck- und Durchschusswunden unterscheiden. Je nach Projektil kann das Einschussloch sehr klein sein. Im Inneren des Körpers kann aber auch ein kleiner Einschuss sehr viel Schaden anrichten. Bei Durchschüssen muss auch die Austrittsöffnung begutachtet werden, die meist deutlich größer und zerfetzt ist. Bei den in den Weltkriegen verwendeten *Dum-Dum-Geschossen* war meist eine nur kleine Eintrittsöffnung an der Brustseite zu sehen. Die Austrittsöffnung war hingegen sehr groß, oft wurde der ganze Rücken weggerissen.

Grundsätzlich richtet ein Vollmantelgeschoss, das mit hoher Geschwindigkeit durch den Körper hindurchgeht und keine Organe oder Knochen trifft, relativ geringen Schaden an, da nur eine begrenzte Energiemenge an den Körper abgegeben werden kann. Bei Teilmantelgeschossen, die sich aufpilzen und so die volle Energie auf den Körper abgeben, ist der Schaden fast unübersehbar und in jedem Falle sehr hoch.

Die Behandlung und Versorgung von Schusswunden richtet sich nach dem verursachten Schaden.

Bisswunden

Bisswunden stammen meist von Hunden oder Katzen, in der Wildnis aber auch von Bären oder anderen Raubtieren. Dabei handelt es sich um eine **Kombination von Riss- und Quetschwunden,** die in aller Regel die Oberhaut umfassen. Es ist aber auch möglich, dass Teile des Gewebes komplett herausgebissen werden.

Eine große Gefahr bei Bisswunden liegt in der Kontamination der Wunde. In der Mundhöhle von Tieren tummeln sich eine Unzahl von Bakterien und Krankheitserregern, die mit dem Biss direkt in die Wunde gedrückt werden. Schlimmer noch als Tierbisse sind hingegen Menschenbisse, da der Mensch durch seine Zahnhygiene sehr starke und resistente Bakterien züchtet. Also Obacht bei Annäherungsversuchen hungriger Mitreisender!

Extrem wichtig ist es, die Wunde **ausgiebig zu reinigen** und auszuwaschen. In diesem Falle verwendet man sogar Seife und versucht, die Wunde so gut wie möglich zu schrubben. Die Anzahl der Bakterien muss so weit wie möglich reduziert werden. Da eine Infektion sehr wahrscheinlich ist, muss der Patient **in jedem Falle evakuiert werden.**

In einer Expeditionssituation ist die frühzeitige Gabe von Antibiotika sinnvoll. Bei Bedarf muss auch eine Impfung gegen Tollwut in Erwägung gezogen werden.

Brandwunden

Die Hautschädigungen bei Brandwunden werden durch Hitze oder Strahlen hervorgerufen, und das Ausmaß der Schädigung ist abhängig von der Temperatur und Einwirkzeit. Genaueres hierzu finden Sie im Kapitel „Verbrennungen".

Wunden und Wundversorgung

Verätzungen

Verätzungen werden durch Chemikalien verursacht, die bei Kontakt mit der Haut eine chemische Reaktion hervorrufen. Es wird grundsätzlich zwischen Verletzungen durch Laugen und Säuren unterschieden. **Säuren** führen zu einer Verschorfung, **Laugen** schmelzen das Gewebe ein. Auch wenn bei Unfällen in Firmen Chemikalien eine große Rolle spielen können, ist man unterwegs in der Regel selten davon betroffen.

Amputationsverletzungen

Amputationsverletzungen entstehen, wenn z.B. durch motorbetriebene Werkzeuge ein Körperteil abgetrennt wird. In der Wildnis kommt das hauptsächlich bei der Verwendung von Motorsägen vor. Zur Versorgung der Verletzung wird der Stumpf zuerst durch direkten Druck mit einer Kompresse in die Wunde, dann mit einem Druckverband behandelt.

Neben der medizinischen Betreuung des Betroffenen ist die **korrekte Aufbewahrung des Amputats** wichtig. Es muss trocken und kühl gelagert werden, darf jedoch nicht gefrieren. Dazu wickelt man das abgetrennte Körperteil in sterile Verbandmaterialien und legt es in einen sauberen, wasserdichten (Plastik-) Beutel. Diesen bindet man in einen größeren Beutel ein, der mit möglichst kaltem Wasser samt Eisstückchen gefüllt ist.

Nur ein richtig aufbewahrtes Amputat hat eine Chance, nach einer Ope-

Tetanus

Der Begriff „Tetanus" bezeichnet den sogenannten Wundstarrkrampf. Es ist eine akute, schwere Infektionskrankheit, die verursacht wird durch einen Erreger, der meist mit verunreinigter Erde aus Gärten oder Feldern sowie über Holz in Wunden gelangt. Die Inkubationszeit, bis die ersten Symptome sichtbar werden, beträgt in der Regel vier bis vierzehn Tage, selten mehrere Monate.

Ist die Krankheit ausgebrochen, zeigt sie sich durch Krämpfe in der Kiefer- und Zungenmuskulatur sowie in den Nacken-, Rücken- oder Bauchmuskeln. Die Extremitäten bleiben meist unbeteiligt.

Bei Verletzungen wird in aller Regel gegen Tetanus geimpft, ein Impfschutz hält ungefähr fünf bis zehn Jahre. In Zusammenhang mit Wunden muss daher immer entschieden werden, ob eine Auffrischung notwendig ist. Besser ist es aber immer, vor der Tour auf einen ausreichenden Impfschutz zu achten.

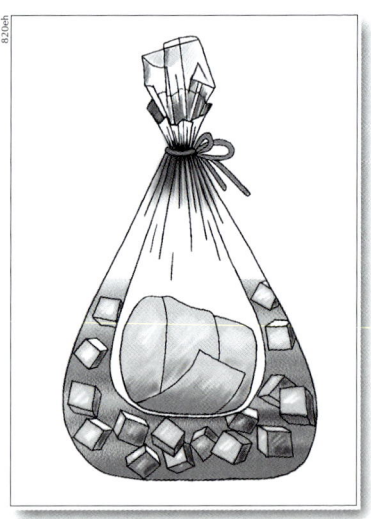

ration wieder anzuwachsen. Das verpackte Amputat muss immer mit dem Verletzten transportiert werden.

Marschblasen

Sie sind die Schlange im Paradies, verkörpern den Teufel in der Hölle: Blasen. Jede noch so schöne Tour bekommt einen düsteren Anstrich, wenn man jeden Schritt unter Schmerzen zurücklegen muss.

Aus diesem Grund ist es wichtig, vorzubeugen und gar keine Blasen entstehen zu lassen. Denn hat man erst einmal Blasen auf der Tour, wird man Schwierigkeiten haben, sie wieder loszubekommen. Nur einige Ruhetage helfen, die Blasen abheilen zu lassen.

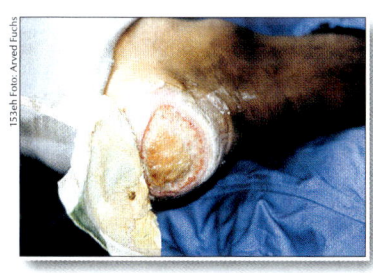

153zeh Foto: Arved Fuchs

Vorbeugung von Blasen

● Schuhe groß genug kaufen und immer vor der Tour einlaufen. Dies heißt nicht unbedingt, dass sich die Schuhe stark der Fußform anpassen. Es heißt zu merken, ob der Schuh drückt oder nicht.

● Auch wenn in den Sportgeschäften immer dünnere Socken in High-Tech-Materialien verkauft werden, sollte man sich vom Händler nicht nur diese Variante allein aufschwatzen lassen. Ein Paar dünne Socken mit einem zweiten Paar Übersocken puffern wesentlich mehr Reibung und Feuchtigkeit ab. Nach meiner Erfahrung bekommen zu 95 Prozent die Personen Blasen, die nur ein dünnes Paar Socken tragen.

● Während der Tour in den Pausen Schuhe lüften. Es ist wichtig, die Haut so trocken wie möglich zu halten. Feuchte und gequollene Haut neigt eher zu Blasen als trockene.

● Schuh fest schnüren. Einer der Hauptblasenfaktoren ist, im Schuh hin- und herzurutschen.

● Problemstellen mit Tape abkleben, bevor Blasen auftreten.

● Aufpassen, dass die Socken keine Falten werfen.

● Schuhe, die nicht passen, gnadenlos aussortieren, auch wenn sie teuer waren.

Maßnahmen zur Blasenversorgung

Eine Blase ist eine Flüssigkeitsansammlung unter der Oberhaut, hervorgerufen durch starke Reibung. Bei Marschblasen, die weiter belastet werden, muss man **den Druck von der Blase nehmen.** Sonst riskiert man, dass die Blase immer größer wird. Die beste Form wäre, ein bis zwei Tage Pause zu machen, bis die Flüssigkeit resorbiert ist.

Meist ist dies aber nicht möglich. Daher sollte man die Plagegeister

⬆ *Blase, die sich zu einer riesigen Wunde entwickelt hat (Icewalk 1989)*

⬅ *Saubere und kühle Lagerung eines Amputats*

nach dem folgenden Prinzip versorgen. Die Regel wie für Brandblasen, diese nie zu öffnen, gilt für Marschblasen nicht.

● Die geschlossene Blase und Umgebung mit einem Alkoholtupfer oder Wasser und Seife sorgfältig reinigen.
● Mit einem sterilen Skalpell, einer mit Alkohol desinfizierten Nadel etc. die Blase von der Seite her anstechen und die Flüssigkeit mit einem Tupfer (Tempo o.ä.) absaugen. Wichtig ist besonders beim Gebrauch von Skalpellen, nur an der Seite der Blase einzuschneiden und die Haut am Dach der Blase stehen zulassen. Die Öffnung muss groß genug sein, so dass sie sich nicht von alleine wieder schließen kann und die Blase erneut entsteht.
● Blasenpflaster (z.B. *Compeed*®) auf die Blase kleben. Bei *Compeed*® handelt es sich um ein Gelpflaster, das die Feuchtigkeit der Blase aufnimmt und gleichzeitig Druck und Reibung abfedert. Die neue Generation der Pflaster ist auch atmungsaktiv, so dass das Aufschwemmen des Pflasters nicht mehr vorkommt. *Compeed*® klebt am besten auf trockener und fettfreier Haut. Aus diesem Grund immer zuvor die Klebeflächen auf der Haut mit Alkoholtupfern reinigen.
● Über das *Compeed*® als zusätzlichen Schutz Tape o.ä. kleben. Dadurch wird auch verhindert, dass sich das teure Blasenpflaster in den Socken festsetzt.

Falsche Maßnahmen

● Ziehen Sie nie einen Faden o.ä. durch die Blase. Infektionen sind vorprogrammiert, und der Fremdkörper reizt die Wunde zusätzlich.
● Stechen Sie die Blase nie mit unsterilen oder schmutzigen Instrumenten (Taschenmesser o.ä.) auf.
● Verwenden Sie keinen Klebstoff an der Blase.

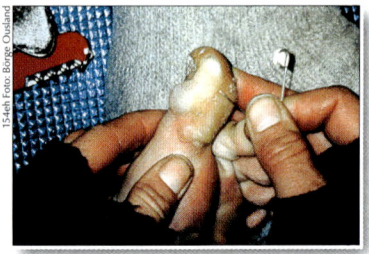

154eh Foto: Börge Ousland

⬆ *Börge Ousland öffnet während seiner Solo-Antarktisdurchquerung eine Blase mit einer desinfizierten Sicherheitsnadel.*

Benzoe-Tinktur

Benzoe ist ein Harz, das in der Regel in Ethanol angeboten und für Mundwasser etc. verwendet wird. Es hat eine desinfizierende und schleimlösende Wirkung.

Wir verwenden es aber, um die Klebekraft von Blasenpflastern, Tape etc. zu erhöhen. Man trägt es auf die Haut auf, lässt es etwas antrocknen und klebt dann erst das *Compeed*® darüber. Das Mittel wirkt Wunder, und das Pflaster klebt mindestens doppelt so gut wie vorher. Man bekommt die Benzoe-Tinktur rezeptfrei in Apotheken in einer Konzentration von 25 Prozent.

Weitere Versorgung

Wenn man am Abend an die Unterkunft, den Zeltplatz oder den Biwak kommt, sollte man das Blasenpflaster wieder entfernen und die **Blase trocknen lassen.** Erst am nächsten Morgen, rechtzeitig vor dem Aufbruch, bringt man wieder ein neues Pflaster an. Ist die Blase getrocknet oder die alte Haut weiß und gequollen, muss diese unbedingt entfernt werden. Tote Haut ist ein idealer Nährboden für Bakterien und muss aus diesem Grund so früh wie möglich aus der Wunde entfernt werden. Ist die Blase soweit abgeheilt, sollte weiterhin als Schutz Sporttape über die betroffene Stelle geklebt werden, um neuen Problemen vorzubeugen.

Blasen unter der Hornhaut am Fußballen

Diese Blasen entstehen meist, wenn man im Schuh rutscht. Entdeckt man sie am Abend, so ist es einen Versuch wert, sie austrocknen zu lassen. Die Chancen stehen gut, dass sie am nächsten Morgen verschwunden sind. In diesem Falle muss man gar nichts machen und nur darauf achten, dass sie nicht wieder neu entstehen.

Blutblasen

Diese werden im Prinzip behandelt wie normale Blasen. Sie haben allerdings ein etwas höheres Infektionsrisiko als Wasserblasen. Aus diesem Grund muss man besonders sauber arbeiten.

Beginnende Infektion von Blasen

Blasen können sich leicht und sehr schnell infizieren. Grund dafür ist oft alte Haut in der Wunde, Verwendung von unsterilen Instrumenten oder eine schlechte Wundhygiene. Zeigen sich Infektionszeichen, so muss die gesamte tote Haut von der Blase gezogen, Eiter aus der Wunde entfernt und das Blasenpflaster täglich erneuert werden. Die Verwendung von *Betaisodona® Antiseptikum* oder ein Fußbad in warmem Wasser mit Antiseptikum ist hilfreich.

Jugendgruppen und Blasen

Jugendgruppen haben ihre eigenen Probleme. Eines der typischen Ärgernisse sind die unzähligen Blasen. Oft liegt es daran, dass falsche Schuhe gekauft oder diese nicht richtig geschnürt wurden. Da man heute als Jugendlicher sein Schuhwerk oft gar nicht mehr zubindet, kommt man bei Wanderstiefeln natürlich auch nicht auf den Gedanken, dass die Schnürsenkel eine Bedeutung haben. Durch die schlechte Fußfixierung sind bei längeren Märschen diverse Blasen die Folgen.

Aus diesem Grund sollte man durch eine entsprechende Thematisierung in Besprechungen für die Probleme sensibilisieren. Weiterhin muss man eine große Anzahl an Blasenpflastern, Alkoholtupfern und Einwegskalpellen dabeihaben. Bei einer Wandertour mit einer Jugendgruppe über zehn Tage hinweg mit 18 Teilnehmern habe ich 120 Blasenpflaster mitgenommen. Am Ende der Tour waren noch sieben übrig!

Wunden und Wundversorgung

Wundarten SCHNELLÜBERSICHT

Schürfwunden
- Sehr starke Schmerzen
- Meist mäßige Blutung
- Infektionsgefahr
- Großflächige, wenig tiefgehende Wundbereiche
- Austritt von Gewebeflüssigkeit.

Schnittwunden
- Schmerzen
- Starke Blutung
- Infektionsgefahr
- Evtl. Schädigung tieferliegenden Gewebes
- Glatte Wundränder.

Quetschwunden
- Besonders große Schmerzen
- Meist geringe Blutungen, dafür Schwellungen
- Infektionsgefahr
- Blutergüsse unter der Haut sichtbar.

Prellungen
- Schmerzen
- Meist nur innere Blutungen (Prellmarken)
- Geringe Infektionsgefahr
- Schäden an inneren Organen möglich.

Risswunden
- Schmerzen
- Unterschiedlich starke Blutungen
- Hohe Infektionsgefahr
- Zerfetzte Wundränder mit Hautüberlappungen.

Platzwunden
- Sehr starke Schmerzen
- Meist starke Blutung
- Unregelmäßige Wundränder
- Schädigung darunterliegender Knochen möglich
- Große Infektionsgefahr.

Stichwunden
- Meist lokaler Schmerz
- Blutung nach außen und besonders nach innen
- Infektionsgefahr
- Evtl. Schädigung von darunterliegenden Gewebe- oder Organteilen.

Schusswunden
- Schmerzen
- Unterschiedlich starke innere und äußere Blutungen
- Hohe Infektionsgefahr
- Innere Verletzungen.

Bisswunden
- Je nach Tier und Bissgröße unterschiedliche Schmerzen und Blutung
- Hohe Infektionsgefahr
- Evtl. Einwirkung von Giften (Schlangen o.ä.).

Brandwunden
- Extrem starke Schmerzen
- Meist keine Blutung
- Hohe Infektionsgefahr
- Blasenbildung oder Gewebezerstörungen
- Austritt von Gewebeflüssigkeit.

Verätzungen
- Große Schmerzen
- Meist keine Blutung
- Hohe Infektionsgefahr
- Darunterliegendes Gewebe z.T. verfärbt und/oder zerstört
- Evtl. Eintritt von Giften in den Körper.

Marschblasen
- Unterschiedliche Schmerzen
- Blutung nur bei offener Blutblase
- Infektionsgefahr bei offenen Blasen.

Amputationen
- Große Schmerzen
- Sehr starke Blutung
- Große Infektionsgefahr
- Abtrennung von Gewebe- und Organteilen sowie von Blut- und Nervenbahnen
- Evtl. Knochenschäden.

Verbandmittel

Um unterwegs über die richtigen Verbandmittel zu verfügen, ist es wichtig, eine grobe Übersicht darüber zu haben, was der Markt bietet. Sie werden sehr schnell merken, dass es nicht wichtig ist, eine große Vielfalt an Material dabeizuhaben. Einige wenige Artikel reichen in der Regel aus. Bei jedem Verbandmittel wird im Folgenden kurz darauf eingegangen, wie es improvisiert werden kann.

Kompressen (sterile Wundauflagen)

Üblich sind Kompressen in der Größe 10 x 10 Zentimeter, einzeln verpackt. Es handelt sich hierbei um das **wichtigste Verbandmittel** in unserem Erste Hilfe-Set, da es die erste Schicht auf der Wunde darstellt.

Kompressen sollen die Wundflüssigkeit und Blut aufsaugen, ohne mit der Wunde zu verkleben, und die offene Wunde vor Keimen schützen. Billige Wundauflagen haben eine Netzoberfläche, die mit der Wunde verklebt. Möchte man die Kompresse entfernen, reißt man den neu gebildeten Schorf wieder auf, und die Wundheilung wird um einige Zeit zurückgeworfen.

Wesentlich besser ist es, **beschichtete Kompressen** zu verwenden. Bei ihnen ist die Oberfläche so behandelt, dass Flüssigkeit in das dahinter gelegene Saugvlies gesaugt wird, ohne mit

der Wunde zu verkleben. Bekannt sind *Aluderm®-Kompressen* mit einer Aluminiumschicht und *SanMed®-Kompressen* mit einer transparenten Beschichtung.

Kompressen sind steril verpackt und sollten aus diesem Grund nur an den Ecken angefasst werden, um die Mitte nicht zu verschmutzen. Man sollte immer zahlreiche Wundauflagen mitnehmen. Sie sind billig und universell einsetzbar.

Improvisation

Kompressen können aus Baumwollstoffen improvisiert werden. Dazu faltet man z.B. ein T-Shirt in acht Lagen übereinander und schneidet eine 10 x 10 Zentimeter große Fläche aus. Anschließend kocht man die improvisierten Kompressen mindestens zehn Minuten und lässt sie dann an einer sauberen Leine lufttrocknen. Die trockenen Wundauflagen werden in einer sauberen Plastiktüte oder in Papier verpackt. Auf diese Weise stellt man sich einen Vorrat an Kompressen her, bevor der normale Vorrat in der Ersten-Hilfe-Box aufgebraucht ist.

Benötigt man im Notfall dringend Wundauflagen, so kann man sich auch aus einem sauberen T-Shirt Stücke herausschneiden, ohne sie zu kochen. Schlecht geeignet sind Nylon- oder Polyestermaterialien, da sie zu wenig saugfähig sind.

Wunden und Wundversorgung

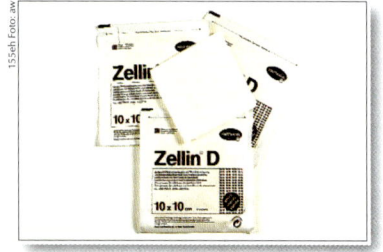
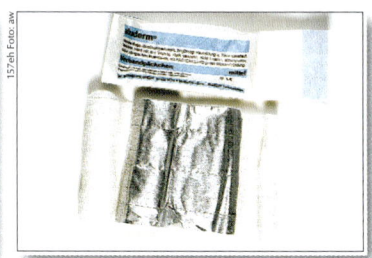

Branolind®-Kompressen

Branolind® ist eine Salbenkompresse, welche **die Wundheilung fördert.** Sie besteht aus einem Netz, das vom Hersteller in Salbe getränkt wurde. Besonders gut eignet sich *Branolind®* bei stark infizierten Wunden oder Hochrisikowunden (mit starker Verschmutzung oder ohne glatte Wundränder), die nicht mehr bluten.

Improvisation

Keine sinnvolle Alternative möglich.

Verbandpäckchen

Diese Verbände sind eine **Kombination aus Kompresse und Mullbinde** und ein wichtiger Bestandteil im Erste Hilfe-Set. Immer, wenn man schnell eine Blutung stillen oder eine Wunde versorgen muss, verwendet man ein Verbandpäckchen. Es sollten möglichst große Rollen verwendet werden, d.h. mit acht oder zehn Zentimeter Breite.

Mullbinden

Mullbinden sind als Befestigungsmaterial für Kompressen gedacht. Moderne Mullbinden sind meist elastisch. Sie haben keine stützende Wirkung und sind deshalb für Gelenksverbände etc. nicht geeignet. Mullbinden haben für unsere Zwecke eine eher geringe Bedeutung.

Improvisation

Siehe unter „Verbandpäckchen"

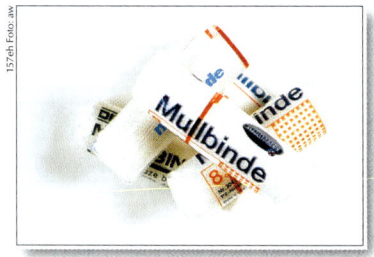

⬆⬆ *Verbandpäckchen mit einer aluminiumbedampften Kompresse*

⬆ *Elastische Mullbinden*

⬉ *Kompressen*

Improvisation

Die Kompresse wird wie oben beschrieben aus Baumwollstoffen improvisiert. Die Mullbinde kann ebenfalls mit einem T-Shirt hergestellt werden. Man schneidet hierzu einen zehn Zentimeter breiten Streifen als Schlauch aus dem Stoff umlaufend heraus. So bekommt man eine Binde bis zu drei Meter Länge. Es ist nicht nötig, diese Binde abzukochen, da sie nicht mit der Wunde in Kontakt kommen sollte.

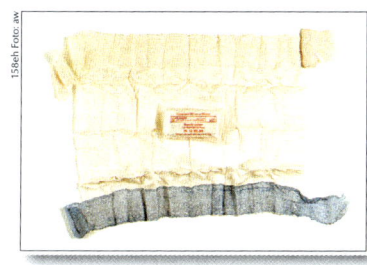

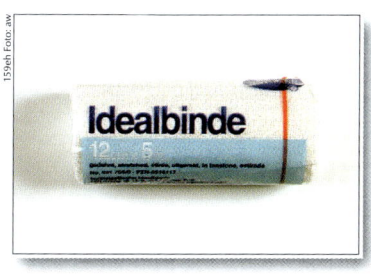

Brandwunden-verbandpäckchen

Bei dieser Verbandsart ist an einer Mullbinde ein Viskosetuch befestig, das locker über Brandwunden gelegt werden kann und mit den kurzen Mullbindenstücken lose befestigt wird. Wegen der großen Schmerzen bei Verbrennungen ist diese Art von Verbandpäckchen einem normalen vorzuziehen.

Improvisation

Siehe unter „Verbandtuch"

Elastische Binden

Elastische Binden sind aus wesentlich stärkerem Material gemacht als Mullbinden, und man verwendet sie, um z.B. Gelenke einzubinden und damit in ihrer **Bewegungsfähigkeit einzuschränken (Stützverband).** Man sollte immer zehn bis zwölf Zentimeter breite Binden verwenden, kleinere sind eher unpraktisch. Es gibt verschiedene Produkte auf dem Markt, und es lohnt sich, auf Qualität zu achten. Neben der Stützfunktion lassen sich elastische Binden gut für den Bau von Schienen bei Frakturen verwenden.

Improvisation

Siehe unter „Verbandpäckchen"

⬆⬆ *Brandwundverbandpäckchen*
⬆ *Elastische Binde*

Wunden und Wundversorgung

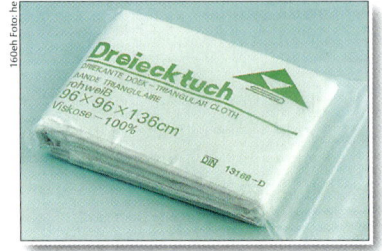

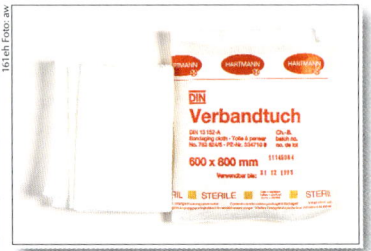

Dreiecktücher

Dreiecktücher sind das praktischste Verbandmittel, das jemals erfunden wurde. Es ist unsteril und daher **nur für Befestigungen geeignet.** Allerdings kann man damit von Frakturen bis hin zu Kopfverletzungen in Verbindung mit einer Kompresse die unmöglichsten Stellen am Körper verbinden. Es sollten unbedingt Dreiecktücher aus Viskose verwendet werden. Neue und billigere Vliestücher sind für unsere Zwecke nicht brauchbar, da sie zwar leicht sind, aber schnell einreißen.

Improvisation

Man schneidet ein Dreiecktuch aus einem T-Shirt, Pullover oder Schlafsack aus. Die dreieckige Form und Größe entspricht in etwa einem halbierten Halstuch

Verbandtücher

Verbandtücher bestehen aus einem weißen, sterilen Vliesmaterial. Es wird verwendet um **großflächige Verletzungen** wie Verbrennungen, Abschürfungen etc. **locker abzudecken.** Gebräuchlich sind Größen von 400 Millimeter bis 600 Millimeter. Verwendet man ein Verbandtuch, spart man sich das Puzzeln mit vielen kleinen Kompressen. Da es aber nur aus einer Schicht dünnem Vlies besteht, saugt es relativ schlecht und muss nach den ersten Stunden durch einen normalen Verband ersetzt werden.

Improvisation

Große Stücke aus einem T-Shirt oder einem dünnen Stück Stoff, die wie oben beschrieben abgekocht wurden, eignen sich als improvisiertes Verbandtuch.

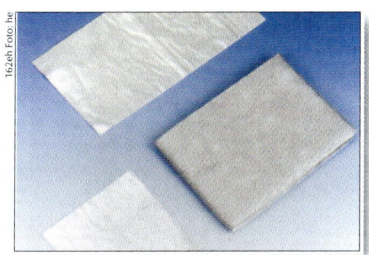

Brandwundenverbandtücher

Dieses spezielle Verbandtuch besteht aus einer **aluminiumbeschichteten Viskoseschicht** mit entsprechendem Saugvlies dazwischen. Da eine Brandwunde sehr viel Flüssigkeit produziert, eignet es sich deutlich besser als ein normales Verbandtuch.

  Leider ist es sehr teuer, schwer und voluminös, so dass es sich für den Outdoorbereich schlecht eignet.

> **Improvisation**
>
> Keine sinnvolle Alternative möglich.

Klebevlies

Eine Rolle Klebevlies ist universell verwendbar. Es wird unter verschiedenen Namen angeboten (*Fixomull®, Mullostrech®* etc.) und ist leider recht teuer. Bei dem Vlies handelt es sich um ein dünnes textiles Gewebe, das auf einer Seite klebt. Es ist lediglich als Befestigung für eine Kompresse gedacht und darf **nicht direkt auf die Wunde** geklebt werden. Normalerweise wird ein Stück aus einer Kompresse ausgeschnitten und mit einem etwas größeren Stück Klebevlies aufgeklebt.

Auch hier, wie bei allen Klebematerialien, ist es wichtig, dass der Untergrund fettfrei und sauber ist. Bei Kälte muss der Kleber erst mit der Hand etwas angewärmt werden. Die so entstandenen Verbände sind gut haltbar, flexibel und atmungsaktiv. Sie können an fast jede Körperstelle angepasst werden.

Tipp: Der Klebevlies eignet sich gut, um an den Füßen **Marschblasen vorzubeugen.** Am Abend nach der Tour kann man oft sehen, wie die oberste Textilschicht abgescheuert ist. Dies bedeutet: Am nächsten Tag wieder aufkleben.

> **Improvisation**
>
> Keine sinnvolle Alternative möglich.

↖ *Metallisiertes Verbandtuch für Brandwunden*
↙ *Fixomull Klebevlies*

Wunden und Wundversorgung

Wundschnellverbände (Wundpflaster)

Wundschnellverbände werden in der Umgangssprache auch oft nur Pflaster genannt. Hierbei handelt es sich um eine kleine unsterile Kompresse, die auf einer Klebeunterlage befestigt wurde. Sie eignet sich **für kleinere Verletzungen** und kann von der Rolle passend zugeschnitten werden.

Der Markt hat mittlerweile eine ganze Palette an Wundschnellverbänden hervorgebracht: Für die sensible Haut, für die große Verletzung, als wasserresistente Ausgabe oder die bunte Variante für Kinder etc.

Man muss sich schon für einen Typ entscheiden, da man sonst vor lauter Pflastern keinen Platz mehr für andere Erste-Hilfe-Artikel hat. Am besten eignet sich ein zehn Zentimeter breiter Wundschnellverband am laufenden Meter, der in der benötigten Größe abgeschnitten werden kann.

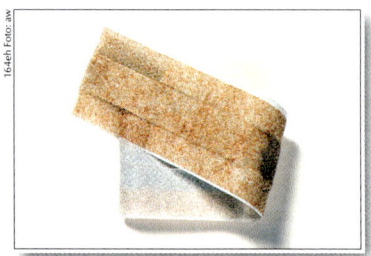

16-4eh Foto: aw

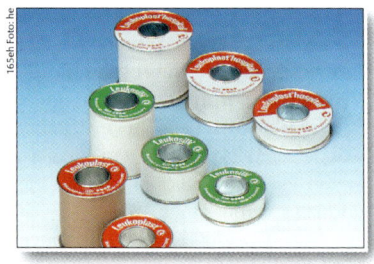

16-5eh Foto: he

Improvisation

Aus einer Kombination von T-Shirt-Stoff bzw. Kompressenstück und Klebevlies bzw. Pflasterrolle kann man leicht ein Pflaster improvisieren.

Pflasterrollen

Hierbei handelt es sich um ein **medizinisches Klebeband,** das atmungsaktiv ist. Es gibt es in verschiedenen Ausführungen, von antiallergisch schwachklebend bis stark haftend. Mit dem Pflaster werden in der Regel Kompressen auf der Haut befestigt oder Verbände verschlossen. Es darf nicht direkt auf eine Wunde geklebt werden.

Wichtig ist es, die Rolle **jedes halbe Jahr auszutauschen,** da der Kleber sehr schnell von Hitze und Kälte ausgetrocknet wird. Schauen Sie mal in Ihren Autoverbandskasten. Die Pflasterrolle ist sicher zu einem Stück zusammengeschmolzen und kann höchstens noch verknotet werden.

Standard-Wundschnellverband, der als Meterware erhältlich ist ↗ ↗

Pflasterrollen ↗

Wunden und Wundversorgung

Improvisation

Verwenden Sie auf keinen Fall ein Plastik-Tape! Es atmet nicht und würde die Haut darunter quellen lassen. Haben Sie keine Pflasterrolle, so verwenden Sie zur Befestigung einer Kompresse elastische Binden oder Klebevlies

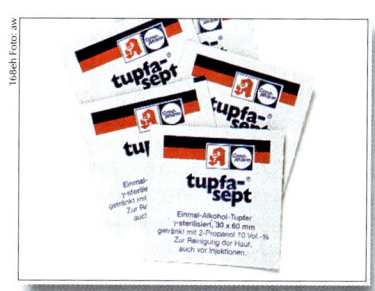

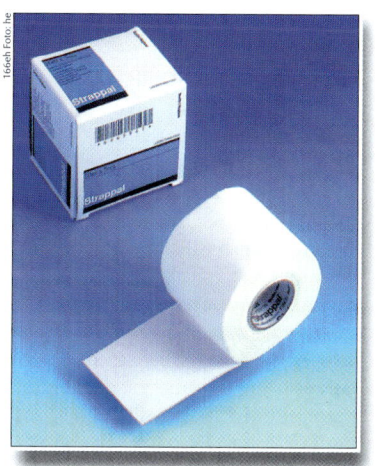

Alkoholtupfer

Diese desinfizierenden Tupfer werden immer nur zur Reinigung verwendet und **nie direkt mit einer Wunde in Kontakt gebracht.** Sie sind einzeln verpackt und bei einer Tour universell verwendbar zur Reinigung von Instrumenten, der Haut oder um ein Feuer in Gang zu bringen. Zum Lutschen eignen sie sich leider nicht, da sie aus 75 Prozent Isopropylalkohol bestehen.

Einzeln verpackte Alkoholtupfer trocknen schnell aus und müssen daher vor jeder Tour auf genügend Flüssigkeitsgehalt überprüft werden.

Sporttape

Die Powervariante der Pflasterrolle. Das Tape ist stabiler und klebt in aller Regel auch besser. Man verwendet es, um stabile Tape-Verbände anzulegen (mindestens zwei Rollen für ein Sprunggelenk) oder seine Fersen vor Blasen zu schützen.

Improvisation

Keine sinnvolle Alternative möglich.

Improvisation

Anstatt eines fertigen Alkoholtupfers kann man auch einfach Wasser und Seife nehmen, um die Hautoberfläche und Instrumente zu reinigen. Hochprozentiges geht natürlich auch, ist aber vielleicht etwas zu schade.

↘ *Sporttape*
↑ *Alkoholtupfer*

Latex-Schutzhandschuhe

Schutzhandschuhe benötigt man bei fast jedem Patienten, und man kann gar nicht genug davon mitnehmen. Neben dem Einsatz bei Verletzungen kann man sie anziehen, um das Fahrrad zu reparieren, Luftballons für kleine Patienten zu basteln und sie am Morgen platzen zu lassen, damit der Zeltpartner aufwacht. Leider reagiert Latex auf Hitze und Kälte, und die Handschuhe müssen regelmäßig erneuert werden.

Improvisation

Hat man keine Latexhandschuhe dabei, kann man zum Infektionsschutz auch normale Handschuhe (Gore-Tex) anziehen oder sich Plastikbeutel bzw. Packsäcke über die Hände stülpen.

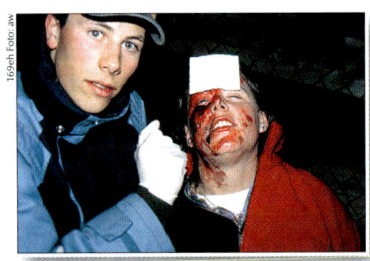

▲ *Latexhandschuhe im Einsatz*

Verbände

In einer Erste-Hilfe-Situation in der Stadt braucht man kaum Kenntnisse über Verbände. Man muss lediglich eine Kompresse so befestigen, dass sie bis zum Eintreffen des Rettungsdienstes oder bis ins Krankenhaus hält. Betrachtet man die relativ kurzen Wege in einer Stadt und die schnellen Einsatzzeiten der Rettungsdienste, so ist das keine besonders große Herausforderung – es hält eigentlich jeder Verband.

Auf Tour sieht die Situation schon anders aus. Es genügt nicht mehr, nur etwas irgendwie festzukleben. Nein, Verbände müssen gut sitzen und auch etwas Belastung aushalten. Daher lohnt es sich, ein wenig mit verschiedenen Verbänden zu experimentieren und die richtige Handhabung zu erlernen. Es ist sehr schwierig, dies in einem Buch darzustellen, und die nachfolgenden theoretischen Beschreibungen sind nur Merkhilfen. Das Anlegen von Verbänden muss praktisch erlernt und geübt werden.

Dreiecktuchverbände

Mit einem Dreiecktuch kann man fast alle anderen Verbände ersetzten. Ein solcher Verband ist schnell angelegt und hält meist ebenso gut wie andere Varianten, die wesentlich mehr Zeit benötigen. Verwenden Sie immer Dreieckstücher aus Viskose und nicht aus Vliesmaterial, das sehr schnell zerreißt und für unsere Zwecke nicht ge-

Kopfhauben

Ein Verband um den Kopf kann mit einem Dreiecktuch folgendermaßen angelegt werden:

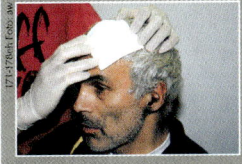

Wundauflage auf die Wunde legen.

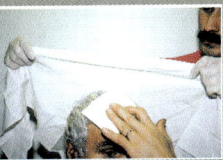

Dreiecktuch an der Basis einmal umschlagen.

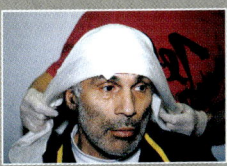

Dreiecktuch so auf dem Kopf ausbreiten, dass die Spitze über dem Nacken hängt und die Basis mit dem Überschlag auf der Stirn oberhalb der Augenbrauen zum Liegen kommt. Danach Straffen der Basis durch Zug an den Enden.

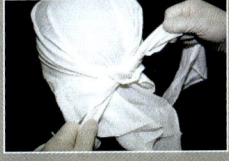

Die beiden Enden über der Spitze zusammenknoten.

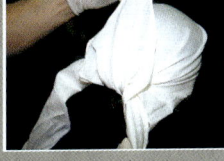

Die Spitze über den Knoten schlagen.

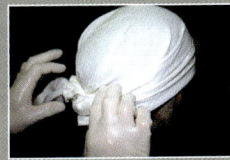

Einen weiteren Knoten darüber machen.

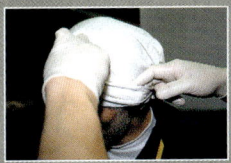

Die losen Enden in den Überschlag an der Basis stecken

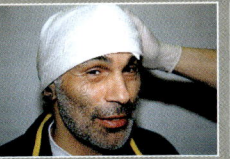

Der Dreiecktuchverband muss so angelegt werden, dass die Ohren mit abgedeckt sind und der Knoten unterhalb des hinteren Schädelknochens liegt. Sitz das Dreiecktuch zu hoch, gleitet es an den Haaren nach oben und hat keinen Halt.

Hinweis:
Die Kopfhaube kann man auch so anfertigen, dass die Basis im Nacken und die Spitze an der Stirn liegt. Das Vorgehen ist aber das gleiche.

Wunden und Wundversorgung

Fuß- oder Handverbände

Für Verbände an den Füßen oder Händen
wird das Dreiecktuch folgendermaßen verwendet:

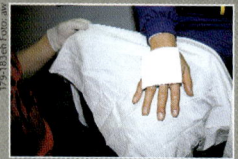 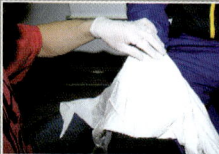 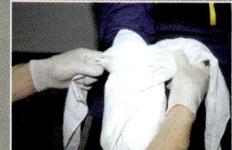

Wundauflage auf die Wunde legen. Hand bzw. Fuß liegen mit den Finger-/Zehenspitzen in Richtung Dreiecktuchspitze.

Spitze oberhalb des Hand-/ Fußrückens legen.

Beide Enden um das Gelenk wickeln.

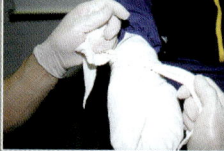 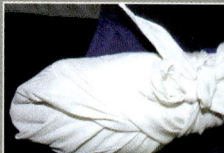

Enden wieder nach vorne führen und verknoten.

Lose Enden in den Verband stecken.

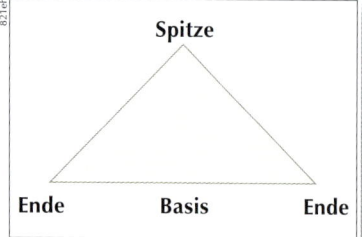

eignet ist. Ein Dreiecktuch ist unsteril und daher **als Befestigungsmittel gedacht,** auf die Wunde muss zuvor immer eine Kompresse gelegt werden.

↑ *Bezeichnungen beim offenliegenden Dreiecktuch*

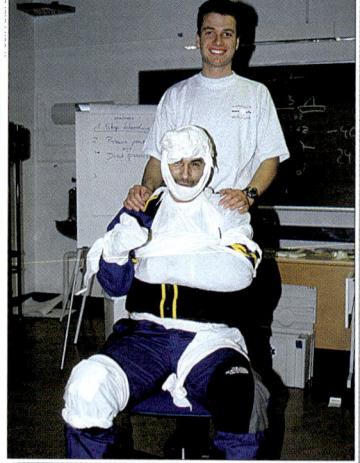

Knie- oder Ellenbogenverbände

Auch hier ist das Prinzip ähnlich.

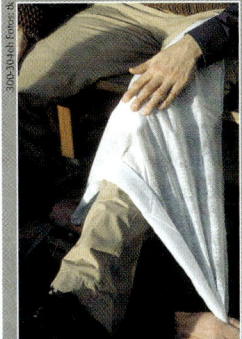 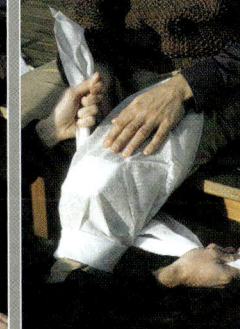 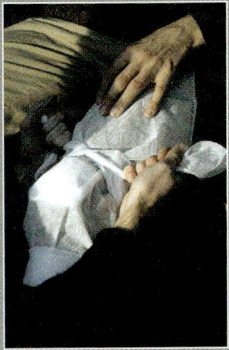

Wundauflage auf die Wunde legen. Kniegelenk leicht gebeugt halten. Die Basis des Dreiecktuchs liegt dabei einmal umgeschlagen unterhalb, die Spitze oberhalb des Knies.

Beide Enden werden unter dem Bein gekreuzt und oberhalb des Gelenks auf den Oberschenkel geführt.

Zusammenknoten der Enden.

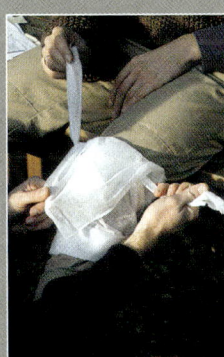 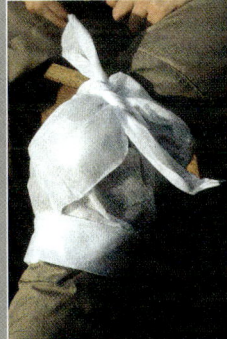

Einschlagen der Spitze über dem Knoten Richtung Fuß.

Erneuter Knoten über der Spitze

Wunden und Wundversorgung

Kinnverbände

Mit dem Kinnverband können verletzte Unterkiefer ruhig gestellt werden oder bei offenen Verletzungen die Kompresse an der richtigen Stelle gehalten werden.

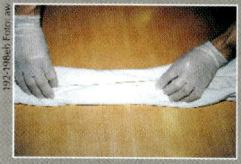

Aus einem Dreiecktuch eine Krawatte legen.

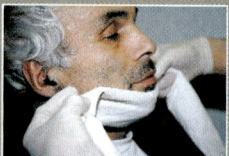

Die Falte in der Krawatte öffnen und taschenförmig um das Kinn legen.

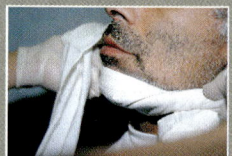

Die Krawatte beiderseits des Kinns einmal verdrehen.

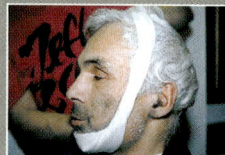

Ein Ende über den Kopf bis zur gegenüberliegenden Schläfe führen.

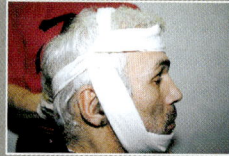

Hier beide Enden überkreuzen und über Stirn und Hinterkopf bis zur gegenüberliegenden Seite führen.

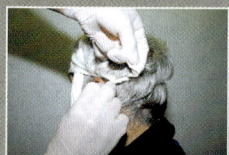

Enden in Schläfenhöhe bzw. seitlich der Stirn verknoten.

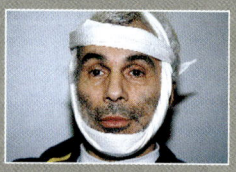

Fertig ist der Kinnverband.

Hinweis:

Für manche „Dickschädel" ist das Dreiecktuch zu kurz. In solch einem Fall muss man einfach eine zweite Krawatte anknoten oder das Tuch am höchsten Punkt des Kopfes verknoten.

Arm- oder Unterschenkelverbände

Am Arm wird ein Verband folgendermaßen angelegt (das Prinzip beim Unterschenkel ist dasselbe):

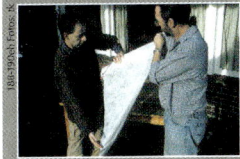 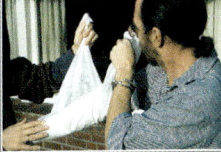 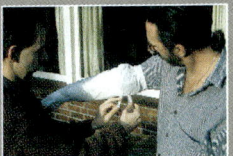

Wundauflage auf die Wunde legen. Dreiecktuch mit der Spitze auf das Handgelenk und mit einem Ende auf die Schulter platzieren.

Herunterhängendes Ende gestrafft um den Unterarm wickeln.

Das freie Ende an der Schulter in Richtung Unterarm wickeln und verknoten.

Hüftverbände

Für die Versorgung einer Verletzung an der Hüfte benötigt man zwei Dreiecktücher:

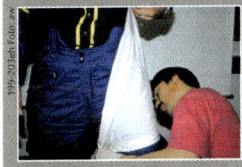 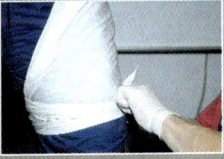 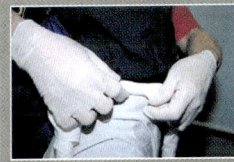

Wunde mit Wundauflage bedecken. Dreiecktuch mit Spitze Richtung Oberkörper auf die Hüfte legen.

Enden um den Oberschenkel verknoten.

Eine zweite Dreiecktuch-krawatte auf die Spitze des Dreiecktuches legen.

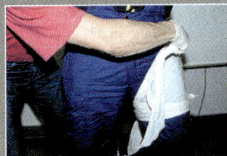 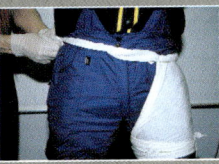

Neue Krawatte in der Spitze des ersten Dreiecktuchs einrollen.

Krawatte um die Taille legen und verknoten.

Wunden und Wundversorgung

Schulterverbände

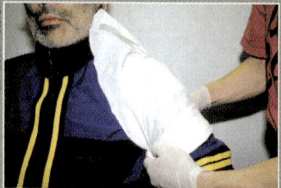

Auch ein Verband um die Schulter wird mit zwei Dreiecktüchern angelegt:

Wundauflage auf die Wunde legen. Dreiecktuch mit Spitze zum Kopf zeigend auf die Schulter legen.

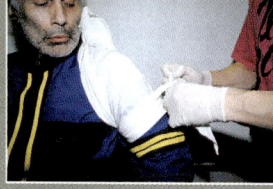

Enden am Arm verknoten.

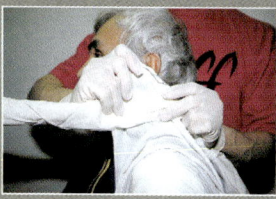

Spitze des Dreiecktuchs in eine neue Dreiecktuchkrawatte einschlagen.

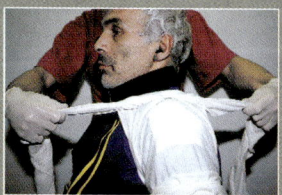

Krawatte in das erste Dreiecktuch eindrehen.

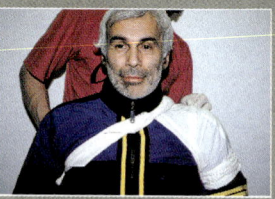

Ende der neuen Krawatte um den Brustkorb schlingen und seitlich auf der gesunden Seite verknoten.

Bindenverbände

Mit einer elastischen Binde kann man besonders bei Gelenkproblemen Stützverbände wickeln. Im Prinzip ist eine Binde aber nur eine **weitere Form von Befestigungsmaterial,** mit der auch Polster und mehrere Lagen an Wundauflagen befestigt werden können.

Bindengänge eignen sich grundsätzlich dazu, an Körperteilen unterschiedlichen Umfangs (Beine, Arme, Hand) einen effektiven Stützverband oder eine Befestigung für Wundauflagen anzufertigen. Bei frischen Sportverletzungen verhindert ein Verband auch das Anschwellen der Verletzung. Nachfolgend werden Verbände mit Binden erklärt, die hauptsächlich als **Stützverband** Verwendung finden.

Grundsätzlich gilt bei Bindenverbänden folgendes zu beachten:

- Binden immer in Richtung des Herzen wickeln.
- Beim Wickeln muss man in den Bindenkopf hineinschauen können, sonst gleitet die Binde zu leicht aus der Hand.
- Verbände nie zu straff wickeln, da sonst die Blutzirkulation gestört werden kann.
- Jeder Bindenverband muss mit einer Befestigung enden. Besser als die mitgelieferten Haken eignen sich dafür Pflaster- oder Sporttape.

Bindenverbände werden mit verschieden Techniken angelegt, die im Folgenden erläutert werden.

Kreis- oder Befestigungsgang

Diese weit verbreitete Wickeltechnik eignet sich am ehesten für gerade, unkomplizierte Stellen. Am Beispiel eines Verbands am Handgelenk soll der Kreis- oder Befestigungsgang erklärt werden:

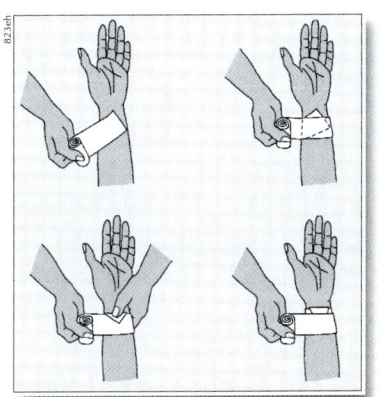

- Bindenanfang in die linke Hand, Bindenrolle in die rechte Hand nehmen. Die Bindenrolle liegt auf der Binde.
- Bindenanfang diagonal zum späteren Verbandsverlauf anlegen.
- Binde vertikal in einem Kreisgang über das erste, schräg verlaufende Verbandsstück um den Arm herumführen.
- Herausschauende Ecke des Bindenganges umschlagen und mit weiteren Kreisgängen befestigen.

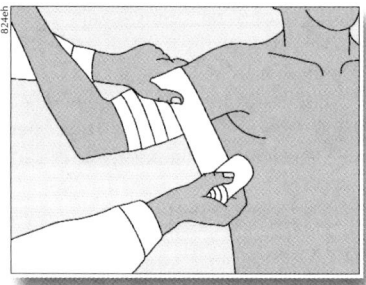

- Kreisgang zur Befestigung des Verbandes.
- Nächsten Bindengang schräg nach oben ansetzen, seitlich mit dem Daumen festhalten. Bindenkopf (nahe dem Körperteil) ohne Zug nach unten umschlagen.
- Bindenkopf herumführen. Dabei den vorherigen Bindengang etwa zur Hälfte überdecken
- Wieder schräg nach oben ansetzen und in diesem Turnus fortfahren.

Spiralgang

Auch diese Methode eignet sich am ehesten für gerade, unkomplizierte Köperteile. Am Beispiel eines Verbands am Oberarm soll der Spiralgang erklärt werden:

- Befestigungsgang wie oben beschrieben anlegen.
- Binde danach spiralförmig Richtung Herz wickeln, wobei der jeweils vorherige Bindengang zur Hälfte überdeckt wird (einfaches Rundwickeln).

Umschlaggang

Dieser Verband eignet sich für trichterförmige Körperformen wie den Unterarm und die Wade. Durch die Umschläge passt er sich dieser besonderen Form an.

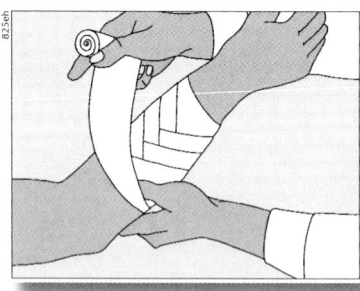

Achtergang

Der Achtergang eignet sich für gebeugte und unregelmäßige Körperformen wie Knie und Ellenbogen.

- Bindenkopf mehrmals im Kreisgang über die Ellenbeuge samt Wundauflage führen.
- Binde von der Ellenbeuge schräg zum Unterarm wickeln. Um diesen herum binden und zurück zur Ellenbeuge führen.

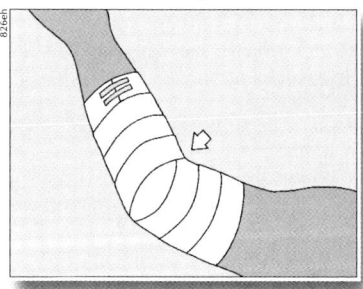

- Ein Stück nach oben zum Oberarm, um diesen herum und wieder zurück zur Ellenbeuge wickeln.
- Erneut einen Bindengang um den Unterarm führen. Dies wird so oft fortgesetzt, bis die Wundauflage fest liegt oder das Gelenk gestützt ist.

Fingerverband

Handverband
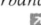

Fingerverband

Für einen Fingerverband braucht man eine ziemlich schmale Binde. Hat man nur eine breite dabei, schneidet man diese einfach längs in der Mitte durch – und schon hat man zwei.

- Befestigungsgang wie oben beschrieben am Handgelenk.
- Binde schräg über den Handrücken zum Finger führen.
- Wundauflage von der Fingerkuppe zum Herz hin im Spiralgang wie oben beschrieben befestigen.
- Binde über den Handrücken zum Handgelenk zurückführen. Mit Kreisgängen beenden und festlegen.

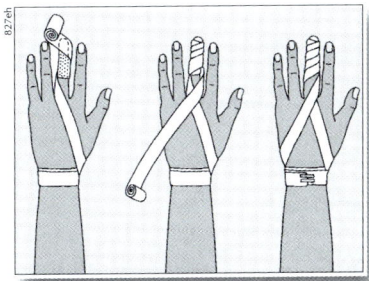

Handverband

An der Hand wird eine spezielle Technik angewendet:

- Befestigungsgang am Handgelenk.
- Über den Handrücken und die Wundauflage zu den Fingern führen. Dort einen Kreisgang legen.
- In Achtergängen stufenförmig die Hand bedecken.
- Mit Kreisgängen am Handgelenk beenden und befestigen.

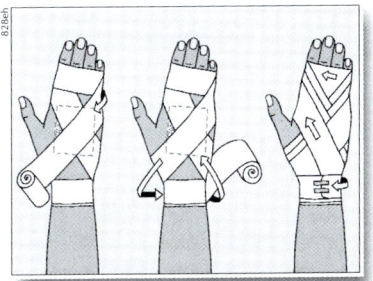

Sprunggelenksverband

Beim Anlegen eines Verbandes am Fußknöchel verwendet man die Technik des Achterganges.

Achtung: Die Ferse offen lassen und nicht zuwickeln, da sonst die Zirkulation zu stark eingeschränkt wird. Dazu kann man die Zehen testen, ob sie noch genug durchblutet werden.

- Man startet entweder am Fußrücken oder oberhalb des Gelenkes mit einem Befestigungsgang.
- Der Fuß muss sich in der neutralen Stellung befinden, d.h. als ob man auf ihm stehen

würde. Oft ist im Liegen der Fuß leicht abgestreckt. Man bittet dann den Patienten, beim Wickeln der Binde die Zehen mit dem Vorfuß zum Körper hin zu ziehen.

- Man führt nun die Binde in einer Acht über den Knöchel und wieder zurück über den Vorfuß.
- Bei jeder Wickelung rückt man einen Zentimeter weiter.

Befestigung von Bindenverbänden

Bindenverbände können auf verschiedene Weisen beendet und befestigt werden:

- Durch Unterstecken, indem man das Ende unter den Verband steckt.
- Durch Pflasterstreifen oder Tape.
- Durch Einschneiden des Endstücks und Zusammenknoten der beiden Enden.
- Durch Sicherheitsnadeln.

Wundschnellverbände (Wundpflaster)

Da der Gebrauch von Wundpflastern allgemein bekannt sein dürfte, hier nur einige ergänzende Hinweise:

● Die Haut in der Wundumgebung sollte mit einem Alkoholtupfer vorher fettfrei gesäubert werden. So hält das Pflaster besser und länger.
● Das Kompressenstück des Pflasters muss größer sein als die Wunde.
● Beide Schutzfolien gleichzeitig nach außen ziehen, ohne auf die Wundauflage zu fassen.
● Kompressenstück auf die Wunde, Klebestreifen auf die Haut legen und die Folien vollständig abziehen. Enden glattstreichen.

Muss sich das Pflaster einem Gelenk oder einer Mulde anpassen, werden einfach aus den Kleberändern kleine Dreiecke herausgeschnitten. Auf diese Weise liegt das Pflaster sauber an, wie in der Abbildung zu sehen.

Pflasterverbände

Pflasterverbände werden für kleine frische Wunden oder zur Abdeckung älterer Wunden im Heilungsprozess verwendet. Sie sind flexibel und können leicht auf die benötigte Größe zugeschnitten werden.

Rahmenverbände

Breite Pflastersteifen werden **über den Rand** der Kompresse geklebt, so dass sie zum Teil die Wundauflage und zum anderen Teil die Haut erfassen. So entsteht ein Rahmen um die Kompresse (siehe die Abbildung links).

Fensterverbände

Breite Pflastersteifen werden **längs und quer** über der Wundauflage befestigt. Die Ränder der Wundauflage bleiben frei (siehe die Abbildung links).

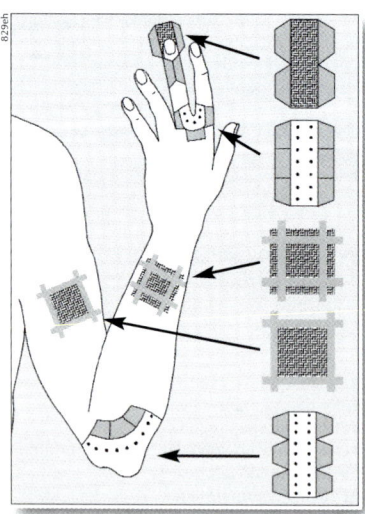

◀ *Wundpflaster und Pflasterverbände: an der Hand und am Ellenbogen wurden Pflaster, am Ober- sowie Unterarm Wundkompressen aufgeklebt.*

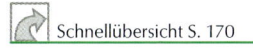

Wärme-haushalt

Temperaturregulierung im Körper

Der Mensch ist im Gegensatz zu Reptilien ein Lebewesen mit einer konstanten Körpertemperatur, unabhängig von der jeweils herrschenden Temperatur der Umgebung. Unser Körper produziert die für den Erhalt des Temperaturgleichgewichts notwendige Wärme durch Verbrennung der zu uns genommenen Nahrungsmittel. Auf diese Weise bleibt die **Körpertemperatur immer konstant,** nur die Menge des benötigten Brennstoffes variiert stark. In einer kalten Umgebung benötigt der Körper sehr viel mehr Energie, um die Verluste an die kalte Umwelt auszugleichen, als unter warmen Bedingungen.

Die normale Körpertemperatur des Menschen liegt ungefähr zwischen 35,8 und 37,8°C, auch wenn als allgemeingültige Obergrenze 37°C festgelegt wurde. Über den Tag verteilt **schwankt die Temperatur des Menschen** um 0,7–2,1°C. Am frühen Morgen zwischen drei und fünf Uhr ist unsere Körperwärme in aller Regel am niedrigsten. Aus diesem Grund frieren wir in unserem Schlafsack am ehesten in den frühen Morgenstunden. Hingegen ist die Temperatur am späten Nachmittag oder frühen Abend am höchsten.

Während langer und intensiver Anstrengung produziert der Körper mehr Wärme, als er abgeben kann. In Folge kann die Körpertemperatur bis auf über 40°C ansteigen. In einer Umge-

Wärmehaushalt

bung, in der die Wärme nicht abgegeben werden kann, wie besonders in feuchten und heißen Klimaten, ist die Folge eine Überhitzung des Körpers sowie der Zusammenbruch des Kreislaufs.

Wärmeregulierung

Zwei Mechanismen im Körper sind für die Beibehaltung einer konstanten Körpertemperatur verantwortlich:

● Die **Erhöhung bzw. Verminderung der Durchblutung** in der Körperschale (Muskulatur, Haut, Extremitäten) und die damit einhergehende Erhöhung bzw. Verminderung der Wärmeabgabe. Dieser Effekt kann nicht willentlich kontrolliert werden.
● **Rational gesteuerte Schutzmaßnahmen,** die von unserem Intellekt aktiv kreiert werden, wie z.B. warme Kleidung, Decken, Feuer, Bewegung etc.

In einer Umgebungstemperatur zwischen 28°C und 34°C ist die Luft warm genug, um den Körper nicht auszukühlen, aber immer noch kalt genug, um überschüssige Wärme aufzunehmen, ohne dass der Körper zusätzliche Funktionen wie Schwitzen verwenden muss. Dieser Bereich wird auch die **thermoneutrale Zone** genannt. Bei höheren Temperaturen muss durch Schwitzen Wärme abgegeben werden. Hierbei entzieht der Schweiß beim Verdampfen dem Körper Wärme (Verdunstungskälte).

In einer kalten Umgebung muss der Wärmeverlust reduziert werden. Aktivität der Muskulatur produziert zusätzliche Wärme und hilft, die Körpertemperatur stabil zu halten. Grundsätzlich ist aber die Menge an Körperwärme, welche an die Umgebung abgegeben werden kann, um ein Vielfaches höher, als die Menge der durch Muskelaktivität produzierten Wärmeenergie.

Veränderungen der Wärmeabgabe

Erhöhung der Wärmeabgabe

Durch physische Anstrengung (Muskelaktivität) und Stoffwechselreaktionen, die hauptsächlich in der Leber stattfinden, wird Wärme produziert, die wieder an die Umgebung abgegeben werden muss. Würde der Körper die produzierte Wärme nicht abgeben, so würde seine Körpertemperatur um 1°C pro Stunde ansteigen. Über 90 Prozent der Wärme wird **über die Haut abgegeben,** eine kleinerer Teil über die Lungen. Auch wenn ein Teil der Energie direkt abgeleitet wird, so wird der größte Teil an das Blut abgegeben. Dieses zirkuliert durch die Haut, von wo aus die Wärme an die Umgebung weitergeleitet wird.

Die Wärmeabgabe wird reguliert, indem **die Körperschale stärker oder weniger stark durchblutet wird.** Sind die Blutgefäße maximal weit gestellt, kann hundertmal mehr Blut hindurch fließen als im engen Zustand. Bei optimaler Öffnung der Adern ist der Temperaturunterschied der Körperschale und des Körperkerns (Gehirn, Brustkorb, Bauchorgane) minimal.

Reicht die Maßnahme der verstärkten Durchblutung nicht aus, die überschüssige Temperatur aus dem Körper

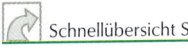

zu transportieren, so greift der Organismus zu einem zusätzlichen Hilfsmittel. In heißer Umgebung wird Flüssigkeit aus den Körperzellen abgezogen und der Blutbahn zur **Volumenerweiterung** zur Verfügung gestellt. So kann bis zu 10 Prozent mehr Blut die überschüssige Wärme in die oberen Hautschichten transportieren als bei normaler Blutmenge.

Hitzeerkrankungen sind in aller Regel nichts anderes als überschüssige Wärme, die nicht an die Umgebung abgegeben werden kann. In Gebieten mit sehr hoher Luftfeuchtigkeit kann der Schweiß nicht verdunsten, und die Hitze verbleibt im Körper – mit zum Teil fatalen Folgen. Eine ähnlicher Effekt tritt ein, wenn der Körper ausgetrocknet *(Dehydratation)* ist und nicht mehr schwitzen kann, da keine Flüssigkeit zur Schweißproduktion zur Verfügung steht.

Verminderung der Wärmeabgabe

Um die Wärmeabgabe des Organismus zu vermindern, geht der Körper genau den gegenteiligen Weg. Die **Gefäße in der Haut werden eng zusammengezogen,** so dass nur eine sehr kleine Menge an Blut zirkulieren kann. So wird der Wärmeverlust über die Haut und die tiefer gelegenen Schichten vermindert. Zusätzlich ziehen sich alle Blutgefäße in den Extremitäten (Arme, Beine) zusammen. Da diese mit ihrer zylindrischen Form eine besonders große Oberfläche bilden, wird auf diese Art und Weise der Wärmeverlust erheblich reduziert.

Wärmeproduktion durch Aktivität und Zittern

Als einzig wirklich effektive Methode zur Wärmeproduktion steht dem Menschen Muskelaktivität zur Verfügung. Der Körper besteht „nur" aus 50 Prozent Muskulatur, die bei Belastung stolze 73 Prozent der Gesamtwärme produziert. Die Temperaturerhöhung über eine Erhöhung des Stoffwechsels durch die Hormone *Adrenalin* und *Noradrenalin* ist nur von kurzer Dauer, und die dadurch produzierte Wärme ist im Vergleich vernachlässigbar.

Um den Wärmehaushalt deutlich zu verbessern, ohne dass wir selbst aktiv werden, greift der Körper zu einer Methode der Muskelaktivität, die wir willentlich kaum kontrollieren können – **dem Zittern.** Hierbei wird die längs- und quergestreifte Muskulatur unregelmäßig und unkoordiniert zusammengezogen. Dadurch produziert der Körper ungefähr fünfmal mehr Wärme als im Ruhezustand, und es wird verhindert, dass die Körpertemperatur weiter abfällt. Über das Zittern ist soviel bekannt, dass Sensoren unter der Haut und im Gehirn dafür verantwortlich sind, dass es in Gang gesetzt wird. Ein Rückgang der Körperkerntemperatur löst ein heftiges Zittern aus.

Ebenso kann eine Abkühlung der Haut ohne einen wesentlichen Rückgang der Kerntemperatur zu Zittern führen. Wird bei einem Unterkühlten die Haut erwärmt, hört das Zittern meist auf, ohne dass sich die Körperkerntemperatur verändert hat. Unterhalb einer Körperkerntemperatur von

Wärmehaushalt

30–32°C gibt der Körper den Versuch der Erwärmung durch Zittern auf, da der gewünschte Aufwärmungseffekt nicht eingetreten ist und keine weitere Energie verschwendet werden soll.

Zittern hat nicht nur gute Seiten. Da die Muskelaktivität, von der Wärme abgesehen, viel Energie verschwendet, ohne etwas dazu beizutragen, die Ursache der Unterkühlung zu verändern, ist es in vielen Situationen besser, die Energie für Eigenrettungsmaßnahmen zu verwenden (zu einem Unterschlupf laufen, Feuer machen etc.).

Eine effektivere Erwärmung stellt die **Betätigung großer Muskelgruppen** wie z.B. der Beine dar. Dabei wird dem Körper schnell viel Wärme zur Verfügung gestellt. Wacht man am frühen Morgen im Schlafsack zitternd und fröstelnd auf, macht es wenig Sinn, ruhig dazuliegen und zu warten, bis das Bibbern aufhört. Effektiver ist es, heftig mit den Beinen zu strampeln (Vorsicht, Zeltnachbar!) und so Wärme zu produzieren.

Zittern kann in einigen Situationen **lebensgefährlich sein.** Unkontrolliertes Zittern kann dazu führen, dass es unmöglich wird, ein Streichholz anzureißen, konzentriert weiterzuklettern oder ein Zelt aufzubauen. In solchen Situationen wäre der Körper ohne den Zittereffekt wesentlich besser gestellt. Alkohol, Beruhigungsmittel, niedriger Blutzucker und große Höhe vermindern das Zittern.

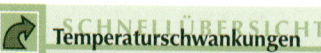

SCHNELLÜBERSICHT
Temperaturschwankungen

Unterkühlung

Ursachen:
- Wind
- Niedrige Umgebungstemperatur
- Hohe Luftfeuchtigkeit
- Kaltes Wasser.

Gegenregulation des Körpers
- Durchblutungsverminderung in der Peripherie des Körpers
- Steigerung des Stoffwechsels
- Zittern und Gänsehaut.

Erwärmung

Ursachen:
- Starke körperliche Aktivität
- Hohe Lufttemperatur
- HoheLuftfeuchtigkeit
- Fieber.

Gegenregulation des Körpers:
- Schwitzen
- Steigerung der Durchblutung.

Anpassung an Kälte

Mein Freund Björn hat eine Hundeschlittenfarm in Nordnorwegen und ist fast den ganzen Winter mit seinen Schlitten unterwegs. Er erzählt mir, dass er im Herbst, wenn er anfängt, die Hunde zu trainieren, keine Handschuhe anzieht, um sich an die Kälte zu gewöhnen. Lediglich wenn die Hände zu kalt werden, steckt er sie in die Tasche. Er behauptet, auf diese Art und Weise wesentlich weniger Kälteprobleme während der gesamten Tourenperiode zu bekommen. Woher kommt das? **Kann sich der Körper an Kälte anpassen?**

Für diesen Effekt ist die sogenannte *kalte Vasodilatation* oder auch der *hunting effect* verantwortlich. Wird eine Hand in eiskaltes Wasser getaucht, ziehen sich die Blutgefäße schnell zusammen, um Wärme zu sparen. In einem Abstand von fünf bis fünfzehn Minuten werden die Blutgefäße wieder weit gestellt und mit warmem Blut gefüllt. Das Gewebe wärmt sich wieder etwas auf. Diese Gefäßweitstellung kann beobachtet werden, da die Hand eine rosa Farbe bekommt und sich auch wärmer anfühlt. Auch wenn durch diesen Effekt dem Körper Wärme verlorengeht, so hilft er doch, die Finger vor Kälteschäden zu bewahren.

Nun ist es auch leicht zu erklären, warum Björn wesentlich länger ohne Handschuhe aushält als nicht akklimatisierte Personen. **Der Körper erhöht die Frequenz,** in der die Hände durchblutet werden. So kann er, wie auch Eskimos oder Fischer, ohne Handschuhe in Situationen arbeiten, die andere nicht ertragen würden.

Wärmehaushalt

⬇ *Kältetraining mit Eisbrocken*

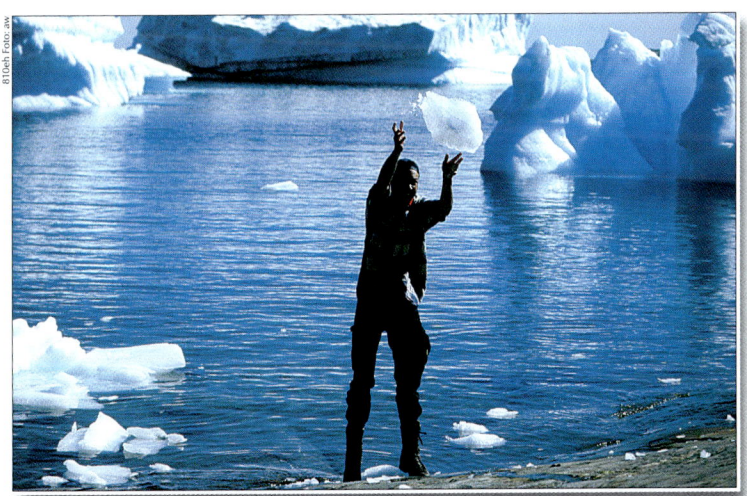

810eh Foto_aw

Messung der Körpertemperatur

Um die Körpertemperatur zuverlässig zu ermitteln, benötigt man ein Hilfsmittel. Handauflegen oder subjektive Wärme- bzw. Kälteempfindungen sind sehr unzuverlässige Indikatoren für den Zustand des Wärmehaushaltes.

Fieberthermometer (Alkohol/Quecksilber)

Meist in Glas eingebettet, dehnt sich auf einer im Thermometer eingebauten Skala Quecksilber oder Alkohol bei Wärme aus und zeigt damit die gemessene Körpertemperatur. Die Ausdehnung erfolgt relativ langsam, so dass ca. fünf Minuten lang gemessen werden sollte, um ein brauchbares Ergebnis zu bekommen. Zuvor muss die Quecksilbersäule auf den Normalzustand geschüttelt werden, da sie sich nach der beim Messen erfolgten Erwärmung in der Abkühlungsphase nicht wieder zusammenzieht.

  Die Thermometer sind billig und zuverlässig, leider aber **nicht für den Outdoorgebrauch geeignet.** Die dünne Glashülle bricht schnell, durch Erschütterung reißt der Quecksilberfaden ab und das Thermometer wird unbrauchbar.

Unterkühlungsthermometer

Die Skala eines Fieberthermometers geht bis ca. 35°C im unteren und bis über 43°C im oberen Bereich. Was

aber tun, wenn man bei einem Unterkühlungsopfer die Temperatur, die fast immer unter 35°C liegt, bestimmen will?

Zu diesem Zweck gibt es spezielle *Hypothermiethermometer*. Es können auch Neugeborenenthermometer dafür verwendet werden.

Elektronische Thermometer

Elektronische Thermometer basieren auf dem Prinzip der Widerstandserhöhung bei Erwärmung. Sie sind mittlerweile sehr genau, relativ günstig, leicht abzulesen und messen die Temperatur schneller als Quecksilberthermometer. Sie werden meist mit austauschbaren Plastikhüllen geliefert, so dass sie sich sehr hygienisch verwenden lassen.

Ohrthermometer

Dieser Typ ist relativ neu auf dem Markt und ermittelt die Temperatur am Trommelfell. Es ist ein kleiner Apparat, der wie eine Taschenlampe aussieht. Mittlerweile sind die Geräte recht genau.

  Für eine Outdoorsituation kommen sie wegen des Gewichts und der Größe allerdings kaum in Frage.

Nichtmedizinische Thermometer

Sollte kein spezielles medizinisches Thermometer zur Messung der Körpertemperatur verfügbar sein, so kann man auch unter Beachtung von Vorsichtsmaßnahmen gegen Verletzungen ein normales Außenthermometer nehmen. Hierbei muss man allerdings die Temperatur **während des Messvorganges ablesen,** da das Thermometer nach dem Herausnehmen vom Mess-Ort sofort wieder fällt.

Temperaturmessung am Körper

Orale Messung (Mund)

Ein orales Thermometer wird unter die Zunge gesteckt, und nach ca. drei bis vier Minuten kann die Temperatur abgelesen werden. Dies ist eine **genaue und bequeme Art der Messung.**

Die Methode darf aber nicht bei bewusstlosen oder im Bewusstsein eingeschränkten Personen angewandt werden. Das Thermometer könnte verschluckt oder zerbissen werden. Glasstücke im Mund oder Rachen können schwere Komplikationen nach sich ziehen.

Axillare Messung (Achseln)

Ein Thermometer wird in der Achselhöhle plaziert, der Arm an die Seite des Brustkorbes gelegt, und nach ca. fünf Minuten wird das Thermometer abgelesen. Die axillare Temperatur liegt im Durchschnitt um ca. 0,5°C niedriger als die oral gemessene Temperatur. Diese Messmethode ist wesentlich **ungenauer und unzuverlässiger** als eine orale Messung. Sie kann

nur in Ausnahmefällen dazu dienen, einen Temperaturverlauf zu dokumentieren.

Messung in der Leiste

Ein Thermometer wird in die Leiste gesteckt und nach ca. fünf Minuten abgelesen. Sonst gelten hierfür die gleichen Einschränkungen wie bei der axillaren Messung.

Rektale Messung (After)

Sie stellt die **genaueste Form der Messung** dar und wird meist in Krankenhäusern praktiziert.

 Für eine Outdoorsituation ist sie aber wenig geeignet, da der Patient entkleidet werden muss und dabei zusätzlich Wärme verliert. Und wer schon einmal versucht hat, sich bei einem Patienten durch mehrere Schichten Gore-Tex, Fleece und Unterwäsche vorzuarbeiten, wird lieber eine andere Stelle nehmen.

Wärmeverlust

Unser Körper verliert Wärme durch Strahlung, Konvektion, Leitung oder Verdunstung

Strahlung

Die Abgabe von Strahlung ist der Weg, auf dem der Körper in der Regel **am meisten Wärme verliert.** Ständig strahlt der Körper Energie auf in der Nähe liegende Objekte ab. Wir wandeln wie eine strahlende Sonne durch die Welt. Es wird aber relativ wenig Wärme über die Luft abgegeben, da sie ein schlechter Wärmeleiter ist.

Unsere Kleidung zollt dem Verlust wenig Rechnung, da die infrarote Strahlung durch die Kleidung hindurch entweicht. Versuche mit reflektierenden Schichten in Kleidung blieben bisher wenig erfolgreich.

Wir verlieren aber durch Strahlung nicht nur Energie an die Umgebung, sondern **nehmen auch Strahlungswärme in uns auf.** Wenn wir die Hand in die Nähe eines Heizkörpers halten, uns in der Sonne räkeln oder das Lagerfeuer genießen, immer nehmen wir Strahlungswärme in uns auf.

Konvektion

Der Prozess der Konvektion kommt in Gang, wenn das den Körper umgebende **(Wärme-) Übertragungsmedium in Bewegung ist.** Um unseren Körper bildet sich immer eine warme Luftschicht (Medium). Wird diese durch Wind bewegt (Transfer), so verliert man Wärme. Ebenso gibt man in einem fließenden Gewässer ständig Wärme ab, da das vom Körper aufgewärmte Wasser abfließt. Auch durch einen Kleidungswechsel geht Temperatur verloren, da die bereits aufgewärmte Kleidungsschicht durch eine kalte ersetzt wird.

Börge Ousland schützt sich vor dem Windchill-Effekt, indem er eine Sturmmaske aufsetzt, die Erfrierungen im Gesicht verhindert ➋

Windchill-Tabelle

Windgeschwindigkeit km/h	Temperatur (°C)												
0	+4	+2	-1	-4	-7	-9	-12	-15	-16	-20	-23	-26	-29
8	+2	-1	-4	-7	-9	-12	-15	-16	-20	-23	-26	-29	-32
16	-1	-7	-9	-12	-15	-16	-23	-26	-29	-32	-37	-40	-43
24	-4	-9	-12	-16	-20	-23	-29	-32	-34	-40	-43	-46	-51
36	-7	-12	-15	-16	-23	-26	-32	-34	-37	-43	-46	-51	-54
40	-9	-12	-16	-20	-26	-29	-34	-37	-43	-46	-51	-54	-59
48	-12	-15	-16	-23	-29	-32	-34	-40	-46	-48	-54	-57	-62
56	-12	-15	-20	-23	-29	-34	-37	-40	-46	-51	-54	-59	-62
64	-12	-16	-20	-26	-29	-34	-37	-43	-48	-51	-57	-59	-65

Geringe Gefahr: Windgeschwindigkeiten über 64 km/h haben geringe zusätzliche Wirkung

Zunehmende Gefahr: Fleisch kann innerhalb von einer Minute gefrieren

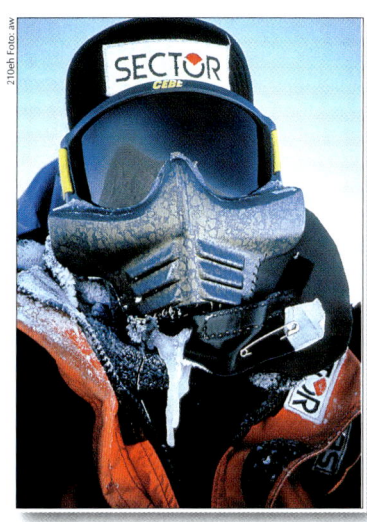

210eh Foto: aw

Im Körper ist das Wärmetransportmedium das Blut. Es transportiert Wärme durch den ganzen Körper. Ebenfalls wird durch Urin Energie an die Umgebung abgegeben.

In einer Outdoorsituation ist der Konvektionsprozess von sich bewegenden Luftschichten sehr bedeutsam. Das um den Körper gebildete Luftpolster wird von der Luftbewegung abtransportiert. Im Wind ist der Wärmeverlust um das Quadrat der Geschwindigkeit vergrößert. Bei einer Windgeschwindigkeit von 14 km/h wird viermal soviel Wärme abtransportiert wie bei 7 km/h. **Der Wärmeverlust steigt somit überproportional mit der Windgeschwindigkeit.** Dieser Effekt ist auch als *Wind-Chill-Factor* (Wind-Auskühlungs-Faktor) bekannt. Die Tabelle zeigt, wie der Wind die Kälteeinwirkung einer objektiv gemessenen Temperatur verstärkt. Auch wenn das Außenthermometer +4°C anzeigt, wirkt die Kälte bei einem Wind von 64 km/h so, als ob bei Windstille −12°C herrschen.

-32	-34	-37	-40	-43	-46	-48	-51
-34	-37	-40	-43	-46	-48	-54	-57
-46	-51	-54	-57	-59	-62	-68	-71
-54	-57	-62	-65	-68	-73	-76	-79
-59	-62	-65	-71	-73	-79	-82	-84
-62	-68	-71	-76	-79	-84	-87	-93
-65	-71	-73	-79	-82	-85	-90	-96
-68	-73	-76	-82	-84	-90	-93	-98
-71	-73	-79	-82	-85	-90	-96	-101

Große Gefahr: Fleisch kann innerhalb von 30 Sekunden gefrieren

(Wärme-)Leitung

„Leitung" bezeichnet den Fluss von Wärme **bei direktem Kontakt zweier Objekte.** Energie fließt dabei vom wärmeren zum kälteren Gegenstand. Täglich merken wir dies, wenn wir z.B. eine kalte Packung Milch aus dem Kühlschrank nehmen. Extrem schnelle Wärmeleitung findet statt, wenn wir im Winter mit unserer Hand am eiskalten Autotürgriff „klebenbleiben".

Wärmehaushalt

Wärmeleitung beim Kontakt mit einem Objekt ist auch der Grund dafür, warum ein Schlafsack ohne Isomatte wenig Wirkung hat. Wir pressen die Füllung zusammen, kommen in Kontakt mit dem kalten Erdreich oder Schnee und geben konstant unsere Wärme an den Untergrund ab. Erst eine Isomatte, die unsere Körperwärme nicht ableitet, erlöst uns von einer durchfrorenen Nacht.

Verdunstung

Wärme ist nötig, um Schweiß bzw. Feuchtigkeit auf unserer Haut verdunsten zu lassen. In einer Stunde kann dem Körper durch Verdunstung theoretisch die Energie von mehreren Mahlzeiten entzogen werden.

Ab einer Umgebungstemperatur von 35°C ist diese Form der Wärmeabgabe essentiell für das Überleben des Menschen. In anderen Situationen ist sie unerwünscht. Bei Anstrengungen in großer Kälte kleiden sich unerfahrene Menschen meist zu warm. Sie schwitzen, die Kleidung wird nass. In der nächsten Pause werden sie dann jämmerlich frieren, da die Verdunstung der Feuchtigkeit auf der Haut und aus der Kleidung dem Körper ständig Wärme entzieht.

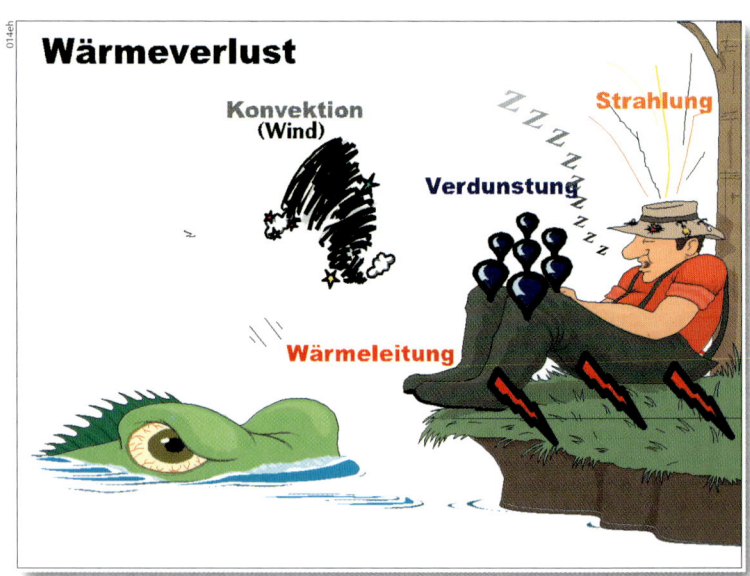

Unterkühlung

Definition

Von einer Unterkühlung spricht man, wenn die **Körperkerntemperatur unter 35°C** gefallen ist. Mit einer Unterkühlung geht die Schädigung des Organismus einher.

Entstehung

Bei akuten Unterkühlungen fällt die Körperkerntemperatur innerhalb von zwei Stunden schnell und plötzlich ab. Auslöser können ein Sturz ins Wasser, Wetterumschwünge, Unfälle usw. sein. **Bei chronischen Unterkühlungen** sinkt die Körperkerntemperatur langsam über einen Zeitraum von mehr als sechs Stunden.

Einteilung von Unterkühlungen

Unterkühlungen lassen sich in leichte und schwere Ausprägungen einteilen.

Symptome der leichten Unterkühlung

Bei einer leichten Unterkühlung liegt die Körperkerntemperatur zwischen 32°C und 35°C. Erste Anzeichen sind **motorische Störungen** wie permanentes Stolpern über Steigeisen, Sturz über die eigenen Ski usw. Eines der ersten Zeichen bei einer Wandergruppe kann sein, dass der Betreffende nicht mehr Schritt halten kann und Schwierigkeiten hat, über raues Gelände zu laufen.

Ebenso ist die Fähigkeit, rational Entscheidungen zu treffen, eingeschränkt; das Denken fällt schwer. Auf Fragen folgen nur unvollständige, falsche oder gar keine Antworten. Der Patient ist unter Umständen örtlich und zeitlich nicht mehr voll orientiert, sieht alles negativ und hat an seiner sonst so geliebten Aktivität überhaupt keinen Spaß mehr. Die Artikulationsfähigkeit nimmt ab, und man hört vom Betroffenen unter Umständen nur noch unvollständige und schlecht artikulierte Sätze. Bei starker Aktivität zeigt sich heftiges Zittern erst, wenn die Kerntemperatur unter 35°C gefallen ist. Der Allgemeinzustand des Patienten ist apathisch und lethargisch.

Symptome der schweren Unterkühlung

Ab einer Körperkerntemperatur unter 32°C spricht man von einer schweren Unterkühlung. Ein Leitsymptom ist, dass der Patient **stark im Bewusstsein eingeschränkt** oder bewusstlos ist. Das rationale Denken funktioniert äußerst langsam, das Gedächtnis für Zahlen oder Namen wird schlechter. Entscheidungen werden nicht mehr allein oder falsch getroffen. Der Patient hat ein starkes Bedürfnis zu schlafen.

Noch bei Bewusstsein, kümmern sich viele der Betroffenen nicht mehr um ihren Kälteschutz. Jacken sind offen, Handschuhe werden ausgezogen, Feuer gehen aus – kurzum, es passiert alles, was man sonst in der Kälte nicht machen würde. Die motorische Kontrolle ist äußerst schlecht oder fast nicht mehr vorhanden.

Wärmehaushalt

Das Zittern hört auf, Pupillen können starr und weit sein. Der Körper fühlt sich bei Berührung kalt an. Der Puls ist möglicherweise langsam oder ungleichmäßig oder nur sehr schwer zu tasten. Die Atmung ist flach und unregelmäßig. Typisch sind auch eingenässte Kleidung durch Urin und der Geruch nach Acenton aus dem Mund, ähnlich dem eines chemischen Haushaltsmittels.

Es können sich aktive Phasen mit Phasen, in denen der Patient nicht mehr ansprechbar ist, abwechseln. Symptome einer sehr weit vorangeschrittenen Unterkühlung sind deutliche Sprachdefizite und Sehschwierigkeiten. **Schritt für Schritt nimmt das Bewusstsein ab** bis hin zu andauernder Bewusstlosigkeit, Koma und Tod.

Eine typische gefährliche Situation für unerfahrene Expeditionsteilnehmer ist die Tatsache, dass die unterkühlte Person **scheinbar voll orientiert** und entscheidungsfähig ist. Genau das Gegenteil ist aber der Fall. Wird dies nicht erkannt, können schwerwiegende Fehler begangen werden, welche die ganze Gruppe gefährden. Besonders dann, wenn die betroffene Person der Expeditionsleiter ist.

In Zusammenhang mit dieser Situation kann es vorkommen, dass der Betroffene voll kooperationsfähig erscheint und man mit ihm diskutieren kann – er aber nichts unternimmt und inaktiv bleibt. Für Gruppenmitglieder oder Rettungskräfte können diese zwei Umstände sehr verwirrend und schwer einzuschätzen sein.

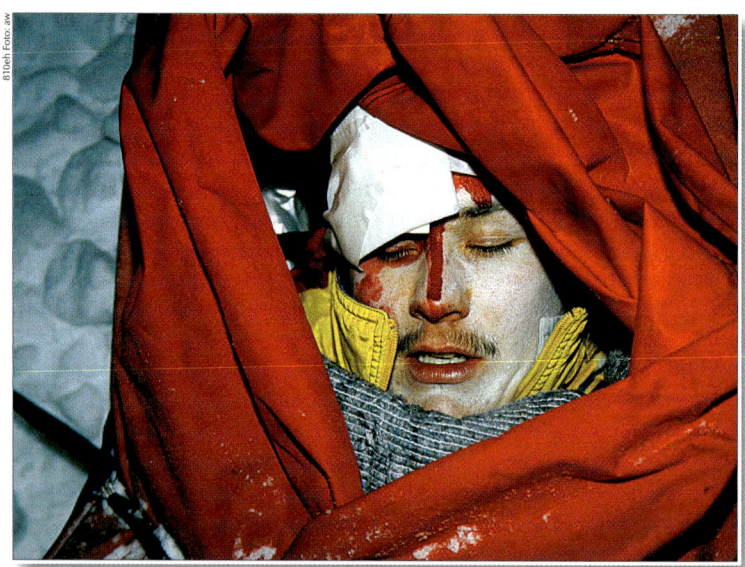

Bildh: Foto: aw

Symptome bei sinkender Körperkerntemperatur

37–36°C
- Normale Temperatur
- Normale Körperfunktionen

35–34°C (Abwehrstadium)
- Denkprozess verlangsamt
- Geringe Entscheidungsfreudigkeit
- Kältegefühl
- Muskelzittern
- Erregungszustand, dann zunehmende Müdigkeit
- Bläulich-blasse Haut
- Schmerzen an den Extremitäten
- Schneller Puls
- Hoher Blutdruck

33°C (Erschöpfungsstadium)
- Bewusstseinseintrübung
- Schlechte Artikulation (Sprache)
- Nachlassen des Schmerzempfindens
- Langsamer Puls (Herzfrequenz und -leistung um ca. 30 % vermindert)
- Herzrhythmusstörungen
- Unregelmäßige Atmung
- Lethargie, Entscheidungsschwäche
- Starke motorische Störungen
- Unterzuckerung

32–31°C
- Aufhören des Zitterns
- Körper kann ohne externe Hilfe (Wärme) die Normaltemperatur nicht wiederherstellen.
- Gliedmaßen werden steifer.
- Herzrhythmusstörungen
- Langsamer Puls/Atmung
- Niedriger Blutdruck

30–28°C (Lähmungsstadium)
- Bewusstlosigkeit
- Weite Pupillen mit noch vorhandenen Lichtreaktionen
- Puls/Atmung kaum feststellbar (Herzfrequenz und -leistung sowie Sauerstoffverbrauch um 50 % vermindert)
- Subjektiv kalter Körper
- Muskellähmung

27°C (finales Stadium)
- Physikalische Aktivitäten der Muskulatur nicht mehr möglich
- Keine Muskelreflexe
- Koma (keine Pupillen- und Schmerzreaktionen)
- Atemstillstand
- Lungenödem
- Herz-Kreislaufstillstand (evtl. Kammerflimmern)
- Scheintod

24°C
- Wenige Patienten haben diese Körpertemperatur überlebt.

18°C
- Niedrigste dokumentierte Temperatur, die ein Mensch überlebt hat.

Achtung!
Die Tabelle gilt als ungefährer Anhaltspunkt und darf nicht als absolut gesehen werden. Personenabhängig kann sich der Verlauf anders darstellen. Die Übergänge sind fließend.

Wärmehaushalt

⬅ *Unterkühlte Person*
in einem Rettungsschlitten

Maßnahmen
bei Unterkühlungen

Leichte Unterkühlung

Ist der Patient voll bei Bewusstsein und bewegungsfähig, so kann er sich selbst **durch Bewegung aktiv erwärmen.** Er soll einfach das machen, was ihm hilft, wieder warm zu werden. Diese Methode kann nur bei Patienten in der Anfangsphase einer Unterkühlung verwendet werden. Schreitet eine Unterkühlung über diesen Zustand hinaus, sollte wie nachfolgend beschrieben vorgegangen werden.

Der Patient muss **aus der kalten Umgebung entfernt** (in eine Hütte oder ähnliches) oder davor geschützt werden (Zelt, Biwaksack, Schneehöhle). Nasse Kleidung sollte er wechseln. Liegt der Betroffene, muss er gut gegen Bodenkälte isoliert werden. Ist die Person voll bei Bewusstsein und kann schlucken, so gibt man ihr warme, gesüßte Getränke (Tee mit Zucker, warme Limo) und Nahrungsmittel mit hohem Energiegehalt (Power Bar, BP-5, Schokolade etc.).

Hat der Betroffene schließlich warme und trockene Kleidung an, sollte ihm **zusätzlich Wärme zugeführt werden.** Wärmepacks, warme Wasserflaschen oder ähnliches dürfen nie direkt auf die Haut gelegt werden sondern müssen zuerst in einen Pulli, Socken etc. eingepackt werden. Bei unterkühlten Patienten sollten die Packs nur am Hals, den Seiten des Brustkorbes und auf den Leisten platziert werden, da hier die Körperwärme am schnellsten entweicht.

Ist der Unterkühlte in einen Schlafsack oder anderweitig warm eingepackt, kann er auch in der Nähe eines Ofens oder eines Feuers platziert werden. Dies darf nie ohne Schlafsackisolierung erfolgen, es sei denn, es handelt sich um die Anfangsphase der Unterkühlung.

Bei leichten Unterkühlungen können auch ein oder zwei Helfer leicht bekleidet **zu dem Betroffenen in den Schlafsack steigen** (ohne heiße Gedanken zu bekommen). Hierzu zippt man am besten zwei Schlafsäcke zusammen (Prinzip des Familienschlafsacks). Fangen die Helfer zu zittern an, sollten sie den Schlafsack verlassen und mit neuen menschlichen Wärmflaschen tauschen.

Ist die Person wieder komplett warm, so sollte sie, gut genährt, die Möglichkeit bekommen, sich für einige Stunden (besser einen Tag) auszuruhen und zu regenerieren.

Schwere Unterkühlung

Die größte Gefahr bei einer schweren Unterkühlung ist, dass durch Erschütterungen und raue Behandlung ein lebensbedrohliches *Herzkammerflimmern* verursacht wird. Der Patient muss aus diesem Grund immer **äußerst vorsichtig bewegt und behandelt werden.** Das Grundprinzip der Behandlung eines stark unterkühlten Opfers ist die Vermeidung eines *Herzkammerflimmerns,* während der Patient sich langsam wieder erwärmt.

Hat der Betroffene feuchte oder nasse Kleidung an, entfernt man diese vorsichtig und legt ihn in einen Schlaf-

Folgende Maßnahmen gelten als mögliche **Auslöser von Kammerflimmern** bei unterkühlten Personen (einige davon sind nur für medizinisches Personal relevant 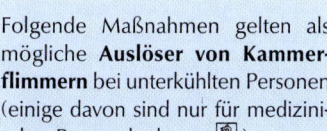):

- Schnelle Mund-zu-Mund-Beatmung
- Körperliche Anstrengung und Belastung
- Raue Behandlung beim Umlagern oder Transport
- Schnelle externe Erwärmung (Wasserbad etc.)
- Endotracheale Intubation
- Durch Infusionen oder Pufferlösung ausgelöste Alkalose
- Präkordialer Schlag
- Zentralvenöser Zugang
- Applikation von Herzkathetern und Herzschrittmachern
- Herzstimulierende Medikamente wie Adrenalin.

sack, der in eine Rettungsdecke eingepackt wird, und sorgt für eine gute Isolierung unter dem Patienten. Regelmäßig die Vitalfunktionen überprüfen!

Experten in Sachen Wiedererwärmung aus den USA und Kanada sind der Meinung, dass halb- oder komplett bewusstlose Personen nur in besonderen Notfällen außerhalb eines Krankenhauses wiedererwärmt werden dürfen. Die typische Komplikation ist ein **Wiedererwärmungsschock.** Wird ein Patient mit schwerer Unterkühlung und flüssigkeitsmangel *(Dehydratation,* die sehr oft in Verbindung mit Unterkühlungen auftritt) in einem Warmwasserbad aufgewärmt, so öffnen sich die zuvor geschlossenen Blut-

gefäße der Extremitäten. Das durch das Austrocknen ohnehin schon zu geringe Blutvolumen verteilt sich in den Armen und Beinen und führt wie bei jedem anderen Schock zu einem dramatischen Blutdruckabfall. Das kalte und mit Stoffwechselabfällen verunreinigte Blut der Extremitäten fließt in den Körperkern zurück, kühlt ihn weiter ab und irritiert das Herz. Ein *Kammerflimmern (ventrikuläres Flimmern)* kann die Folge sein.

Aus diesen Gründen sollte jeder Versuch unterlassen werden, den Patienten im Stadium der schweren Unterkühlung außerhalb eines Krankenhauses aufzuwärmen.

Wird der Betroffene vor einer weiteren Auskühlung geschützt, sind die Vitalfunktionen stabil und wird er vorsichtig behandelt, so kann er über Stunden oder auch Tage in dieser „Kühlschranksituation" ohne Schaden überleben. Will man sichergehen, sollte man keine externe Wärmequellen am Patienten anwenden.

Ausnahme: Wird der Patient aus kaltem Wasser geborgen, so ist in aller Regel auch nach der Rettung ein weiterer Abfall der Körperkerntemperatur zu erwarten. In dieser Situation ist eine Wärmebehandlung möglich.

Ist es in einer Extremsituation unter keinen Umständen möglich, den Patienten in ein Krankenhaus zu evakuieren, so kann folgende Maßnahme der **sanften Wiedererwärmung** durchgeführt werden. Es dürfen nur diese zwei beschriebenen Methoden verwendet werden, keine anderen und auch nicht anders als beschrieben!

Wärmehaushalt

Sanfte Wiedererwärmung

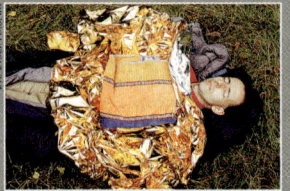

Über die Brust des Patienten, der in einem warmen Pullover im Schlafsack liegt, wird eine Alurettungsdecke gelegt. Darauf wird wiederum ein Handtuch, T-Shirt oder ein anderes Stück Stoff gelegt.

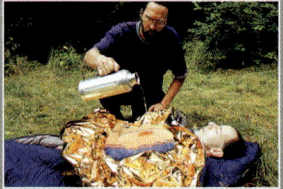

Auf den Stoff wird heißes Wasser gegossen.

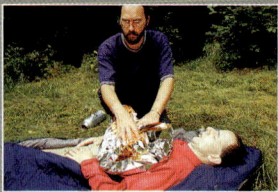

Die Rettungsdecke wird über dem aufgewärmten Stück Stoff zu einem Päckchen verschlossen.

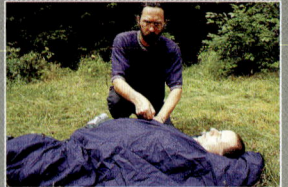

Über der Rettungsdecke wird der Schlafsack zugezogen.

Die eine Möglichkeit besteht darin, erwärmte und in Kleidungsstücke eingepackte Wasserflaschen ausschließlich am Hals, den Seiten des Brustkorbes und auf den Leisten zu platzieren. Stehen keine Wasserflaschen zur Verfügung, kann auch die Warmwasserpackung verwendet werden (siehe Kasten).

Regelmäßig werden diese Packungen erneuert, ansonsten verbleibt der Patient in völliger Ruhe in liegender Position. Er darf nur sehr vorsichtig bewegt werden, wenn es unbedingt notwendig ist. Ist der Patient von der schweren Unterkühlung in das Stadium der leichten Unterkühlung aufgewärmt worden, so verfahren Sie weiter wie oben im entsprechenden Kapitel beschrieben.

Dem Patienten dürfen, solange er nicht bei vollem Bewusstsein ist, **keine Getränke und Nahrungsmittel** gegeben werden, da diese in die Lunge gelangen könnten. Sie dürfen erst dann wieder verabreicht werden, wenn der Patient voll orientiert ist.

Auch wenn in der Beschreibung die Wiedererwärmung eines Patienten sehr einfach klingt, so muss man sich darüber im Klaren sein, dass eine effektive Erwärmung draußen fast unmöglich ist. Eine Evakuierung ist in jedem Falle dringend erforderlich.

Scheintod durch Unterkühlung

Eine sehr schwere Unterkühlung kann das Bild eines Toten zeigen. Einige Unterkühlungopfer wurden schon für tot erklärt oder sogar autopsiert, obwohl sie noch nicht tot waren.

Obwohl der Patient steif erscheint, die Arme und Beine sich kaum bewegen lassen, die Pupillen auf Licht nicht reagieren und die Augen glasig erscheinen, scheinbar kein Puls und Atmung mehr vorhanden ist, darf die Person in diesem Stadium **nicht als tot abgeschrieben werden.** Erst wenn der Patient komplett wiedererwärmt wurde, kann der Tod festgestellt werden.

Reanimation

Personen ohne Herz-Kreislauffunktion in einer normaltemperierten Umgebung können nach ca. fünf Minuten ohne Sauerstoff bereits erste neurologische Folgeerscheinungen zeigen. Nach ca. zehn Minuten werden mit großer Wahrscheinlichkeit schwere, irreversible Schäden eintreten.

Stark unterkühlte Opfer können zwischen 60 und 90 Minuten ohne Sauerstoff auskommen, bevor sich deutliche neurologische Schäden zeigen. Entscheidend für die Zeitdauer ist die Geschwindigkeit, in der der Betreffende abkühlt und sich die Stoffwechselaktivität reduziert.

Personen, die ins Eis einbrechen, kühlen sehr schnell ab, und somit wird auch der Stoffwechsel (=Sauerstoffverbrauch) schlagartig heruntergefahren. Solche Patienten haben eine sehr gute Reanimationschance. Patienten mit einer chronischen Unterkühlung eine schlechtere.

Eine Reanimation (HLW) muss erfolgen, wenn:

- nach peinlich genauer Prüfung der Vitalfunktionen (ca. drei Minuten) keinerlei Anzeichen für Atmung oder Herzaktivität vorliegen.
- ein Transport ins Krankenhaus mehr als einige Minuten erfordert.
- innerhalb der nächsten Stunde keine qualifizierte Evakuierung zu erwarten ist.
- die Umgebung eine Reanimation zulässt und die Helfer dadurch nicht gefährdet werden.

Eine Reanimation ist zu unterlassen, wenn:

- Herzschlag oder Atmung registriert werden, auch wenn diese in der Stadt als nicht ausreichend eingestuft würden.
- der Patient innerhalb einer sehr kurzen Zeit an professionelle Hilfe übergeben werden kann.
- die Helfer durch die Reanimation stark gefährdet werden.
- die Umgebung eine Reanimation unmöglich macht und eine Evakuierung nicht möglich ist (z.B. Steilwand in der Antarktis, Gipfel auf 8000 Meter etc.).

Eine Reanimation ist abzuwägen, wenn:

- keine Aussicht auf medizinische Hilfe und Evakuierung in den nächsten Stunden oder Tagen besteht,
- die Umgebungssituation eine Reanimation als fragwürdig erscheinen lässt (z.B. Reanimation im Schneesturm: Überwiegt hierbei der positive Effekt der HLW oder wird der Patient dadurch nicht noch mehr ausgekühlt?),
- man selbst erschöpft ist.

Wärmehaushalt

Erweiterte Maßnahmen für medizinisches Personal

Infusionstherapie

Um das Problem des Wiedererwärmungsschocks zu vermindern und die mit einer Unterkühlung häufig auftretende Dehydratation zu minimieren, ist die Gabe von Infusionen als positiv anzusehen.

Eine vorsichtige Volumenerweiterung durch Infusionen kann den Blutdruck und damit die Durchblutung der Koronararterien verbessern. Eine bessere kardiogene O_2-Versorgung würde das Risiko eines ventrikulären Flimmerns vermindern.

Mögliche Probleme bei der Infusionstherapie können sein:

- Durch die meist stark ausgeprägte Zentralisierung des Kreislaufs ist es sehr schwer, wenn nicht unmöglich, einen peripheren Zugang zu legen.
- Zentralvenöse Zugänge können sehr schnell ein ventrikuläres Flimmern auslösen.
- Infusionsflüssigkeit kühlt den Körper weiter ab.

Um die angesprochenen Probleme zu umgehen, sollte anstatt eines ZV-Zugangs ein peripher-venöser Zugang gewählt werden. Die Infusionsflüssigkeit (z.B. Ringer) darf nicht kälter als die Körpertemperatur sein. Ist es durch die Umgebungskälte nicht möglich, die Flüssigkeit warm zu halten, so muss ein Helfer die angeschlossene Infusion unter der Kleidung am Körper tragen. Es ist darauf zu achten, dass möglichst wenig vom Leitungssystem abgekühlt werden kann. Es darf wegen der Gefahr der Rechtsherzüberlastung nur vorsichtig Volumen gegeben werden (Ausnahme: Polytrauma, Hypoglykämie).

Medikamente

Viele Medikamente sind bei schwer hypothermen Personen nicht wirksam. Standardmedikamente zur Behandlung von Herz-Kreislaufstillständen wie Adrenalin, Lidocain und Katecholamine können ebenfalls Kammerflimmern auslösen und sind wegen der Medikamentenunwirksamkeit zurückhaltend zu verwenden. Bicarbonat zur Blindpufferung einer metabolischen Azidose ist nicht indiziert, da eine Überdosierung zu Kammerflimmern führen kann. Durch den stark reduzierten Metabolismus bei hypothermen Personen können routinemäßig applizierte (und nicht metabolisierte) Medikamente nach der Wiedererwärmung zu toxischen Konzentrationen führen.

Unterkühlung SCHNELLÜBERSICHT

Definition
Störung des Wärmehaushaltes bei Aufenthalt in kalter Umgebung. Körperkerntemperatur des Betroffenen fällt unter 35 °C.

Einteilung
● Leichte Unterkühlung (Körperkerntemperatur über 32 °C)
● Schwere Unterkühlung (Körperkerntemperatur unter 32 °C)

Symptome:
Leichte Unterkühlung (34 °C–36 °C)
● Zittern und Kältegefühl
● Erregungszustand, zunehmende Müdigkeit
● Schmerzen an den Extremitäten
● Bläulich-blasse Haut
● Schneller Puls
● Erhöhter Blutdruck
● Vertiefte Atmung
● Unkoordinierter Gang

Symptome:
Übergang zur schweren Unterkühlung (30–34 °C)
● Bewusstseinseintrübung
● Entscheidungsschwäche
● Erinnerungslücken
● Unterzuckerung
● Nachlassendes Schmerzempfinden
● Langsamer Puls
● Unregelmäßige Atmung
● Herzrhythmusstörungen

Symptome:
Schwere Unterkühlung (27 °C–30 °C)
● Bewusstlosigkeit, keine Schmerzreflexe
● Weite Pupillen, aber noch Lichtreaktion
● Schwacher, langsamer Puls
● Unregelmäßige Atmung
● Herzrhythmusstörungen
● Schlaffe Muskellähmung

Symptome:
Extreme Unterkühlung (unter 27 °C)
● Koma
● Atemstillstand
● Herz-Kreislauf-Stillstand/Kammerflimmern
● Keine Pupillen und Schmerzreaktionen
● Scheintod

SAMMLE-Anamnese
● Wie lange schon in der Kälte? Unfall?
● Vergiftungen? Unterzuckerung? Austrocknung? Partner?
● Zusatzverletzungen (Erfrierungen, Frakturen etc.)?
● Temperaturmessung?

Wärmehaushalt

Unterkühlung (Fortsetzung) SCHNELLÜBERSICHT

Maßnahmen bei leichter Unterkühlung
- Patient aus kalter Umgebung entfernen und vor weiterer Kälte schützen (Zelt, Biwaksack etc.).
- Feuchte Kleidung durch trockene ersetzen.
- Bei vollem Bewusstsein kann der Patient auf jede adäquaten Art und Weise aktiv aufgewärmt werden.
- Bei Bewusstseinsstörungen Patienten in einem Schlafsack mit Bodenisolierung lagern (Rückenlage, ggf. stabile Seitenlage).
- Warme Wasserflaschen/Wärmepacks in Kleidung einwickeln und nur an Hals, links und rechts des Brustkorbes und auf den Leisten platzieren.
- Warten, bis der Patient bei wiederholter Kontrolle der Vitalfunktionen wieder warm und bei vollem Bewusstsein ist; dann Gabe von warmen, süßen Getränken und Hochenergienahrung, einige Stunden bis zu einem Tag Ruhe und Erholung bei guter Ernährung.

Maßnahmen in Extremsituationen (Transport in ein Krankenhaus ist nicht möglich)
- Wärmepackungen an Hals, Brustkorbseiten und Leisten.
- Falls nicht vorhanden, steigt ein Helfer in den Schlafsack zum Patienten (regelmäßiger Wechsel der Helfer).
- Patienten nicht bewegen.
- Wärmepackungen regelmäßig vorsichtig erneuern.
- Befindet sich Patient im Stadium der leichten Bewusstlosigkeit, lagert man ihn in einem Schlafsack mit Bodenisolierung (Rückenlage, ggf. stabile Seitenlage).
- Reanimation nach peinlich genauer Überprüfung der Vitalfunktionen (mind. 3 Min. keinerlei Puls-/Atemaktivität).
- Keine Reanimation, wenn der Patient in wenigen Minuten im Krankenhaus ist, wenn große Gefahr für die Helfer besteht oder wenn eine HLW unmöglich ist.

Maßnahmen bei schwerer Unterkühlung
- Behandlungsprinzip: Vermeidung eines Herzstillstands (Kammerflimmern), während der Patient sich sehr langsam erwärmt.
- Patienten vor kalter Umgebung schützen.
- Nasse/feuchte Kleidung vorsichtig entfernen.
- Lagerung in einem Schlafsack auf dem Rücken ggf. in der stabilen Seitenlage.
- Keine aktive Wärmebehandlung!
- Ständige Kontrolle der Vitalfunktionen (Puls/Atmung schwer festzustellen, sorgfältige Kontrollen).
- Schonende, extrem dringende Evakuierung (Luftrettung, keinen für den Patienten belastenden Transport).

Evakuierung
- Personen mit einer leichten Unterkühlung müssen nach ihrer Wiedererwärmung nicht evakuiert werden, solange keine Komplikationen bestehen.
- Personen mit einer schweren Unterkühlung müssen grundsätzlich extrem schonend mit Luftrettung evakuiert werden. Evakuierung ist oberstes Ziel bei einer schwer unterkühlten Person.

Erfrierungen

Ein Szenario: Es stürmt und schneit schon seit zehn Tagen. Das wenige Licht im Januar wird durch den ständigen Nebel und Flockenwirbel noch weiter vermindert. Mit einem Freund versuche ich bereits zum zweiten Mal, die Disko-Insel an der Westküste Grönlands über ihre Gletscher zu durchqueren. Am 15. Januar sind wir aufgebrochen und haben die Sonne für zwei Minuten über den Horizont spicken sehen – seither hält sie sich hinter den Wolkenbergen versteckt.

Heute plagen wir uns schon seit über einer Stunde über das Gletschermassiv, fluchen über den tiefen Schnee und haben beide gefühllose Füße. Über uns ist die Wolkendecke etwas aufgerissen, und die Temperaturen von sonst -20°C sind auf einen Schlag auf unter -35°C gefallen. Wir bekommen die Füße einfach nicht warm. Auch intensive Gymnastik auf der Stelle hilft nicht, Leben in die kalten Stapfer zu bekommen. Die Füße fühlen sich an, als ob sie nicht zu meinem Körper gehören. Schmerzen habe ich keine mehr, ein schlechtes Zeichen.

Meinem Partner geht es ähnlich, und der eine Meter Schnee, der über Nacht gefallen ist, macht die Situation

Die Navigation mit dem Sextanten hinterläßt immer kalte Finger. Diesmal sind sie an den Spitzen erfroren.

Wärmehaushalt

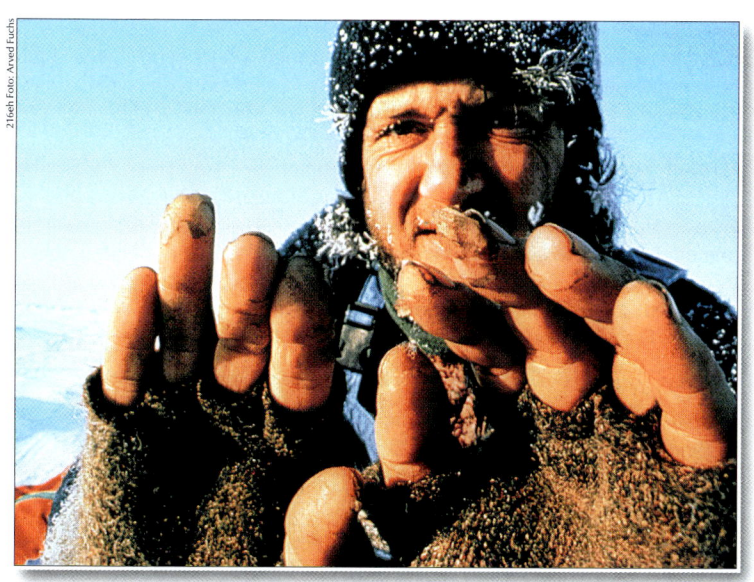

auch nicht besser. Wir versuchen noch einmal, den Schlitten zu ziehen, der sich wie ein Bleiklotz kaum bewegen lässt. Aber selbst diese martialische Anstrengung bringt den Füßen keine Erwärmung. Wollen wir keine bleibenden Schäden bekommen, müssen wir nun ziemlich schnell etwas unternehmen. So geht es einfach nicht weiter.

Das Zelt ist schnell aufgebaut, und der Kocher wärmt es mit seinem schnurrenden Geräusch auf. Die Füße sind beide weiß und die Zehenspitzen ziemlich gefühllos, aber noch flexibel. Wir haben die beginnende Erfrierung gerade noch rechtzeitig gestoppt. Wir schmelzen Schnee und wärmen in dem lauwarmen Wasser unsere Füße komplett wieder auf.

Nach der Expedition zeigen sich nur einige schwarze Flecken auf den kleinen und mittleren Zehen, und ein Zehennagel wird abgestoßen. Es handelte sich durchweg um nur leichte und oberflächliche Erfrierungen.

Ursachen von Erfrierungen

Erfrierungen sind **lokale Schädigungen oder das Absterben von Gewebe** durch Einwirkung von Temperaturen unter dem Gefrierpunkt. Fast immer sind die Extremitäten (Hände, Füße), die Nase sowie die Ohren betroffen. Der Grund dafür ist, dass diese Körperteile keine großen, wärmeproduzierenden Muskelgruppen besitzen.

Meist sind die **Zehen am stärksten betroffen,** aber auch der Rest des Fußes kann in Mitleidenschaft gezogen werden. Durch Gehen in Eis und Schnee, enge Schuhe, langes Stehen etc. verliert der Fuß über alle nur erdenklichen Wege Wärme.

Ebenso sind die Finger eine der häufigsten Stellen für Erfrierungen. Bei Temperaturen von unter -20°C sowie bei Nässe und Wind sind beim Verlust des Handschuhs Erfrierungen vorprogrammiert.

Die Wangen, Nase und Ohren sind in Verbindung von Kälte und Wind stark gefährdet. Geht man bei tiefen Temperaturen und Windstille durch die Berge, so wird man vermutlich keine Probleme im Gesicht bekommen. Sobald aber eine leichte Windbewegung aufkommt, können Erfrierungen innerhalb von wenigen Minuten auftreten.

Eigene Erfahrungen zeigen, dass Plastik- oder Skitourenstiefel für Winterexpeditionen äußerst ungeeignet sind. Sie geben keine Feuchtigkeit nach außen ab und schränken die Blutzirkulation ein. Mit ihnen sind Erfrierungen und Blasen vorprogrammiert.

Mittlerweile verwende ich Schuhe aus Corduranylon mit Wollinnenschuhen. Sie halten bei großer Kälte warm, belassen den Fuß flexibel und geben die Feuchtigkeit nach außen ab. Für diese Schuhe muss man in jedem Fall eine Kabelbindung verwenden.

Börge Ousland schützt sich mit Pflastern an exponierten Stellen vor Erfrierungen. →

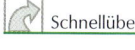

Entstehung von Erfrierungen

Auch wenn die genaue Entstehung bis ins letzte Detail noch nicht geklärt ist, sind einige Mechanismen bekannt. Flüssigkeit in den Zellen *(intrazellulär)* und außerhalb der Zellen *(extrazellulär)* fängt an zu gefrieren. Die entstehenden **Eiskristalle schädigen oder zerstören das umliegende Gewebe.** Auch wenn diese Form der Schädigung sehr offensichtlich ist, sind die Eiskristalle nur beschränkt für das Absterben des Gewebes verantwortlich. Die Zerstörung der Zelle durch Wasserentzug *(Dehydratation),* das *osmotische* sowie chemische Ungleichgewicht führen zu einer wesentlich größeren Schädigung als die Kristallbildung. Zwar hätten Eiskristalle das Potential, Gewebe effektiv zu zerstören, dazu müssten sie aber wesentlich schneller wachsen (d.h. schnelle und tiefe Kälteeinwirkung), als dies bei Erfrierungen zumeist der Fall ist. Bei Tests unter Laborbedingungen haben Zellen erstaunlich lange in gefrorenem Zustand ausgehalten und sind in einem entsprechenden Nährmedium nach dem Auftauen sogar weitergewachsen.

Der zweite und weitaus wichtigere Mechanismus der Schädigung sind die **blockierten Blutgefäße.** Durch Erfrierung werden die Zellen der *Kapillare* und kleinen Venen so angegriffen, dass sie die flüssigen Bestandteile des Blutes *(Serum)* in das umliegende Ge-

Wärmehaushalt

217/eh Foto: Börge Ousland

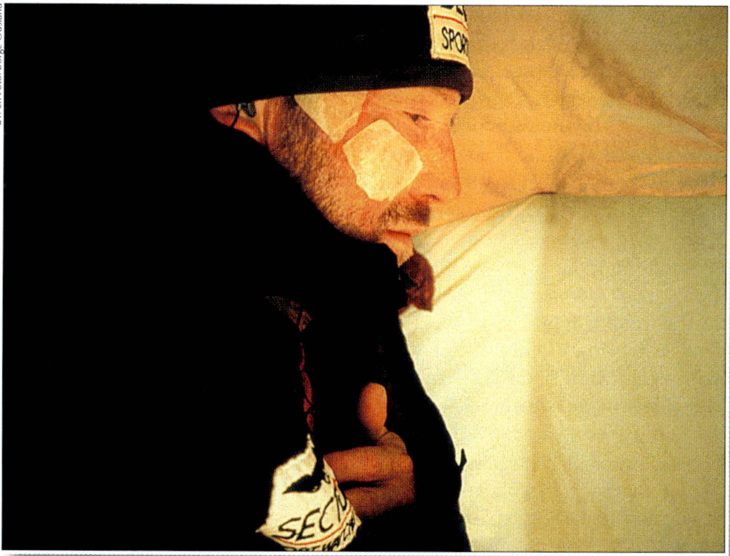

![Foto]

webe passieren lassen. Durch den Flüssigkeitsverlust in den Gefäßen wird das Blut dicker, d.h. das Volumen nimmt ab, und der Durchfluss wird stark reduziert.

Die festen Bestandteile im Blut können in dem wenigen verbleibenden Serum nicht mehr gelöst bleiben, so dass die Blutzellen miteinander verklumpen (die sogenannte *Sludge-Bildung*). Letztendlich wird das Serum gerinnen und den **Blutfluss komplett zum Erliegen bringen.** Die Folge ist, dass das Gewebe durch Minderversorgung von Sauerstoff und Nährstoffen abstirbt *(Nekrosenbildung)*.

Dieser Prozess ist weitaus stärker an der Schädigung durch Erfrierung beteiligt als die Bildung von Eiskristallen. Aber nicht nur bei Erfrierungen tritt dieser Effekt auf. Eingeschränkte Blutzirkulation durch Verletzungen oder Krankheiten sowie *Arteriosklerose* (Ablagerungen in den Blutgefäßen) führen zu denselben Schäden, wie sie bei Erfrierungen zu beobachten sind.

Zumeist ist aber die Durchblutung bei Kälte schon vor der Verklumpung auf ein Minimum reduziert, um Wärme im Körperkern zu erhalten. Diese Verminderung der Blutzirkulation hat aber noch keinen negativen Effekt, da das Gewebe kalt ist und somit einen geringeren Sauerstoffbedarf und Stoffwechsel aufweist. Sind die Zellen aber erst wieder warm, haben sie einen hohen Stoffwechselumsatz. Wird das Gewebe dann nicht richtig mit Blut versorgt – was nach Erfrierungen der Fall ist – treten starke Gewebeschädigungen auf.

Einflussfaktoren auf Erfrierungen

Untersuchungen haben gezeigt, dass bestimmte Personengruppen anfälliger für Erfrierungen sind als andere.

- **Dunkelhäutige Menschen** sind drei bis sechs Mal so anfällig für Erfrierungen wie Weiße. Ihre Finger kühlen schneller ab, erreichen eine niedrigere Temperatur und werden auch bei der Wiedererwärmung nicht so gut temperiert wie die der Weißen.
- Selbst die **Blutgruppe** scheint einen Einfluss auf die Anfälligkeit für Erfrierungen zu haben. Weiße mit der Blutgruppe 0 (oh Gott, das bin ja ich!) haben eine höhere Anfälligkeit für Erfrierungen als Personen mit der Gruppe A oder B.
- Personen, die **in südlichen Ländern geboren** wurden und dann in den Norden gezogen sind, weisen in der Regel eine höhere Anfälligkeit für Erfrierungen auf als Personen, die im Norden geboren wurden und auch dort leben.
- Personen, die schon einmal **eine Erfrierung gehabt haben,** bekommen schneller eine weitere. Seltsamerweise sind in solch einem Fall meist andere Körperregionen betroffen.
- Ebenso werden **Aktivitäten in großer Höhe** mit einem höheren Erfrierungsrisiko in Verbindung gebracht. Schuld daran ist die ständige Unterversorgung des Körpers mit Sauerstoff *(Hypoxie)*.

Folgende Faktoren begünstigen die Entstehung von Erfrierungen:

- Nässe und Feuchtigkeit
- Schlechte Ernährung/Hunger
- Krankheit
- Erschöpfung
- Dreck, d.h. schlechtere Isolierung des Körpers
- Wind
- Kontakt mit stark wärmeleitenden Materialien wie Metall, Wasser, Brennstoffen etc.

Diagnose von Erfrierungen

Der Patient wird sich in der Anfangsphase über ein subjektives Kältegefühl in dem betroffenen Körperteil beschweren. Wirkt weiterhin Kälte ein, klagt der Patient meist über starke Schmerzen. Werden die betroffenen Zehen etc. zu diesem Zeitpunkt erwärmt, so sind keine bleibenden Schäden zu erwarten.

Gelingt es nicht, das Körperteil wiederzuerwärmen, **verschwindet in der Regel der Schmerz.** Kennt man sich mit Erfrierungsmechanismen nicht aus, kann man leicht denken, dass die Probleme beseitigt sind. Genau das Gegenteil ist aber der Fall. Die erfrorene Partie läuft Gefahr, dauerhaft und nicht reversibel geschädigt zu werden.

Symptome bei Erfrierung lassen sich leider nicht wie Gesetze darstellen. Es gibt Personen, die kaum Schmerzen bei Erfrierungen fühlen, und es gibt Personen, die über den ganzen Zeitraum hinweg Schmerzen haben.

Einteilung in Erfrierungsgrade

Die Einteilung in verschiedene Erfrierungsgrade ist in der Anfangsphase oft **schwer zu bewerkstelligen** und kann mit einer größeren Trefferwahrscheinlichkeit erst nach der Wiedererwärmung der betroffenen Extremitäten erfolgen.

Grundsätzlich empfiehlt es sich, Erfrierungen in leichte und schwere Ausprägungen einzuteilen. Eine genauere Einteilung in Stufen von eins bis vier, wie manchmal propagiert, bringt für unsere Belange keine Vorteile und lässt sich ohnehin nur schwer realisieren.

Leichte Erfrierungen

Die Haut wird an der Oberfläche zunächst weiß (manchmal weiße Flecken) und dann rötlich. Das darunterliegende Gewebe bleibt aber weiterhin weich. Es können leichte Schwellungen entstehen. Frostbeulen und Blasen, gefüllt mit klarer Flüssigkeit, bilden sich meist nach dem Auftauen. In vielen Fällen wird in diesem Stadium ein starker Schmerz empfunden.

Schwere Erfrierungen

Schwere Erfrierungen erstrecken sich bis in tiefe Gewebeschichten und umfassen auch Muskeln, Sehnen und sogar Knochen. Die betroffene Stelle ist hart und nicht mehr biegsam. Die Haut zeigt in diesem Stadium eine tiefrote bis violette Färbung. Die Blasen zeigen eine violette, dunkle Färbung.

Weiter fortgeschrittene schwerste Erfrierungen weisen eine weiße Haut mit bläulich-schwarzen Gewebeschäden *(Nekrosen)* und gefühllosen Extremitäten auf. Bei (seltenen) **Extremformen** kann es zu einer völligen Vereisung, dem Abbrechen der Glieder und in der Folge beim Aufwärmen zur Gewebsverflüssigung kommen.

Maßnahmen

Ziel der Versorgung von Erfrierungspatienten ist es, die erfrorenen Partien

Wärmehaushalt

wieder aufzuwärmen und die Einschränkungen bei der Blutzirkulation zu minimieren.

Bei einer **Aufwärmung** ist es wichtig, die tieferen Strukturen wie Blutgefäße, Nerven, Knochen, Muskulatur und Sehnen aufzuwärmen. Die Haut spielt eine untergeordnete Rolle, da sie im Bedarfsfall transplantiert werden kann. Knochen und wachsender Knorpel sind hingegen wesentlich kälteempfindlicher als das umgebende Weichgewebe und die Haut.

Wiedererwärmung

Die erfrorene Extremität muss in einem Wasserbad (35–41°C) schnell auf Körpertemperatur erwärmt werden. Die **schnelle Erwärmung** ist die Methode der Wahl. Ist eine rasche Aufwärmung nicht möglich, so sollte das betroffene Körperteil in gefrorenem Zustand gehalten werden, bis genügend Wasser zur Verfügung steht. Läuft man Gefahr, dass das Körperteil unkontrolliert und langsam auftaut (z.B. beim Hubschraubertransport, Warten in einer Hütte etc.), muss eine schnelle Erwärmung eingeleitet werden.

Ist der Patient darauf angewiesen, z.B. den erfrorenen Fuß zum Laufen weiterzuverwenden, so sollte die Wiedererwärmung erst später im Ruhezustand erwogen werden. Nach dem Auftauen wird der Fuß stark geschwollen und schmerzend sein, so dass er nicht mehr belastet werden kann. Das Gewebe nimmt weniger Schaden, wenn es in gefrorenem Zustand belastet wird.

> **Achtung: Folgende Praktiken dürfen bei Erfrierungen niemals angewendet werden:**
>
> - Langsame Erwärmung (immer schnelles Auftauen).
> - Keine trockene Erwärmung mittels Fön, Lagerfeuer, Kocher etc.
> - Nie die Extremität mit Schnee einreiben oder massieren. Dadurch würde das vorgeschädigte Gewebe nur noch stärker zerstört werden.
> - Liegt die Körperkerntemperatur des Betroffenen unter 32°C, ist eine schnelle Erwärmung im Wasserbad zu unterlassen. Hier muss erst der Körperkern aufgewärmt werden (siehe im Kapitel „Unterkühlungen"). Unterkühlungen haben Behandlungspriorität vor Erfrierungen.

Erwärmung im Krankenhaus

Unter idealen Bedingungen (d.h. im Krankenhaus) würde eine schnelle Erwärmung in einem Whirlpool bei einer Temperatur um 38°C stattfinden. Das Bad sollte ca. 20–40 Minuten dauern, aber bei einer Körperkerntemperatur unter 32°C unterlassen werden.

Erst nach dem Auftauen kann der Schweregrad der Erfrierung sicher beurteilt werden. In fast allen Fällen ist eine stationäre Aufnahme erforderlich.

Erwärmung in Outdoorsituationen

In einer Outdoorsituation ist es in aller Regel unmöglich, ein Ganzkörperwasserbad aufzuheizen. Als Ersatz wird ein Becken oder Topf in entsprechender Größe mit warmem Wasser (38–42°C) gefüllt und die betroffene Körperpartie darin aufgewärmt.

Steht kein Thermometer zur Verfügung, so kann ein Helfer mit seinen gesunden, warmen Händen die Temperatur des Wassers testen. Es darf nicht so heiß sein, dass es sich für die gesunde Hand zu heiß anfühlt. Am besten testet man einmal zu Hause in der Badewanne mittels Thermometer, wie warm das Wasser ist. So bekommt man ein Gefühl für Temperaturen.

Stehen keine Töpfe etc. zur Verfügung, kann man **eine kleine Grube** aus dem Schnee (im Zelt) oder der Erde **ausheben.** Die Aushöhlung muss nun gut isoliert werden, damit der kalte Schnee oder das Erdreich das warme Wasser nicht sofort abkühlen. Dazu wird die Grube mit einer dichten Zelt- oder Plastikplane ausgekleidet. Man kann auch einen wasserdichten Packsack mit warmem Wasser füllen.

Das erfrorene Körperteil kühlt, wie bei einem Eisblock, das Wasser schnell ab. Aus diesem Grund muss **immer wieder warme Flüssigkeit nachgefüllt werden.** Damit aber keine Schäden am aufzutauenden Körperteil entstehen, muss dies zuvor aus dem Wasser genommen werden und darf erst dann wieder zurück ins Bad, wenn die heiße Flüssigkeit mit dem Rest vermischt wurde. Zu heißes Wasser würde das Gewebe weiter schädigen.

Erwärmung in Extremsituationen

Meist entstehen Erfrierungen dann, wenn der Rest der Expedition auch nicht mehr unter Kontrolle oder ein Unfall passiert ist. Sobald sie bemerkt werden, sollten beginnende oder gerade erst entstandene Erfrierungen immer sofort aufgetaut werden. In der Regel steht dazu kein Wasser sofort zur Verfügung. Um aus Schnee ca. vier Liter Wasser zu machen, benötigt man bei tiefen Temperaturen bis zu 1,5 Stunden.

Als beste Alternative kommt da die **Haut-zu-Haut-Erwärmung** in Frage. Gefrorene Finger können in die Achselhöhlen gesteckt, Zehen auf dem Bauch eines Expeditionskollegen aufgewärmt werden, weiße Stellen im Gesicht durch eine warme Hand (falls die noch warm ist) oder Auflegen eines Schals etc. eventuell wiedererwärmt werden.

Auf keinen Fall sollte offenes Feuer zum Auftauen verwendet werden, da das gefühllose Gewebe Schmerzen nicht registrieren kann und Verbrennungen die Folge sind.

Für Finger und Zehen stellt die **Thermosflasche** mit warmen Getränken eine gute Möglichkeit dar. Man gießt sich einfach einen Becher mit Tee ein, testet die Temperatur, und steckt dann die erfrorenen Finger- oder Zehenspitzen hinein, bis man wieder Gefühl und leider auch Schmerzen darin hat.

Wichtig ist, dass man die Finger bzw. Zehen hinterher gut abtrocknet. In jedem Fall muss vermieden werden, dass die betroffenen Partien erneut erfrieren. Sollte dies passieren, ist mit erheblichen Gewebeverlusten zu rechnen.

Muss der Betroffene sich selbstständig evakuieren, so ist es besser, die betroffene Stellen in gefrorenem Zustand zu lassen, bis eine Unterkunft er-

Wärmehaushalt

reicht und Hilfe sicher ist. Erst dann sollte die Erfrierung aufgetaut werden.

Maßnahmen nach dem Auftauen

Einnahme von Aspirin

Wie am Anfang dieses Kapitel beschrieben, ist die schlechte Durchblutung im geschädigten Gewebe eine Hauptursache für den Gewebeverlust. In einer Outdoorsituation stehen leider wenige Möglichkeiten zur Verbesserung der Durchblutung zur Verfügung. Es gibt aber eine relativ simple Methode, **die Durchblutungssituation deutlich zu verbessern.** Um das Blut flüssiger zu halten, sollte dem Betroffenen zur Hemmung der Blutverklumpung Aspirin® *(Acetylsalicylsäure)* gegeben werden. Zu Beginn werden ein oder zwei Tabletten verabreicht, solange das Gewebe noch gefroren ist. Danach alle sechs Stunden über zehn Tage hinweg oder bis zur nächsten medizinischen Versorgung die gleiche Dosierung.

Achtung: Unbedingt die Gegenanzeigen bei Aspirin® bzw. *Acetylsalicylsäure* sowie grundsätzliche Probleme der Medikamentengabe beachten.

Behandlung von Schwellungen

Häufig entstehen nach dem Auftauen starke Schwellungen, die eine weitere Einschränkung der Durchblutung zur Folge haben können. Diese sind unterwegs mit einfachen Mitteln leider nicht in den Griff zu bekommen. Als einzig mögliche Maßnahme steht hier die **erhöhte Lagerung** des betroffenen Körperteils zur Verfügung.

Behandlung von Verletzungen

Wunden, Abschürfungen usw. werden, wie im Kapitel „Wundversorgung" beschrieben, gereinigt sowie mit *Betaisodona®-Lösung* oder mit einer 0,5-prozentigen Silbernitratlösung zur **Schmerzlinderung und Desinfektion** versorgt. Die Wunde wird mit sterilen Kompressen abgedeckt, verbunden und gegen erneute Erfrierungen gesichert.

In einer warmen Umgebung sollte man erst zu einem späteren Zeitpunkt einen Verband anlegen. So kann die Flüssigkeit im geschädigten Gewebe besser entweichen. **Blasen werden grundsätzlich nicht geöffnet.**

Es muss darauf geachtet werden, dass die Wunden und das Körperteil trocken gehalten werden. Überall dort, wo Haut auf Haut liegt, müssen die Zwischenräume mittels Kompressen abgepolstert werden. Das ist z.B. bei Zehen- oder Fingerzwischenräumen der Fall. Sind die Polstermaterialien feucht, sollten sie ausgetauscht werden.

Isolierung

Die betroffenen Körperpartien müssen gut wärmeisoliert werden, damit sie auf keinen Fall erneut gefrieren. In solch einem Fall wäre der Schaden beträchtlich.

Weitere Maßnahmen

Um Infektionen vorzubeugen, sollte der Körperteil ein- bis zweimal täglich ca. 20 Minuten in abgekochtem Wasser nach der Abkühlung auf 35°C mit einem aseptischen Zusatz (z.B. *Betai-*

sodona®) gebadet werden. Hierdurch werden schonend tote Hautpartien *(Nekrosen)* entfernt und die Wunde weiterhin desinfiziert.

Zusatzinformationen für Ärzte

Bei Schwellungen muss entschieden werden, ob eine schonende Faziotomie erforderlich ist. Es sollten aber zusätzliche Gewebeschädigungen so weit wie möglich vermieden werden. Durch eine Szintigraphie, die nach zwei bis drei Tagen wiederholt wird, erhält man einen guten Überblick über die Durchblutung der betroffenen Region und einen Therapieerfolg. Besteht zusätzlich eine Fraktur, sollte diese zur Schonung des Gewebes konservativ behandelt werden.

Schon vor dem Auftauen erhalten die Patienten routinemäßig niedermolekulares Dextran® und Aspirin®, um die Thrombozytenaggregation im Kapillarbaum zu vermindern. Bei sehr starken Schmerzen werden stärkere Analgetika sowie Phenobenzamine verabreicht. Durch diese Sympathikolytika wird der totale periphere Widerstand reduziert.

Eine vorbeugende systemische Gabe von Antibiotika wird in der Fachpresse als nicht wirksam betrachtet. Erst bei Zeichen einer Infektion (regelmäßige Bestimmung des Keimspektrums der Wunde) wird mit einem Breitbandantibiotikum dagegen angegangen. Eine Gabe von Entzündungshemmern, Antikoagulanzien, Vasodilatanzien etc. erfolgt nicht routinemäßig.

Amputationen erfolgen bei Erfrierungen zu einem wesentlich späteren Zeitpunkt. Erst wenn man das volle Ausmaß der Schädigung und die Erholung des Gewebes einschätzen kann, werden Teilamputationen in Erwägung gezogen. Nur nach erfolgter Mumifizierung sollte nach moderner Lehrmeinung amputiert werden. Oft wird das defekte Gewebe vom Körper spontan abgestoßen, so dass keine chirurgischen Eingriffe erforderlich sind.

Ist eine Amputation unumgänglich, sollte diese so schonend wie möglich durchgeführt werden.

Heilungschancen

Bei Erfrierungen gibt es einige Anzeichen, die Hinweise auf die Heilungschancen geben. Die aus den nachfolgenden Punkten abgeleitete Prognose sollte aber nicht als absolut betrachtet werden. Es ist immer der individuelle Heilungsprozess des Patienten entscheidend.

Gute Prognose
- Kurze Kälteeinwirkung
- Keine zusätzlichen Komplikationen wie Brüche, Verrenkungen oder Unterkühlung am ganzen Körper
- Schnelles Auftauen im Wasserbad
- Schmerzen bei der Wiedererwärmung
- Anschwellung des Gewebes und Rötung der Haut nach dem Auftauen
- Nach dem Auftauen große Blasen, bis zu den Endgliedern reichend, mit klarer Flüssigkeit gefüllt

Unbestimmte Prognose
- Bei spontanem, langsamen Auftauen (d.h. durch Umgebungswärme)

Wärmehaushalt

- Betroffener Körperabschnitt längere Zeit in gefrorenem Zustand
- Zusätzliche Frakturen oder schwere Weichteilschäden (Quetschungen, Schnittwunden etc.)
- Vorerkrankungen mit Durchblutungsstörungen wie *Diabetes* oder Unterkühlung verbunden mit Austrocknung oder Sauerstoffminderversorgung im Gewebe.

Schlechte Prognose

- Gewebe ist rötlich violett bis tiefblau verfärbt.
- Auftauen mit Verzögerungen (durch Eis, Eiswasser, Schnee, Massage).
- Auftauen durch große Hitze (über 49°C).
- Auftauen nicht schmerzhaft.
- Nach dem Auftauen entstandene Blasen sind mit dunklem und blutigen Inhalt gefüllt.
- Frühzeitige *Nekrosen* (totes Gewebe).
- *Mumifikation* (Eintrocken und Schrumpfung von totem Gewebe) entsteht innerhalb von fünf Tagen.
- Aufgetautes Gewebe wieder erfroren (dann rötlich bis dunkelbraun).

Evakuierung

In aller Regel sollte der Patient sofort evakuiert werden. Eine Ausnahme bilden hierbei lediglich kleine Erfrierungen mit geringen Gewebeschädigungen. Der Heilungsprozess kann sich, je nach Schädigung, über Wochen und Monate erstrecken. Bis Finger oder Zehen wieder voll eingesetzt werden können, dauert es meist noch länger, falls dies überhaupt möglich ist.

Sind „nur" einzelne Zehen oder Finger mit **leichten Erfrierungen** betroffen, so ist keine überstürzte Evakuierung erforderlich. Es kann in aller Ruhe ein Transport organisiert werden. In dieser Zeit sollten die beschriebenen Maßnahmen durchgeführt werden.

Auch wenn diese Erfrierungen als solche nicht lebensbedrohlich sind, so können doch spätere Infektionen eine erhebliche Gesundheitsgefährdung darstellen. Da der Betroffene ohnehin die Tour nicht fortsetzen kann, wird man am besten den Transport einleiten, solange noch keine weiteren Komplikationen entstanden sind und das Wetter gut ist.

Ist man alleine, so ist es besser, sich mit einem gefrorenen Fuß in Sicherheit zu bringen, als ihn sofort aufzutauen. Die Wiedererwärmung sollte erst dann erfolgen, wenn ein Abtransport und weitere medizinische Hilfe sicher sind.

Sind große Körperpartien betroffen, wird eine **schwere Unterkühlung** diagnostiziert und/oder liegt zusätzlich eine Unterkühlung *(Hypothermie)* vor, muss der Patient notfallmäßig evakuiert werden. Da in einer Outdoor- oder Extremsituation als einzig adäquate Maßnahme eine Luftrettung in Frage kommt, ist der Gebrauch eines Satellitennotrufsystems (siehe unter „Notruf") mehr als gerechtfertigt.

Bei der Evakuierung ist es essentiell, dass jede mögliche **Infektionsquelle ausgeschlossen wird.** Das erfrorene Gewebe sauber zu halten, hat oberste Priorität (nach den Vitalfunktionen des Patienten natürlich). Der Patient darf weder rauchen noch Alkohol konsumieren, da die damit einhergehende Verschlechterung der Durchblutung den Heilungsprozess beeinträchtigt. Entstehen bei oder bis zur Evakuierung doch Infektionen, so sollten diese wie im Kapitel „Allgemeine

Vorbeugung von Erfrierungen

Wie immer ist es besser vorzubeugen, als später zu heilen. Es gibt einige Regeln, die helfen, Erfrierungen zu vermeiden. In einigen Fällen, besonders bei Unfällen und Notsituationen, ist es hingegen kaum möglich, Erfrierungen zu vermeiden.

- Vorsicht vor zu engen Schuhen oder zu vielen Socken. Die Zehenspitzen müssen immer genügend Bewegungsmöglichkeit haben und dürfen den Außenschuh nicht berühren.
- Kopf, Nacken und Gesicht sollten bedeckt sein (Sturmmaske, Schals etc.).
- Fausthandschuhe halten die Wärme besser als Fingerhandschuhe.
- Handschuhe nicht ausziehen, auch nicht für kurze Zeit. Der damit einhergehende Temperaturverlust ist nicht mehr aufzuholen. In jedem Fall muss der direkte Hautkontakt mit Metall oder Flüssigkeit vermieden werden.
- Immer genügend Getränke zu sich nehmen. Im Winter geht viel Wärme und Flüssigkeit über die Atmung verloren.

- Den Körper immer mit genug Brennstoff versorgen (Power Riegel, Schokolade, Kekse etc.).
- Sich so kleiden, dass der Körper nicht schwitzt. Wasser leitet die Wärme 25 Mal schneller als Luft. Feuchte Kleidung, Socken oder Handschuhe sind immer ein großer Risikofaktor.
- In Pausen immer eine dicke Jacke etc. überziehen und die Wärme konservieren, indem die Kleidung geschlossen wird. Wenn man erst etwas anzieht, wenn es einem kalt wird, ist schon ein großer Teil der wertvollen Wärme verloren. Der Körper verbraucht viele Kalorien, um die verlorene Körperwärme wieder zu produzieren.
- Sogenannte Taschenöfen haben bisher wenig Effekt auf die Wiedererwärmung des Körpers gezeigt und helfen bei kalten Händen noch weniger, da die Blutzirkulation mit diesen externen Wärmequellen kaum angeregt wird. Auf dem Markt befindliche chemische Wärmepacks zum Aufschütteln reagieren in der Kälte zwar nicht mehr, sie haben aber trotzdem einen positiven Effekt: Die verzweifelten Schüttelversuche, um die Chemikalien zu aktivieren, sind so anstrengend, dass es einem alleine dadurch warm genug wird.

Wärmehaushalt

Wundversorgung" beschrieben behandelt werden.

Psychologische Erste Hilfe und Betreuung der Patienten ist gerade bei Erfrierungen oder Unterkühlungen wichtig, da die Betroffenen meist eine lange Leidensphase hinter sich und eine aufwendige Rettung vor sich haben. Ganz zu schweigen von dem noch länger dauernden Heilungs- und Genesungsprozess.

Erfrierungen SCHNELLÜBERSICHT

Definition
Lokale Gewebeschädigung durch intensive örtliche Kälteeinwirkung. Achtung: Meist liegt auch eine allgemeine Unterkühlung vor.

Symptome: Leichte Erfrierungen
- Körperteil weiß, kalt, eingeschränktes Gefühl.
- Darunterliegendes Gewebe ist noch weich und flexibel.
- Meist brennender Schmerz.
- Evtl. Frostbeulen und Blasenbildung.
- Evtl. leichte Schwellung.

Symptome: Schwere Erfrierungen
- Tiefrote bis violette Hautverfärbung, später totenblass.
- Gefühllose, eisige Extremität, meist keine Schmerzen mehr.
- Bläulich-schwarze Partien (Nekrosen).
- Evtl. totale Vereisung.

Allgemeine Maßnahmen
- Transport in eine warme Unterkunft, Zelt etc.
- Schutz vor weiterer Kälteeinwirkung.
- Schnelles Aufwärmen im Wasserbad (38–41°C, ca. 20–40 Minuten), sofern ein baldiger Abtransport sicher ist oder erneute Erfrierung ausgeschlossen werden kann, aber nicht, wenn die Körperkerntemperatur des Betroffenen unter 32°C liegt.
- Lockere, sterile Verbände.
- Finger/Zehen gegeneinander abpolstern
- Aspirin/Acetylsalicylsäure (1–2 Tabletten) alle 6 Stunden über 10 Tage oder bis zur nächsten medizinischen Hilfe.

Lagerung
- Flachlagerung ab schwerer Erfrierung.
- Ansonsten betroffenes Körperteil hochlagern.
- Trockene, warme Umgebung.

Langzeitversorgung
- Tägliche Bäder im warmen (ca. 35°C), abgekochten Wasser mit antiseptischem Zusatz.
- Tägliche Verbandwechsel.
- Antibiotikagabe bei den ersten Anzeichen einer Infektion.
- Aspiringabe 4x täglich 1–2 Tabletten.

 Erweiterte Maßnahmen
für medizinisches Personal
- Ggf. venöser Zugang und angewärmte Infusionen (z.B. 500 ml Ringer-Laktat).
- Ggf. Sedierung und Analgesie (z.B. Morphin 5–10 mg i.v.).
- Phenobenzamine (2x täglich 10 mg).
- Acetylsalicylsäure wie beschrieben.
- Ggf. Glukosegabe.
- Ggf. Sauerstoffgabe.

Notfallmäßige Evakuierung
- Bei schweren Erfrierungen.
- Große Körperpartien sind betroffen oder es liegt zusätzlich eine Unterkühlung vor.
- Bei einem schlechten Allgemeinzustand des Patienten.

Verzögerte Evakuierung
● Lokal begrenzte, leichte Erfrierungen mit gutem Allgemeinzustand des Patienten.

Keine Evakuierung
● Sehr kleine, leichte Erfrierungen ohne besondere Auswirkungen und gutem Allgemeinzustand des Patienten.

Transport
● Liegender Abtransport ab schwerer Erfrierung, möglichst Luftrettung.

Selbstrettung
● Betroffenes Körperteil sollte in gefrorenem Zustand gelassen werden, bis ein sicherer Abtransport gewährleistet ist und ein erneutes Gefrieren ausgeschlossen werden kann.

Falsche Maßnahmen
● Keine langsame Erwärmung (immer schnelle Erwärmung)
● Keine trockene Erwärmung mittels Fön, Lagerfeuer, Kocher etc.
● Kein Alkohol und Zigaretten
● Nie die Extremität mit Schnee einreiben oder massieren.
● Liegt die Körperkerntemperatur des Betroffenen unter 32°C, ist eine schnelle Erwärmung im Wasserbad zu unterlassen. Hier muss erst der Körperkern aufgewärmt werden (siehe unter „Unterkühlungen"). Unterkühlung hat Behandlungspriorität vor Erfrierungen.

Hitzeschäden

Die nachfolgenden Notfälle wie Hitzeerschöpfung, Hitzschlag und Sonnenstich sind Probleme, denen man zumeist in warmen Regionen begegnet. Aber auch in Deutschland haben durch heiße Sommer die Fälle von Hitzeproblemen zugenommen. Spätestens beim Urlaub oder auf der Tour in warmen Ländern wird man häufig auf die nachfolgend beschriebenen Probleme treffen.

Achtung: Eine Hitzeerschöpfung, ein Hitzschlag und/oder ein Sonnenstich können auch zusammen auftreten.

Hitzeerschöpfung

Auf Korsika ist der GR-20 ein beliebter Weitwanderweg über die Insel. Auch im Sommer trifft man in den höchsten Teilen des Wanderweges kühle, wenn nicht sogar kalte Temperaturen an. Schwer mit Rucksäcken bepackt, geht die Tour beinahe auf Meereshöhe los und das bei meist sehr heißen Temperaturen. Die Luft ist trocken, der Rucksack ist schwer, und es geht steil bergauf. Schnell ist die Trinkflasche geleert, weit und breit aber kein Wasser zum Nachfüllen in Sicht. Doch es geht weiter bergauf, die Sonne brennt und der Schweiß fließt in Strömen. Mangels Quellen ist es nicht möglich, weiter Flüssigkeit nachzutanken. Und irgendwann ist Schluss. **Der Kreislauf versagt** in der trockenen Hitze. Man bricht zusammen. Kopfschmerzen, Schwindel, Schwäche, Übelkeit machen einem zu schaffen.

Wärmehaushalt

Durch das anhaltende Schwitzen hat der Körper Wasser und Salze verloren. Obwohl die Körpertemperatur nur mäßig erhöht ist, kann der Körper durch den Verlust an Wasser nicht mehr alle Körperregionen versorgen. Im Prinzip **handelt es sich um einen Schockzustand,** da ein Teil der Körperflüssigkeit weggeschwitzt und damit das Blutvolumen verringert wurde. Aus diesem Grund wird die Hitzeerschöpfung auch manchmal als **Hitzeschock** bezeichnet.

Symptome

Vorboten der Hitzeerschöpfung sind Abgeschlagenheit, Erschöpfung, Benommenheit, Durst und Kopfschmerzen. Die Haut ist anfangs noch warm, wird später blass und kaltschweißig. Der Puls ist dann schnell *(Tachykardie)* und der Blutdruck meist niedrig *(hypoton)*. Der Patient atmet schnell und flach.

Zusätzlich können Schwindel, Ohrensausen und Sehstörungen auftreten. In leichten Fällen ist der Patient möglicherweise verwirrt und nicht orientiert, in schweren Fällen kann er auch bewusstlos sein. Zusätzlich können durch den Wasser- und Elektrolytmangel Muskelkrämpfe auftreten.

Bruno Baumann bei der Solo-Durchquerung der Wüste Gobi. Regelmäßige Flüssigkeitsaufnahme ist elementar

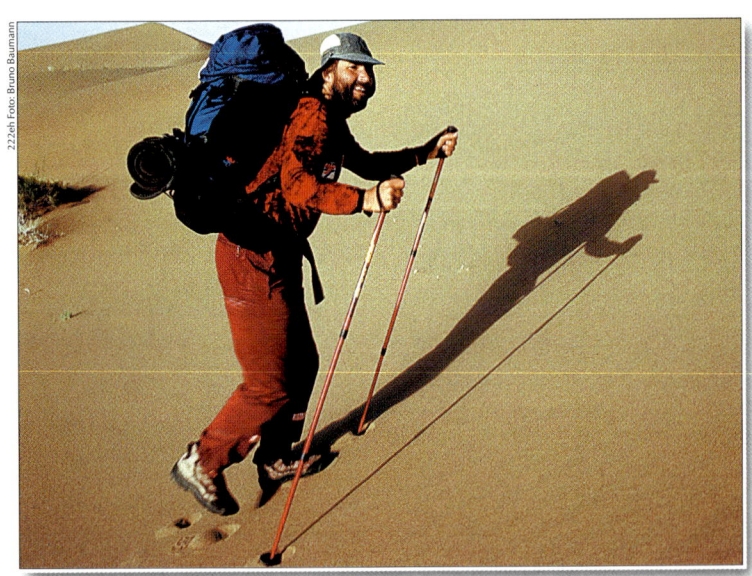

222eh Foto: Bruno Baumann

SAMMLE-Anamnese

Bei bewusstlosen Personen muss grundsätzlich durch eine genaue Anamnese die mögliche Ursache der Bewusstlosigkeit ergründet werden. Da der Bewusstlose nicht selbst gefragt werden kann, muss man Angehörige oder Tourenpartner des Betroffenen interviewen. Im Falle einer Hitzeerschöpfung kann ein **ähnliches Bild durch Unterzuckerung** (hypoglykämischen Schock) ausgelöst werden. Hat man die Möglichkeit, einen Blutzuckertest zu machen, so kann man diese Variante schnell ausschließen. Stehen einem keine Blutzuckerteststreifen zur Verfügung, so behandelt man den Patienten, als ob er beide Krankheiten hätte, d.h. man platziert ein Stück (Trauben-)Zucker unter seiner Zunge. War es „nur" eine Hitzeerschöpfung, schadet der Zucker nicht.

 Maßnahmen in der Stadt

Man lagert man den Patienten flach auf einer Unterlage und bringt ihn an einen kühlen Ort. Enge Kleidung sollte gelockert werden. Bei Schocksymptomen werden die Beine hochgelagert. Bei Bewusstlosigkeit muss der Patient in die stabile Seitenlage gebracht werden. Es ist wichtig, ständig die Vitalfunktionen zu überprüfen, während man auf den alarmierten Rettungsdienst wartet.

 Maßnahmen in Outdoorsituationen

Vorgehen wie unter „Stadt" beschrieben. Zusätzlich muss darauf ge-

achtet werden, dass der Patient gegen Bodenkälte geschützt ist, die auch im Sommer Probleme bereiten kann. Ist der Patient bei Bewusstsein und kooperativ, gibt man ihm in kleinen Portionen Elektrolytlimonade (Isostar, Gatorade etc.) oder ein Getränk, bestehend aus einem Teelöffel Salz auf einen Liter Flüssigkeit.

Hat sich der Patient erholt, muss er weiterhin **viel Flüssigkeit** zuführen, um seinen Körper voll aufzutanken. Er sollte an diesem Tag möglichst ruhen. In diesem leichten Stadium, wenn sich der Patient nach der Flüssigkeitsgabe völlig erholt hat und keine weiteren medizinischen Probleme vorliegen, muss die Person nicht evakuiert werden.

Ist die Person bewusstlos, so ist es nicht möglich, ihr Flüssigkeit zu geben. In diesem Fall muss sie wie beschrieben an einem kühlen Ort in der stabilen Seitenlage gelagert werden. Bleibt die Bewusstlosigkeit (bei ausreichender Atmung und Kreislauf) länger als 15 Minuten bestehen, muss ärztliche Hilfe angefordert und der Patient evakuiert werden. Es handelt sich um einen lebensbedrohlichen Zustand!

Kommt der Betroffene nach kurzer Zeit wieder zu sich, so wird ihm wie beschrieben Flüssigkeit verabreicht. Er kann dann in aller Ruhe in Sicherheit gebracht werden.

 Maßnahmen in Extremsituationen

Prinzipiell gilt hier die gleiche Vorgehensweise wie in der Stadt bzw. in

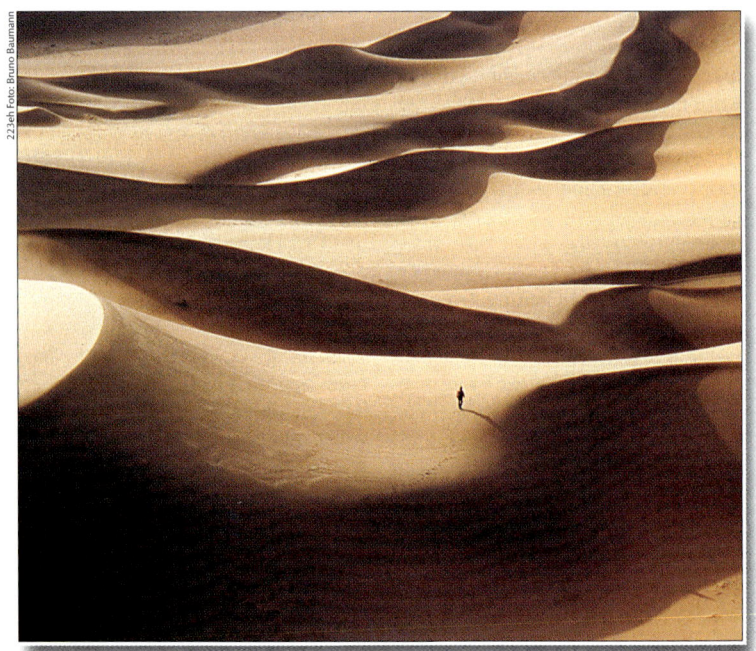

22'keh Foto: Bruno Baumann

Outdoorsituationen. In Extremverhält-
nissen wird man bei einem bewusstlosen Patienten etwas länger auf eine
Besserung des Zustandes warten, bevor man sich um eine aufwendige Rettung kümmert.

Evakuierung

In der Stadt erfolgt die Evakuierung
immer mit dem Rettungsdienst. In
Outdoor- und Extremsituationen sollte
in schweren Fällen liegend abtransportiert werden (Fahrzeug, Flugzeug,
Helikopter).

Erweiterte Maßnahmen für medizinisches Personal

Bei einem schweren Schockzustand
sollte eine Volumensubstitution mit
Elektrolytlösung (z.B. NaCl 0,9 %
1000–1500 ml) erfolgen. Bei Bedarf
kann der Patient auch mit Sauerstoff
zusätzlich versorgt werden. Sollte ein
Bedarf zur Krampfdurchbrechung bestehen, so kann Valium 5–10mg i.v.
verabreicht werden.

Achtung: bei Zufuhr von hypotoner
Infusionslösung Gefahr eines Hirn-
ödems.

Hitzeerschöpfung SCHNELLÜBERSICHT

Wärmehaushalt

Definition
Allgemeiner Hitzeschaden durch Versagen der Kreislaufregulation nach Aufenthalt in trockener Hitze. Durch starkes Schwitzen hat der Körper viel Flüssigkeit und Elektrolyte/Salze verloren. Daraus entwickelt sich ein Schockzustand (Volumenmangelschock).

Symptome: Anfangsstadium
- Abgeschlagenheit, Erschöpfung, Benommenheit, Kopfschmerzen
- Durst
- Warme Haut
- Normaler bis erhöhter Blutdruck

Symptome: Fortgeschrittenes Stadium
- Schnelle, flache Atmung
- Schneller, flacher Puls
- Blasse, kaltschweißige Haut
- Bewusstseinsstörungen bis hin zur Bewusstlosigkeit
- Möglicherweise Muskelkrämpfe

Allgemeine Maßnahmen
- Beruhigung des Patienten
- Öffnen enger Kleidung
- Flachlagerung an einem kühlen Ort
- Bei Schocksymptomen Schocklage
- Bei Bewusstlosigkeit stabile Seitenlage
- Ständige Kontrolle der Vitalfunktionen
- Bei Herz-Kreislaufstillstand Reanimation

 Maßnahmen in der Stadt
- Allgemeine Maßnahmen (s.o.) und Alarmierung des Rettungsdienstes.

 Maßnahmen in einer Outdoorsituation
- Allgemeine Maßnahmen (s.o.)
- Patient bei Bewusstsein: Gabe von Elektrolytlimonade, Wasser mit Salz (1 Teelöffel Salz auf einen Liter Flüssigkeit) in kleinen Portionen.
- Patient bewusstlos: Lagerung in stabiler Seitenlage, ständige Kontrolle der Vitalfunktionen. Ist der Patient wieder bei Bewusstsein, Vorgehen wie beschrieben.
- Patient nach 15 Minuten immer noch bewusstlos: Einleitung einer dringenden Evakuierung.

Maßnahmen in einer Extremsituation
- Wie unter „Allgemeine Maßnahmen" und „Outdoorsituation" beschrieben.
- Wegen der aufwendigen Alarmierung und Rettung kann man bei bewusstlosen Personen etwas länger abwarten, ob eine Besserung eintritt.
- Ist die Person nach 30 Minuten immer noch bewusstlos, so sollte aber in jedem Fall abtransportiert werden.

Evakuierung
- In leichten Fällen keine Evakuierung erforderlich. Bei schweren Fällen liegender Transport.

Hitzschlag

Wie im Kapitel „Wärmehaushalt" beschrieben, gibt der Körper permanent Wärme an seine Umgebung ab. Würde er dies nicht tun, stiege die Körpertemperatur ständig an. Schwere Schäden und schließlich der Tod wären die Folge.

Beim Trekking in feuchten Tropen- und Dschungelgebieten liegt eine Situation vor, bei der der Körper keine Möglichkeit mehr hat, überschüssige Wärme abzugeben. Durch eine hohe Umgebungs-Luftfeuchtigkeit und luftundurchlässige Kleidung **versagt die Schweißproduktion.**

Die Folge ist eine beständig steigende Körpertemperatur. Der Kreislauf versucht, durch eine maximale Durchblutung aller Körperteile möglichst viel Wärme loszuwerden. Zu diesem Zweck stellt er alle peripheren Blutgefäße z.B. in den Armen, Beinen oder direkt unter der Haut weit, um mit einem optimalen Blutdurchfluss möglichst viel Wärme an die Umgebung abzugeben.

Bei einem weiteren Aufheizen des Körpers versagen die Temperaturregulierungsmechanismen. Die Schweißproduktion wird eingestellt, und der Körper driftet wegen dieser Fehlregulierung weiter in eine Überhitzung (Hyperthermie bis 42°C). Dieses erste Stadium wird als **Rotes Stadium** bezeichnet, da die Haut und der Kopf durch die starke Durchblutung gerötet sind.

Das **Graue Stadium** setzt ein, wenn der Kreislauf zusammenbricht. Das Zentrale Nervensystem (ZNS) wird geschädigt, Blut dickt ein, und es können alle möglichen Stoffwechselentgleisungen entstehen (Hyponatriämie, Hypokalzämie, Hypoglykämie), die für unsere Belange jedoch weniger wichtig sind.

Es sind aber nicht nur Personen in tropischen Regionen betroffen. Bricht z.B. eine Person bewusstlos in einer Heimsauna zusammen, wird die ständige Hitzeeinwirkung ebenfalls zu einem Hitzschlag führen. In erster Linie sind aber kleine Kinder, Schwerarbeiter und ältere Menschen betroffen.

Symptome

Allgemeine Symptome bei zunehmendem Temperaturanstieg im Körper kennt fast jeder von einer Fiebererkrankung: Kopfschmerzen, Schwindel bis hin zu Ohnmachtsgefühlen. Bei höheren Temperaturen gesellen sich zu diesen Anfangssymptomen Erbrechen und eine stark beschleunigte Atmung hinzu. Die betroffene Person ist müde, gereizt und möglicherweise auch verwirrt.

Im Roten Stadium ist der Blutdruck anfangs normal oder leicht erhöht, die Haut rot und heiß. Der Puls ist normal oder leicht erhöht. Nach dem Übergang in das Graue Stadium ist die Haut fahlgrau. Schocksymptome wie niedriger Blutdruck, schneller Puls und schnelle Atmung begleiten diesen Zustand. Die Körpertemperatur liegt zwischen 41 und 42°C. Der Patient ist möglicherweise bewusstlos, und es können Herz-Kreislauf-Stillstände auftreten. Oft entstehen sogenannte

Hitzeödeme in den Beinen. Es handelt sich hierbei um eine Wassereinlagerung ins Gewebe. Dadurch erscheinen die Beine angeschwollen.

Bei einem Hitzschlag ist es wichtig, weitere Komplikationen zu erkennen. So kann bei älteren Menschen zusätzlich ein Herzinfarkt auftreten, der die Situation verschlechtert.

SAMMLE-Anamnese

Es ist wichtig, durch eine genaue Anamnese das Ausmaß der Schädigung zu erfassen. Wie lange wurde die Person der Hitze ausgesetzt? Für die Schädigung des Körpers ist weniger die absolute Höhe der Temperatur entscheidend als der Zeitraum, in dem die Person überhitzt wurde.

Um die Körperwärme objektiv zu beurteilen, bleibt nur die **Messung mittels eines Thermometers.** Sie sollte alle zehn Minuten wiederholt werden, um einen Temperaturverlauf feststellen und dokumentieren zu können. Zusätzlich sollte, wenn möglich, der Blutzucker bestimmt werden, um einen Unterzuckerung *(Hypoglykämie)* auszuschließen.

Hinweise auf einen Hitzschlag können auch Art der körperlichen Arbeit, Kleidung, Flüssigkeitsaufnahme etc. geben.

Maßnahmen in der Stadt

Der Patient wird **in eine kühle Umgebung gebracht** und durch äußere Kühlung, Luftbewegung etc. abgekühlt. Die Person wird bei Bewusstsein und stabilem Kreislauf flach mit leicht erhöhtem Kopf gelagert, bei Bewusstlosigkeit in der stabilen Seitenlage. Ständige Kontrolle der Vitalfunktionen ist wichtig. Der Rettungsdienst muss mit hoher Priorität alarmiert werden.

Maßnahmen in Outdoor- und Extremsituationen

Der Patient sollte bei stabilen Kreislaufverhältnissen (Rotes Stadium) im Schatten oder kühlen Räumen flach mit erhöhtem Kopf oder leicht erhöhtem Oberkörper gelagert werden. Mit nassen Tüchern, Luftbewegung, Eiswürfeln etc. muss nun **die Körpertemperatur gesenkt werden.** Hierzu werden am besten nasse Tücher um Arme und Beine des Betroffenen gewickelt und durch regelmäßiges Wechseln die Körperwärme herabgesetzt.

Der Patient sollte auf keinen Fall komplett in kaltes Wasser eingetaucht werden, da der Kreislauf diese massive Temperaturveränderung möglicherweise nicht toleriert. Ist der Patient bei Bewusstsein, sollte zuerst die Temperatur auf die beschriebene Art und Weise gesenkt werden. Erst wenn sich die Situation stabilisiert hat, kann ein Bad unter Aufsicht riskiert werden.

Ist die Person bewusstlos, so muss in der stabilen Seitenlage die Körpertemperatur durch Umschläge gesenkt werden. Wärme durch Sonnenstrahlen können mit der silbernen Seite einer Alurettungsdecke vom Patienten weg reflektiert werden. Ständig müssen Kreislauf und Atmung überwacht werden. Durch wiederholtes Tempera-

Wärmehaushalt

turmessen muss der Erfolg der Maßnahmen kontrolliert werden.

Entscheidend ist, dass die Senkung der Körperkerntemperatur die wichtigste Therapie bei einem Hitzschlag darstellt. Gelingt es nicht, die Temperatur zu senken, ist der Patient extrem gefährdet. Hitzschlag ist ein **akut lebensbedrohlicher Zustand,** der unbehandelt zum Tode führen kann!

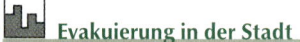 Evakuierung in der Stadt

Hier wird jede Person mit Verdacht auf Hitzschlag durch Alarmierung des Rettungsdienstes evakuiert.

Evakuierung in Outdoor- und Extremsituationen

Jeder Patient, der sich im Grauen Stadium befindet, wird dringend liegend, unter Arztbegleitung und mittels Luftrettung evakuiert. Selbst wenn durch Kühlung die Situation verbessert wird, muss die Person evakuiert werden. Zusammen mit dem Hitzschlag verschlechtern oft umfangreiche Stoffwechselentgleisungen und die Schädigung des *Zentralen Nervensystems* die Situation nachhaltig. Diese Patienten **benötigen eine umfangreiche medizinische Betreuung,** die in einer Outdoor- oder Extremsituation nicht sichergestellt werden kann. Während der Evakuierung werden die beschriebenen Maßnahmen fortgeführt.

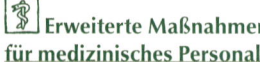 Erweiterte Maßnahmen für medizinisches Personal

Neben der eigentlichen Kühlung hat die Schocktherapie mit Flüssigkeitssubstitution (1000–2000 ml Ringer-Lactat-Lsg. innerhalb von 1–2 Stunden) und Sauerstoffinhalation von 4–6 Litern pro Minute große Bedeutung. Bei komatösen Patienten ist eventuell eine Hirnödemprophylaxe mittels Dexamethason (z.B. Fortecortin 100 mg i.v.) erforderlich. Gegebenenfalls sollte frühzeitig sediert (z.B. Valium 5 mg i.v.), intubiert und kontrolliert beatmet werden.

Der Patient muss immer liegend unter ärztlicher Begleitung zur stationären Überwachung transportiert werden.

Sonnenstich

Anders als beim Hitzeschlag und -erschöpfung ist hier nicht die Umgebungstemperatur entscheidend, sondern wie lange und intensiv die Sonne auf den ungeschützten Kopf trifft. Die Beschwerden treten meist einige Stunden nach der intensiven Einstrahlung auf. Ein typischer Verlauf wäre, wenn ein Saharareisender tagsüber ohne Kopfbedeckung z.B. sein Fahrzeug aus dem Sand ausschaufeln muss. Anfänglich denkt er noch, dass dies in kurzer Zeit vollbracht sei und er keine Kopfbedeckung benötige, es dauert dann aber doch mehrere Stunden. Am Abend im Camp zeigen sich dann die ersten starken Kopf- und Nackenschmerzen.

Symptome

Das typische Leitsymptom für Sonnenstich sind **Kopf- und insbesondere Nackenschmerzen** des Patienten.

Hitzeschlag SCHNELLÜBERSICHT

Definition

Schwerste Störung der Wärmeregulation bei großer Hitzezufuhr, verminderter oder behinderter Abgabe der Körperwärme, Versagen der Schweißbildung bzw. der körpereigenen Temperatursteuerung. Zusammenbruch des Kreislaufs (Schock) mit Schädigung des Zentralen Nervensystems und Stoffwechselentgleisungen (Unterzuckerung etc.). Typisch bei feuchtschwülen Klimaten, luftundurchlässiger Kleidung und direkter Sonneneinstrahlung. Es handelt sich um einen akut lebensbedrohlichen Zustand!

Symptome
- Kopfschmerzen, Schwindel, Ohnmachtsgefühl
- Übelkeit, Bauchschmerzen, Erbrechen
- Müdigkeit, Gereiztheit
- Bewusstseinsstörungen bis hin zur Bewusstlosigkeit
- Heiße, trockene rote Haut im Roten Stadium
- Grau-fahle Haut im Grauen Stadium
- Allgemeine Schocksymptome wie schneller Puls, niedriger Blutdruck und schnelle Atmung
- Körpertemperatur 41–42°C
- Möglicherweise Hitzeödeme in den geschwollen Beinen.

Allgemeine Maßnahmen
- Beruhigung
- In eine kühle Umgebung bringen und vor weiterer Wärmeeinwirkung schützen.
- Beengende Kleidung öffnen.
- Flache Lagerung mit leicht erhöhtem Kopf bei stabilem Kreislauf.
- Schocklage bei schlechter Kreislaufsituation.
- Stabile Seitenlage bei Bewusstlosigkeit.
- Kühlung durch kalte Umschläge, Luftbewegung etc.

 Maßnahmen in der Stadt

Zusätzlich zu den allgemeinen Maßnahmen muss mit höchster Priorität der Rettungsdienst alarmiert werden.

  Maßnahmen in Outdoor/Extemsituationen

Oberste Priorität hat neben dem Aufrechterhalten der Vitalfunktionen die Senkung der Körpertemperatur durch:

- Kalte Umschläge an Armen und Beinen.
- Abreiben mit Eiswürfeln etc.
- Luftzufächern
- Achtung: Der Patient sollte nur im Anfangsstadium bei stabilem Kreislauf und vollem Bewusstsein ein Ganzkörperbad nehmen.
- Ständige Kontrolle der Vitalfunktionen und der Körperkerntemperatur.
- Einleitung einer Evakuierung des Patienten.

Evakuierung
- Alle Patienten müssen wegen umfangreichen Stoffwechselentgleisungen und Schädigungen des Zentralen Nervensystems liegend unter ärztlicher Aufsicht evakuiert werden.
- Eine Ausnahme bildet das Anfangsstadium, das durch effektive Kühlung schnell beseitigt werden kann, bis der Patient völlig beschwerdefrei ist. In der Stadt wird der Betroffene immer zu einem Arzt oder in ein Krankenhaus gebracht.

Wärmehaushalt

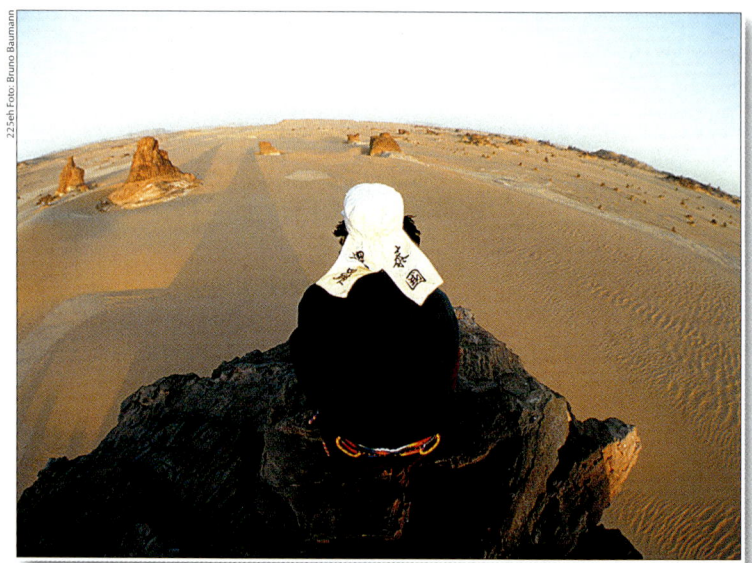

Die Nackenschmerzen rühren von der gereizten Hirnhaut und führen zu einer Versteifung der Muskulatur. Dies kann man leicht testen, indem man den Betroffenen sein Kinn auf seine Brust senken lässt. Kann er dies nicht, obwohl er sonst in der Lage dazu ist, so ist dies ein deutlicher Hinweis auf einen Sonnenstich oder aber eine *Meningitis* (Hirnhautentzündung).

Weitere Symptome sind Übelkeit bis hin zum Erbrechen und Bewusstseinsstörungen bis zur Bewusstlosigkeit. Beim Patienten wird auch sofort der heiße und rote Kopf auffallen, obwohl der Rest des Körpers eine normale Temperatur hat.

Durch die **Reizung der Hirnhaut** und damit auch des Gehirns können Krämpfe entstehen (siehe unter „Krampfanfälle/Epilepsie"). In schweren Fällen kann sich ein *Hirnödem* (Wassereinlagerung im Kopf) mit einer nachfolgenden Steigerung des Hirndruckes entwickeln. Da sich der Schädel nicht ausdehnen kann, müssen die plastischen Bestandteile weichen, d.h. die Hirnmasse wird komprimiert. Daraus können alle möglichen Ausfallerscheinungen resultieren, vom genannten Krampfanfall bis hin zu einem Atemstillstand.

⬆ *Eine Kopf- und Nackenbedeckung ist bei starker Sonneneinstrahlung unersetzlich.*

SAMMLE-Anamnese

Um die Gefährlichkeit des Sonnenstiches bestimmen zu können, muss die **Aufenthaltsdauer in der Sonne** *(Sonnenexposition)* ermittelt werden. Hat sich der Patient nur kurze Zeit der Strahlung ausgesetzt, so wird es sich vermutlich um eine schwache Ausprägung handeln. War er aber den ganzen Tag in der Sonne, muss man eine schwere Form des Sonnenstichs erwarten. War er gar nicht gefährdet, muss man bei den beschriebenen Symptomen an eine *Meningitis* denken und seine Anamnese weiter in diese Richtung betreiben.

Ist die Person bewusstlos, so muss peinlich genau die Ursache ergründet werden. Der beste Weg, dies herauszufinden ist, anwesende Partner oder Personen zu fragen, was bis zum Kollaps passiert ist. Steht niemand zur Verfügung, muss versucht werden, andere Ursachen auszuschließen: Kopf auf Verletzungen untersuchen, Blutzucker mit einem Stick testen, Pupillen checken etc. Hat die Person Alkohol zu sich genommen, so ist es sehr schwer, die Lage objektiv zu beurteilen, da der Alkoholkonsum einen Teil der genannten Symptome auslösen kann.

Maßnahmen

Der Betroffene wird bei Bewusstsein mit erhöhtem Oberkörper gelagert, um den Druck auf das Gehirn zu vermindern. Ist er bewusstlos, so wird er wie alle bewusstlosen Personen in die stabile Seitenlage gelegt. Man sollte in einer schattigen und frischen Umgebung den Kopf mit kalten Umschlägen kühlen. Da der Körper nicht überhitzt ist (jedenfalls nicht, falls es sich ausschließlich um einen Sonnenstich handelt), muss **nur der Kopf gekühlt werden,** auch bei einer bewusstlosen Person. Mit dieser Maßnahme soll die Schwellung der Hirnhaut bzw. ein mögliches *Hirnödem* reduziert und somit der Hirndruck gemindert werden.

Entscheidend ist eine ständige Beobachtung des Patienten. In schweren Fällen darf er unter keinen Umständen allein gelassen werden und man sollte ständig die Vitalfunktionen überprüfen. Im Falle eines leichten Sonnenstichs, bei dem außer den Kopfschmerzen keine weiteren Komplikationen auftreten, reicht meist eine Nacht Ruhe, um die Situation deutlich zu verbessern.

Maßnahmen in der Stadt

In der Stadt sollte man den Patienten bei ständiger Kontrolle der Vitalfunktionen wie beschrieben lagern (halbsitzend oder stabile Seitenlage), bis der alarmierte Rettungdienst eintrifft.

Maßnahmen in Outdoorsituationen

Es muss über eine intensive Untersuchung und Anamnese herausgefunden werden, wie stark der Betroffene der Sonne ausgesetzt war. Handelt es sich nur um eine kurze Exponierung mit wenig Beschwerden, kann man die Symptome vor Ort auskurieren. Gibt es aber schwere Probleme mit

Sonnenstich SCHNELLÜBERSICHT

Definition
Nach direkter intensiver Sonnenbestrahlung des ungeschützten Kopfes entstehen Reizerscheinungen an der Hirnhaut. In schweren Fällen kann ein Hirnödem folgen.

Symptome
- Kopf- und Nackenschmerzen (Nackensteifheit)
- Bewusstseinsstörung/Bewusstlosigkeit
- Übelkeit, Brechreiz, Unruhe
- Kopf rot und warm, Rest des Körpers normale Temperatur.

SAMMLE-Anamnese
- Dauer der Sonneneinstrahlung sorgfältig erheben.
- Ausschluss von Meningitis oder einer Bewusstlosigkeit anderer Ursache (z.B. Über-/Unterzuckerung).

Allgemeine Maßnahmen
- Vitalfunktionen prüfen.
- Halbsitzende Lagerung an einem kühlen Ort, bei Bewusstlosigkeit stabile Seitenlage.
- Kopf kühlen (feuchte Tücher etc.)
- Ständige Überprüfung der Vitalfunktionen.
- Bei Atemstillstand beatmen.

Maßnahmen in Outdoor/Extemsituationen
- Fortführung der allgemeinen Maßnahmen.
- Einleitung eine Evakuierung in schweren Fällen.

Evakuierung
- Bei einem Sonnenstich können leichte Formen, bei denen der Patient sich nur ein wenig unbehaglich fühlt, problemlos vor Ort versorgt werden.
- In einer mittleren oder schweren Form kann ein Sonnenstich akut lebensbedrohlich sein, was immer eine Indikation für die sofortige Evakuierung ist. Selbiges gilt bei Bewusstlosigkeit oder Verdacht auf entstehenden Hirndruck.
- Aus schwerem Gelände nur Luftrettung geeignet.

Erweiterte Maßnahmen für medizinisches Personal
- Falls benötigt: Sauerstoffgabe
- Venöser Zugang und Infusion von 500 ml Ringer-Laktat-Lösung
- Krampfprophylaxe
- Bei steigendem Hirndruck ggf. Intubation und Hyperventilation mit zusätzlichem Dexamethason 100 mg i.v.

ausgeprägter Nackensteifheit, so muss der Patient in eine Klinik gebracht werden.

 Maßnahmen in Extremsituationen

Wegen des hohen Rettungsaufwands muss versucht werden, einen Patienten mit leichten und mittleren Beschwerden vor Ort zu versorgen. Neben den beschriebenen Maßnahmen ist ein ständiges Überwachen der Vitalfunktionen essentiell.

Kritisch wird die Situation bei einem **gestiegenen Hirndruck.** Da dieser vom Laien nicht leicht erkannt wird, gelten folgende grobe Richtlinien: Ist der Patient bewusstlos oder im Bewusstsein eingetrübt (WASI ab Stadium „A"), so muss er unverzüglich evakuiert werden. Ist eine Evakuierung nicht möglich, so müssen die beschriebenen Maßnahmen (Kühlung, halbsitzende Lagerung etc.) durchgeführt werden. Selbst wenn die Spontanatmung wegen des Hirndruckes ausfällt und der Patient beatmet werden muss, bestehen doch relativ gute Chancen, dass der Hirndruck mit der Zeit zurückgeht und der Patient wieder mit der Eigenatmung anfängt. Es sollte aber immer versucht werden, schnell zu evakuieren.

Verbrennungen und Verbrühungen

Verbrennungen und Verbrühungen zählen mit zu den **häufigsten Verletzungen auf Touren**. Dies liegt vermutlich daran, dass wir im Alltag mit offenem Feuer nur sehr selten zu tun haben und den Umgang damit verlernt haben. Wir kochen auf einem elektrischen Herd, haben Zentralheizung und grillen auf einem Gasflammengrill.

Auf Tour sieht dann aber plötzlich alles ganz anders aus. Ein wackeliger Kocher muss mit Benzin oder Spiritus gefüllt und angezündet werden, heiße Kochtöpfe haben keine richtigen Griffe, heißes Wasser kippt im Zelt um, und aus dem offenen Lagerfeuer fliegen brennende Stücke explosionsartig durch die Luft. Wen wundert es da, dass man sich eine Verbrennung schneller zuzieht, als man überhaupt über die Gefahren nachdenken kann.

Auch in kleinen Blockhütten, auf Holzschiffen und Wintercamps ist die Gefahr einer Feuersbrunst sehr groß. Ein defekter Ofen auf einem Holzschiff wird schnell zum Funken, der das ganze Boot wie ein Streichholz abbrennen lässt. Schnell brennt ein Zelt ab, wenn der Kocher plötzlich zum Flammenwerfer wird.

Aber auch in der Stadt gehören Verbrennungen und Verbrühungen zu häufigen Verletzungen. In der Bundesrepublik müssen jährlich über 9000 Menschen mit Verbrennungen klinisch behandelt werden. Man ver-

Wärmehaushalt

sucht, dem Grill mit Spiritus etwas auf die Sprünge zu helfen, springt aber nicht rechtzeitig aus dem Bereich der Stichflamme. In der Küche gibt es eine Fettexplosion, und der Kühlerschlauch platzt mit kochend heißem „Kühlwasser".

Entstehungsfaktoren

Das **Ausmaß der Schädigung** ist von verschiedenen Faktoren abhängig:

Art der Wärmequelle

Es gibt eine Unzahl an verschiedenen Wärmequellen, an denen man sich verbrennen kann:

- Strahlungswärme von Sonne, Feuer, Heizkörpern etc.
- Chemisch ätzende Substanzen
- Heiße Festkörper wie Kohle, Töpfe, Kocher, Herdplatten, Ofenrohre etc.
- Offene Flammen
- Flammen vom Schweißgerät, Schneidbrenner etc.
- Metallschmelze
- Heiße Dämpfe von Kochtöpfen, chemischen Reaktionen etc.
- Mechanisch reibende Teile wie Seile, Förderbänder etc.

Höhe der Temperatur

In Kombination mit der Einwirkdauer ist die Höhe der Temperatur entscheidend.

Einwirkdauer

Wenn man einen heißen Kochtopf nur kurz berührt, so wird man vermutlich keine Schäden davontragen. Bei einem längeren Festhalten werden sich aber unweigerlich Verbrennungszeichen zeigen. Es kommt also darauf an, wie lange die Hitze einwirkt.

Aufteilung der Körperoberfläche (Neunerregel)

Um das Ausmaß einer Verbrennung festzustellen, wird die Körperoberfläche prozentual anhand der Neunerregel aufgeteilt. Jedes der genannten Körperteile repräsentiert **neun Prozent der Hautoberfläche.** Diese Regel gilt allerdings nur für Erwachsene.

Wenn es darum geht, kleinere Verbrennungen zu bewerten, so kann man die **Handflächenregel** verwenden. Die Größe der Handfläche des Patienten (Handteller plus Finger) repräsentiert ein Prozent seiner Körperoberfläche.

Neunerregel beim Erwachsenen
- Kopf   9 %
- Oberkörper vorne   9 %
- Oberkörper hinten   9 %
- Arme jeweils   9 %
- Unterkörper vorne   9 %
- Unterkörper hinten   9 %
- Beine Vorderseite jeweils   9 %
- Beine Rückseite jeweils   9 %

Veränderte Aufteilung beim Kind
Die Aufteilung bei einem Kleinkind ergibt deutliche Unterschiede:
- Kopf   19 %
- Arme jeweils   9,5 %
- Körper vorne   16 %
- Körper hinten   16 %
- Beine jeweils   15 %

Veränderte Aufteilung beim Säugling
Hier ergibt sich nochmals eine Proportionsverschiebung zugunsten des Kopfes.
- Kopf   21 %
- Arme jeweils   9,5 %
- Körper vorne   16 %
- Körper hinten   16 %
- Beine jeweils   14 %

Bestimmung des Verbrennungsgrades

Es hat sich allgemein die Einteilung in drei Verbrennungsgrade durchgesetzt:

- **Verbrennung ersten Grades:** Beim ersten Grad ist nur die obere Hautschicht in Form von Rötungen, Schwellungen und Schmerzen betroffen. Diese Verbrennung wird in aller Regel ohne Narben problemlos abheilen. Eine häufige Verbrennung ersten Grades ist ein Sonnenbrand.
- **Verbrennung zweiten Grades:** Je nach Stärke sind die oberen (Grad 2a) oder auch tiefere Hautschichten (Grad 2b) betroffen. Verletzungen der Haut mit Rötung, starken Schmerzen, deutlichen *Ödemen* und Blasenbildung sind typisch für Verletzungen zweiten Grades. Bei Grad 2a wird die Heilung ohne Narbenbildung verlaufen, bei 2b ist dies nach dem Heilungsprozess zu erwarten.
- **Verbrennung dritten Grades:** Alle Hautschichten sind zerstört (*Nekrosen*), lederartig und gefühllos. Das Gewebe kann sich schwarz, grau oder weiß darstellen. Nur nach einem medizinischen Eingriff wie der Entfernung toter Hautschichten und Hauttransplantationen wird ein Heilungsprozess mit Narbenbildung einsetzten.

Verbrennungskrankheit

Um die Schwere von Verbrennungen beurteilen und die Heilungsaussichten prognostizieren zu können, ist aber nicht nur die Ausdehnung und der Grad der Verbrennung entscheidend, sondern auch, **wie der Körper im Inneren reagiert.** Eine gefährliche Reaktionen stellt die Verbrennungskrankheit dar. Sie wird in zwei Phasen eingeteilt und kann bei Erwachsenen ab ca. 15 Prozent und bei Kindern ab ungefähr 10 Prozent verbrannter Körperoberfläche auftreten.

1. Phase: Schockphase

Diese Phase tritt unmittelbar bei der Verbrennung ein und kann zwei bis drei Tage andauern. Durch die Verletzung großflächiger Hautpartien werden Zellen und kleine Blutgefäße (*Kapillare*) geschädigt. Dadurch verliert der Körper Blut und Flüssigkeit aus den Zell- und Zwischenzellräumen.

Über Botenstoffe, die lokal zwischen den Zellen wirken (*Mediatoren*), und durch den Verlust von Flüssigkeit, eine Störung der Blutgefäßdurchlässigkeit sowie einen Eiweiß- und Elektrolytverlust können ebenfalls *Ödeme* entstehen, die zumindest als *Hirnödem* gefährlich werden können.

Grundsätzlich ist aber der **Flüssigkeitsverlust** und der damit einhergehende **Blutvolumenverlust** entscheidend für das bei Verbrennungen stark entwickelte Schockgeschehen. Bekannt aus dem Kapitel „Schock" sind auch die Blutzirkulationsstörungen im Körper und den Organen, die zur *Schockniere* und *Schocklunge* sowie zu weiteren *Mirkrozirkulationsstörungen* führen können. Alle diese Mechanismen können wie ein Teufelskreis wirken und zu einer akuten *Dekompensation* (siehe Kapitel „Schock") führen.

Gefährlich bei einer Verbrennung ist auch das sogenannte **Nachbrennen der Wunde.** Durch die Hitze im Gewebe wird die Einwirkdauer der Wärme erhöht und damit das Fleisch weiter geschädigt. Aus diesem Grund ist es wichtig, dieses Nachbrennen durch gründliches Kühlen sofort zu unterbinden.

Wärmehaushalt

2. Phase: Resorptionsphase

Am dritten und vierten Tag nach dem Ereignis verschwinden die Ödeme wieder. Nun aber besteht die Gefahr des Nierenversagens, und es existiert ein extrem **hohes Infektionsrisiko.**

Symptome

Neben den genannten Symptomen der Verbrennungsgrade eins bis drei treten die **allgemeinen Schocksymptome** wie schneller Puls und Blutdruckabfall auf. Ebenso können Schmerzen hinterm Brustbein *(retrosternale Schmerzen)*, Atemschwierigkeiten und nach dem Einatmen von heißer Luft bzw. Dämpfen *(Inhalationstrauma)* auch ein pfeifendes Atemgeräusch *(Stridor)* auftreten.

SAMMLE-Anamnese

Es müssen bei der Diagnose Informationen zu drei Punkten eingeholt werden:

- Art und Stärke der Wärmeeinwirkung. Fand eine Inhalation statt?
- Beurteilung der Verbrennungstiefe nach der Gradeinteilung 1–3.
- Wieviel Körperoberfläche ist verbrannt (Neunerregel)?

Maßnahmen

Wichtigster Punkt ist, **die Person** mit einer Decke, Wasser oder ähnlichem **abzulöschen.** Wird ein Feuerlöscher mit Pulver eingesetzt, so darf er nur am Körper und nicht im Gesicht ange-

wandt werden. Wegen der starken Verklebung des Löschpulvers mit der Wunde sollte diese Variante nur dann verwendet werden, wenn keine anderen Löschmittel zur Verfügung stehen.

Ist es nicht möglich, den Brandherd zu löschen, muss der Betroffene schnell aus der Gefahrenzone gerettet werden (siehe unter „Transport"). Verbrannte Kleidung muss entfernt werden, solange sie nicht mit Wunden verklebt ist. Mit der Wunde klebende Teile werden einfach umschnitten und vorerst dort belassen. Diese Maßnahmen sollten nur kurze Zeit in Anspruch nehmen. Bei Verbrennungen ist es essentiell, die Hitze aus dem Körpergewebe zu bekommen. Und dafür gibt es nur eine Möglichkeit: **Kühlen, Kühlen, Kühlen.**

Dazu kann fast alles verwendet werden. Besonders eignet sich natürlich kaltes, fließendes Wasser. So wird das betroffene Körperteil z.B. unter den Wasserhahn gehalten oder der Patient komplett unter die Dusche gestellt. Der Mund- und Rachenraum kann durch Gurgeln mit kalter Flüssigkeit abgekühlt werden. Man muss sich nur darüber im klaren sein, dass schmutziges Wasser Infektionen auslösen kann. In der Stadt stellt dies sicherlich kein Problem dar, da mit Antibiotika die Infektion später eingedämmt werden kann.

In einer Extremsituation ist es jedoch wichtig, soweit möglich, **sauberes Wasser zu verwenden** (kein Eiswasser). Grundsätzlich hat aber die Kühlung der Wunde bei Verbrennungen oberste Priorität. Nur so kann ein

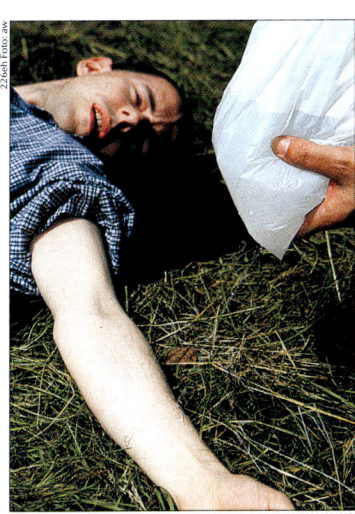

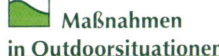

Mit einer angeschnittenen Plastiktüte kann man kühles Wasser auf die Wunde spülen.

Nachbrennen verhindert werden, wobei die Kaltwasserbehandlung bei großflächigen Verbrennungen nicht länger als 20 Minuten dauern darf. Der Körper wird sonst zu stark ausgekühlt.

Die Wunde muss **so keimfrei wie möglich abgedeckt werden.** Dafür eignen sich am besten Verbandmittel, die beschichtet sind, so dass sie nicht mit der Wunde verkleben. Verbände bei Brandwunden müssen locker und ohne starken Druck angelegt werden, da jeder Druck auf die Wunde extreme Schmerzen auslöst.

Der Patient wird nach dem Kühlen und Verbinden in die Schocklage und bei Bewusstlosigkeit in die stabile Seitenlage, kombiniert mit der Schocklage, gelegt. Die Vitalfunktionen des Patienten müssen ständig überwacht werden.

Maßnahmen in Outdoorsituationen

Bei kleinen Verbrennungen sollte neben der Kühlung und Infektionsvorbeugung der Patient gut beobachtet werden. Treten neben der lokalen Verbrennung keine Allgemeinbeschwerden auf, so kann mit Kühlen und einem Verband die Situation meist in den Griff bekommen werden. Aus Sicherheitsgründen ist es aber immer empfehlenswert, bei nächster Möglichkeit einen Arzt zu konsultieren.

Bei schwereren Verbrennungen und insbesondere bei Beschädigung von über zehn Prozent der Körperoberfläche ist wegen der Verbrennungskrankheit immer schnell externe Hilfe und eine notfallmäßige Evakuierung in ein Krankenhaus oder eine Spezialklinik erforderlich.

Maßnhmen in Extremsituationen

Es werden alle beschriebenen Maßnahmen durchgeführt und unverzüglich eine Evakuierung eingeleitet (außer bei kleinen Verbrennungen bis maximal neun Prozent der Haut-

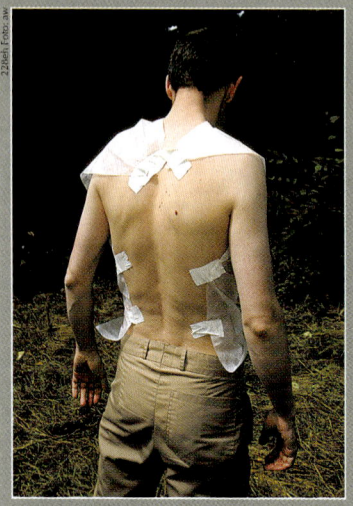

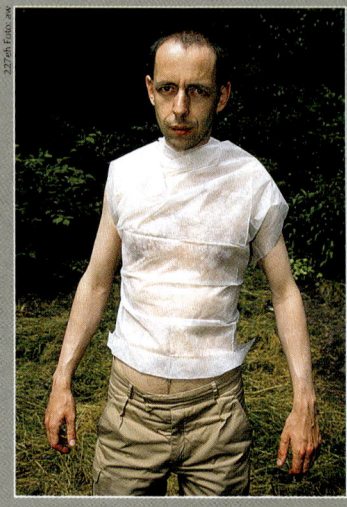

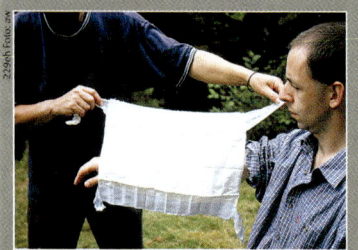

↑ ↖ *Großflächige Verbrennungen können mit einem sterilen Verbandtuch oder einem speziellen alubeschichteten Brandwundenverbandtuch abgedeckt werden.*

↑ *Die großflächige sterile Wundauflage wird locker auf die Verbrennung gelegt und mit Klebepflaster oder Sporttape befestigt.*

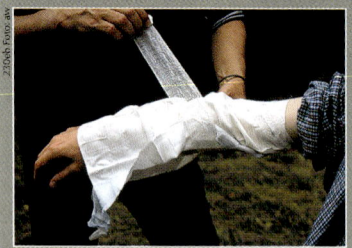

↖ *Kleinere Verbrennungen an Extremitäten werden mit einem Brandwundenverbandpäckchen abgedeckt. Dazu wird zuerst die Wundauflage aus Viskose locker auf die Verletzung gelegt.*

← *Zur Befestigung werden die kurzen Enden aus Mullbinde locker um die Extremität samt Viskosetuch gewickelt und am Rand befestigt.*

oberfläche ohne Schockzeichen). Wird das Eintreffen der Rettung vermutlich längere Zeit dauern, so muss versucht werden, etwas der **verlorenen Flüssigkeit zu ersetzen.** Der Patient sollte versuchen, wenn er bei Bewusstsein ist, kleine Schlücke mit Elektrolyten bzw. Salzen angereicherten Wassers zu sich zu nehmen.

Achtung: Durch das Schockgeschehen kann der Magen nur sehr kleine Mengen an Flüssigkeit, wenn überhaupt, aufnehmen. Die in der Stadt nicht gestattete Wasseraufnahme über den Mund stellt aber in einer Extremsituation (wenn keine Infusionen zur Verfügung stehen) die einzig mögliche Art dar, verlorene Flüssigkeit zu ersetzen. Diese Maßnahme muss bis zur Rettung weitergeführt werden.

Eine, wenn auch nicht ganz unumstrittene Möglichkeit, die Schmerzen ohne Schmerzmittel zu bekämpfen, ist die **Verwendung von Xylocain-Gel.** In den USA wird dieses Gel als *burn-gel* (Verbrennungs-Gel) verkauft. Es enthält ein Betäubungsmittel zur lokalen Betäubung. Wird *Xylocain-Gel* auf eine Brandwunde nach dem Kühlen aufgetragen, lindert es für einig Zeit deutlich die Schmerzen. Es darf aber auf keinen Fall großflächig, sondern nur bei verbrannten Händen oder sehr kleinen Verbrennungen eingesetzt werden.

Achtung: Cremes, Mehl oder ähnliche Exotika haben in Brandwunden nichts zu suchen. Auch sogenannte Verbrennungscremes sind im Akutstadium auf keinen Fall zu verwenden! Kaltes Wasser ist das einzige, was in eine frische Brandwunde gelangt.

Evakuierung

Einen Patienten mit Verbrennungskrankheit unterwegs zu behandeln, ist absolut aussichtslos. Schon in Spezialkliniken (für Patienten ab ca. 20 Prozent verbrannter Körperoberfläche) gibt es massive Probleme, den Betroffenen zu versorgen. Unter Outdoorbedingungen mit improvisierten Hilfsmittel steht neben der Erstversorgung nur eine **schnelle und schonende Luftrettung** als Option zur Verfügung. Der Patient muss durch medizinisches Personal begleitet werden.

Wärmehaushalt

Verbrennungen und Verbrühungen SCHNELLÜBERSICHT

Definition

Durch Hitze ausgelöste schwere Schädigung der Haut und tieferliegendem Gewebe. Neben der lokalen Verbrennung kann es zur Verbrennungskrankheit und einem massiven Volumenmangelschock kommen (ab ca. 15 % verbrannter Körperoberfläche bei Erwachsenen, ab 10 % bei Kindern).

Einteilung der Körperoberfläche beim Erwachsenen nach der Neunerregel

- Kopf   9 %
- Oberkörper vorne   9 %
- Oberkörper hinten   9 %
- Arme jeweils   9 %
- Unterkörper vorne   9 %
- Unterkörper hinten   9 %
- Beine Vorderseite jeweils 9 %
- Beine Rückseite jeweils   9 %

Veränderte Aufteilung beim (Klein-)Kind

- Kopf   19 %
- Arme jeweils   9,5 %
- Körper vorne   16 %
- Körper hinten   16 %
- Beine jeweils   15 %

Veränderte Aufteilung beim Säugling

- Kopf   21 %
- Arme jeweils   9,5 %
- Körper vorne   16 %
- Körper hinten   16 %
- Beine jeweils   14 %

Als allgemeine Faustregel gilt: Die Größe der Hand des Patienten repräsentiert 1 % seiner Körperoberfläche.

Symptome

- **1. Verbrennungsgrad:** Rötung, Schwellung, Schmerz (oberste Hautschicht geschädigt).
- **2. Verbrennungsgrad:** oberflächliche Hautverletzung (Grad 2a) oder tiefe Hautverletzung mit Rötung, Schmerz, Blasen- und Ödembildung (Grad 2b).
- **3. Verbrennungsgrad:** Totes Gewebe in allen Hautschichten mit grauer, weißer oder schwarzer lederartiger Haut kombiniert mit Gefühllosigkeit.

Zusätzliche Symptome bei allen drei Graden

- Schocksymptome
- Schneller oder rasender Puls
- Abfall des Blutdruckes
- Hustenreiz
- Schmerzen hinter dem Brustbein
- Pfeifen beim Atmen nach Inhalation von heißer Luft/Dämpfen.

Beurteilung der Wärmeeinwirkung

- Beurteilung der Verbrennungsgrade.
- Beurteilung der verbrannten Körperoberfläche in Prozent.
- Wurden die Atemwege von heißer Luft/Dampf verbrannt?

Allgemeine Maßnahmen

- Entfernen des Patienten aus dem Brandbereich und Ablöschen der Kleidung.
- Entfernen der Kleidung (umschneiden, falls sie mit der Brandwunde verklebt ist).
- Kaltwasserbehandlung bis ca. 20 Minuten, um Nachbrennen zu verhindern (kein Eiswasser, Berieselung besser als Eintauchen).
- Schocklage
- Sterile Wundversorgung nach dem Kühlen
- Dringende Evakuierung bei Gefahr der Verbrennungskrankheit und bei allgemeinen Schocksymptomen.

Maßnahmen in Outdoor- und Extremsituationen

- Ist in absehbarer Zeit keine Evakuierung möglich: Versuch der oralen Flüssigkeitsgabe an den Patienten bei Verbrennungskrankheit.
- Nur sehr kleine Menge an Flüssigkeit pro Schluck über zwei bis drei Tage geben, zwischen jedem Schluck ca. 10–15 Minuten Pause.
- Flüssigkeitsgabe nur an Personen bei vollem Bewusstsein.

Erweiterte Maßnahmen für medizinisches Personal

- Weniger als 10 % Körperoberfläche mit erstem oder zweiten Grad: lokal kühlende Maßnahmen.
- Mehr als 10 % Schädigung: venöse Zugänge, auch in verbrannten Gebieten.
- Volumensubstitution mit Elektrolytlösung: 1 Liter in der ersten Stunde.
- Bilanziert: Verbrannte Körperoberfläche (%) multipliziert mit dem Körpergewicht (kg) ist gleich Infusionsmenge pro Periode.
- In 24 h zusammen 4 Perioden (Periode 1 und 2 je 4 Stunden, Periode 3 und 4 je 8 Stunden Dauer).
- Kinder: 20–30 ml/kg Körpergewicht pro Stunde.
- Analgesie z.B. MO 5–10–20 mg i.v. fraktioniert oder Tramal 50–100–200 mg i.v. oder Ketanest 0,25–0,5 mg/kg Körpergewicht i.v.
- Bei Rauchgasinhalation: Dexamethason per Inhalation (Auxiloson initial 5 Hübe, alle 10 Min. bis zu 5 Hübe).

Maßnahmen in der Stadt

Bei Verbrennungskrankheit sofort mit Notarzt evakuieren.

Evakuierung in Outdoor- und Extremsituationen

- Bei kleinen Verbrennungen ersten und zweiten Grades bis 2 % der Haut kühlen, sterilen Verband anlegen und falls nötig bei der nächsten Gelegenheit zu einem Arzt.
- Über 2 % Körperoberfläche mit Verbrennungen dritten Grades oder ab 10 % Hautschädigungen muss der Patient grundsätzlich in stationäre Behandlung in ein Krankenhaus.
- Bei Verbrennungskrankheit und Schockgeschehen sehr dringende Evakuierung erforderlich. Es ist nicht möglich, mit dieser Situation unterwegs fertig zu werden.

Wärmehaushalt

Psychologische Erste Hilfe

Vieleicht haben auch Sie bereits eines der vielen auf dem Markt befindlichen Survival-Bücher gelesen. In Sätzen wie „Heute beginnt der Rest Ihres Lebens" oder „Wer aufgibt, hat verloren" wird die Wichtigkeit eines Faktors herausgestellt – die Psyche.

Merkwürdigerweise wird dieses Kapitel in fast allen Erste-Hilfe-Büchern außer Acht gelassen oder mit einem Satz wie „Beruhigen Sie den Patienten" abgehandelt. Damit ist es aber nicht getan. Wie soll ich den Patienten beruhigen? Was sage ich zu ihm? Wie gehe ich selbst mit den Problemen um?

Auch in der professionellen Rettung und Medizin wurden die Notwendigkeit der psychischen Betreuung der Patienten und Retter erkannt und neue Betreuungsdienste eingeführt. Der gesunde Menschenverstand und Einfühlungsvermögen sind dabei oft wichtiger als das theoretische Wissen um Therapiekonzepte. Was macht aber nun solch ein professioneller Betreuer im Rettungsdienst? Im Prinzip das, was auch wir mit einem Verletzten oder Patienten machen müssen. Sich um seine Sorgen, Ängste und Bedenken kümmern – dies aber nicht im Sinne einer unpersönlichen Therapie, sondern im Sinne von **echter Nähe und Zuwendung.**

In Erste-Hilfe-Extrem-Kursen entbrennt beim Thema „Psychologische Erste Hilfe" oft eine heiße Diskussion. Aus diesem Grund möchte ich auch darauf hinweisen, dass die hier gemachten Vorschläge nur Möglichkeiten darstellen, wie man mit Personen

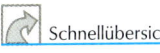

in Krisensituationen umgehen kann. Jeder muss diese Hinweise für sich interpretieren und **seiner Persönlichkeit anpassen.** Nichts ist schlimmer, als aufgesetzte Phrasen und Floskeln herzubeten.

Unpersönliche Betreuung

Ein Szenario: Nach einem Anruf kehrt eine Frau in den Kreis ihrer Kollegen zurück und sagt nur: „Eine gute Freundin von mir hat sich gerade umgebracht." Alle Gespräche verstummen. Sie setzt sich hin, nimmt gedankenverloren ihr Glas mit Apfelsaft und trinkt einen Schluck. Keiner sagt etwas. Nur die anwesende Pfarrerin als Ausbilderin für klinische Seelsorge fängt sofort an zu reden. „Wenn Du über Deine Gefühle sprechen möchtest, dann habe ich immer ein offenes Ohr." (Lehrbuchanleitung: Der Patient soll über seine Gefühle sprechen.) Als nächstes legt sie ihren Arm um die Mitarbeiterin (Lehrbuch: Körperkontakt mit dem Patienten aufnehmen) und redet weiter: „Wenn Du jetzt nicht hier bei uns sein möchtest, dann ist das kein Problem. Du kannst Dich gerne zurückziehen." Und so geht es noch ein wenig weiter. Alles klingt ein wenig so, als ob die Pfarrerin gerade gelernte Sätze aus einem Lehrbuch herunterspult – absolut unnatürlich, der Situation unangepasst und fehl am Platz.

Um ähnliche Effekte zu vermeiden, sollte man sich eine Regel merken: **Die Betreuung muss von Herzen kommen** sowie Ihrem Charakter und Ihrer Ausdrucksweise entsprechen. Sie müssen es so meinen, wie Sie es sagen und dem Betroffenen auch wirklich helfen wollen, sonst wird die Betreuung kaum funktionieren. Sobald der Patient merkt, dass Sie es nicht ernst meinen, haben Sie sein Vertrauen verloren. Jedes weitere Wort wird dann sinnlos. Finden Sie in solch einem Fall einen anderen Betreuer für den Betroffenen.

Vorschläge zum Umgang mit psychischen Ausnahmezuständen

Kontaktaufnahme

Sie kommen zu einen Unfall und werden mit einem oder mehreren Verletzten bzw. in das Geschehen verwickelten Personen konfrontiert. Wie beginnen Sie ein Gespräch? Ohne lange Reden, kurz und professionell fragen Sie: **„Was ist passiert?"**

Auch wenn die Situation samt deren Ursachen offensichtlich ist, eröffnen Sie mit diesen drei Wörtern dem Betroffenen die Möglichkeit, über das Geschehene und die damit verbundenen Probleme zu reden. Damit beginnt der erste und wichtigste Teil des Bewältigungs- und Aufarbeitungsprozesses. Meist bricht mit dieser Frage ein verbaler Wasserfall los. Sie bekommen die benötigten Informationen, der Betroffene kann bedrückende Probleme mitteilen und hat eine Person gefunden, die ihm zuhört. In dieser Situation müssen Sie nicht viel tun. Aufmerksames Zuhören und Zwischenfragen, wenn Ihnen etwas unklar ist, reichen meist völlig aus.

Vermeidung von Floskeln

Völlig falsch wäre es, mit vorgefertigten Phrasen zu agieren, die uns gerne in TV-Seifenopern vorgespielt werden. Ein Paradexempel ist die Phrase: **„Es wird alles wieder gut werden."**

Dieser Satz ist eine oft eine unrealistische Versprechung. Wie kann z.B. jemand nach einem Flugzeugunglück das Geschehene wieder gut machen? Viele Menschen sind gestorben, Sie befinden sich inmitten einer Wildnis und es ist ungewiss, ob Rettung zu Ihnen vordringen wird. Es sind kaum Lebensmittel an Bord, und Angehörige sind beim Absturz ums Leben gekommen. In einer solchen Situation kann niemand behaupten, dass alles wieder gut werden wird. Der Satz verhöhnt die aktuellen Gegebenheiten.

> Versprechen Sie dem Verletzten nichts, was Sie nicht halten können!

Eine andere weitverbreitete Unsitte ist die Phrase: **„Du brauchst keine Angst zu haben."**

Dies sagt z.B. in der Situation nach dem Flugzeugunglück eine Mutter zu ihrem weinenden Kind. Der Sprössling hat aber Angst – Angst um sein Leben, Angst, neue Schmerzen zu erleiden oder zu verhungern, Angst davor, wie es weitergehen wird.

Warum auch sollte er sich nicht fürchten? Jeder andere würde in dieser Situation genauso fühlen. Und dann sagt jemand: „Du brauchst keine Angst zu haben." Das klingt so ähnlich wie: „Du dummer Angsthase, in solch einer Situation braucht man sich doch nicht zu fürchten. Es ist doch alles ganz harmlos."

Da die Situation aber alles andere als harmlos ist – im Gegenteil, sie ist sehr ernst – ist diese Floskel absolut fehl am Platz. Sie vermittelt nicht den beabsichtigten Trost, sondern **verkennt lediglich die Gefühle** des Betroffenen. Er wird nicht ernst genommen, und der Betreuer zeigt, dass er nur daran interessiert ist, den Patienten ruhig zu stellen.

> Reden Sie dem Betroffenen seine Gefühle nicht aus. Sie sind real vorhanden und lassen sich nicht wegreden. Gehen Sie auf die Gefühle des Patienten ein!

Fallbeispiel: Flugzeugabsturz in Grönland

Nachfolgend beschreibe ich Fälle von Personen in Ausnahmesituationen, deren Fragen auch Ihnen einmal gestellt werden könnten. Anhand dieser Beispiele wird dann ein grundsätzliches Schema aufgezeigt, wie Sie mit diesen Situationen umgehen können.

Bevor Sie die Antworten lesen, überlegen Sie sich erst, wie Sie in dieser Situation reagiert hätten. Dabei genügt es nicht sich zu sagen: „Ich würde ihn jetzt beruhigen", sondern Sie müssen Ihre konkrete Ausdrucksweise Wort für Wort überdenken.

Sie treffen an der Absturzstelle eines kleinen Flugzeuges ein und erkennen, dass es weitestgehend zerstört ist. Die meisten der sechs Passagiere, eine Familie mit zwei Kindern und deren Großeltern, sind hingegen offensichtlich am Leben. Nach einer kurzen Sichtung ergibt sich folgende Lage:

Der Pilot, Vater der Familie, hat starke Beinverletzungen und innere Bauchverletzungen. Er ist wach und ansprechbar. Sein Sohn (11 Jahre), der neben dem Piloten saß, hat schwere Kopfverletzungen und ist bewusstlos. Beide sind unter dem Cockpitinstrumentarium eingeklemmt und können ohne Werkzeug nicht herausgeholt werden.

Die Mutter, eine professionelle Geigerin, hat einen gebrochenen Arm und driftet langsam in einen psychisch bzw. durch Schmerzen verursachten Schock. Sie kann die Finger nicht mehr bewegen. Die Tochter (8 Jahre) hat Schnittverletzungen sowie Blutergüsse und weint heftig.

Die Großmutter weist keine Verletzungen auf. Sie leistet Erste Hilfe beim Schwiegersohn und Enkel. Als das Rettungsteam eintrifft, geht sie in einen Schockzustand über und scheint apathisch. Der Großvater hängt im Sitz vornübergeneigt und scheint tot zu sein.

Ihre spezielle Aufgabe im Rettungsteam ist es, psychologische Erste Hilfe zu leisten. Die medizinische Versorgung wird von Kollegen übernommen. Gehen Sie dabei im Kopf nach folgendem Muster vor:

- Listen Sie auf, welche psychologischen Erste-Hilfe-Maßnahmen Sie ergreifen würden, damit die Überlebenden ihre Situation besser verstehen, ausdrücken und kontrollieren können.
- Listen Sie einige psychologische Erste-Hilfe-Maßnahmen auf, welche besonders Kindern hilft, ihre Situation zu verarbeiten.
- Wie gehen Sie mit alten Personen in solch einer Situation um?

Bevor Sie weiterlesen, lassen Sie sich nun Antworten zu den obigen Fragen einfallen und schreiben Sie zu jeder Frage einige Stichworte auf. Überlegen Sie genau, was Sie in dieser Situation sagen würden. Rein medizinische Maßnahmen sind hierbei nicht gefragt. Es geht lediglich um psychologische Erste Hilfe.

In die Situation hineinversetzen

Stellen Sie sich einmal vor, Sie würden in dieser Maschine sitzen. Gerade haben Sie vom Piloten erfahren, dass das Flugzeug notlanden muss. Was geht in Ihnen vor? Viele meiner Kursteilnehmer behaupten an dieser Stelle, dass Panik ausbrechen müsste. Untersuchungen von Flugzeugunglücken zeigen aber gerade das Gegenteil auf. Die Leute sind eher still. Manche beten, andere schluchzen vielleicht leise. Es schreit niemand, und von Panik keine Spur. Das Flugzeug geht dann immer tiefer. Turbulenzen schleudern die

Psychologische Erste Hilfe

beschädigte Maschine wild durch die Luft. Jeder im Flugzeug spürt die ungeheuren Kräfte, die auf den Körper einwirken. In dieser Situation ist es einfach nicht möglich zu schreien. Es würde zu viel Kraft kosten, gegen diese Gewalten anzukämpfen.

Nach dem Aufprall mit dem Lärm, dem Geruch von Benzin und verbranntem Gummi dann endlich Ruhe; Schneeflocken wirbeln ins Gesicht. Das Flugzeug steht. Jetzt kommt die Phase, in der viele Passagiere einfach das Wrack verlassen, ohne dass sie später überhaupt wissen, wie sie heraus gekommen sind.

Bis jetzt war eigentlich alles relativ leicht. Der Passagier hatte bis dato keine Möglichkeit, selbst aktiv zu werden. Die äußeren Ereignisse haben den Ablauf vollkommen bestimmt. Jetzt, am Boden, **holt die Situation langsam die Überlebenden ein.** Plötzlich fühlt man Schmerzen, Kälte, Hunger, Durst, Angst und große Unsicherheit gegenüber dem, was da kommen mag. Wie geht es weiter? Wo sind wir? Dann kommt die Frage: „Was ist mit den anderen Pasagieren und den eigenen Begleitern. Sind sie verletzt oder tot. Was kann ich jetzt machen? Jetzt ist alles aus. Das Leben macht kein Sinn mehr."

Zu diesem Zeitpunkt oder vielleicht auch etwas später kommen Sie als Retter an der Unglücksstelle an. Sie müssen nun versuchen, sich in die Überlebenden hineinzuversetzen, um bei den folgenden Punkten emotional richtig auf die Patienten eingehen zu können.

Kontakt aufnehmen

Nehmen Sie mit den Betroffenen in ruhiger und freundlicher Art Kontakt auf. Sind Sie abgehetzt und außer Atem, so warten Sie kurz, bis Sie sich beruhigt haben. Es wirkt wenig vertrauenswürdig, wenn Sie japsend vor einem Patienten stehen. Aus diesem Grund werden Sie in der Stadt einen Rettungssanitäter nie zum Unfallort rennen sehen. Er wird immer zügig, aber ruhig gehen.

Namentlich vorstellen

Kommen Sie zu einem Betroffenen, stellen Sie sich mit Namen vor. Der Patient muss Sie persönlich anreden können. Genauso sollten Sie den Verletzten immer namentlich ansprechen.

Orientierung vermitteln

Helfen Sie nicht orientierten Personen, sich wieder zu zurechtzufinden. Erzählen Sie ihnen, was passiert ist und wo sie sich befinden.

Grundbedürfnisse befriedigen

Es ist neben der allgemeinen Ersten Hilfe, die von Ihren Kollegen erledigt wird, besonders wichtig, schnell den unmittelbaren Grundbedürfnissen der Betroffenen nachzukommen. Jemanden zu beruhigen, während er vor Kälte zittert oder extremen Durst hat, ist kaum möglich. Eine Decke oder ein warmer Tee, und die Befindlichkeit des Betroffenen verbessert sich spürbar.

Bei solchen Maßnahmen muss natürlich immer die **medizinische Unbedenklichkeit bedacht werden.** Dies gilt besonders für die Flüssigkeitsgabe.

Das Gespräch suchen

Als nächstes sollte das **„Was ist passiert"-Prinzip** verwendet werden, um der Person eine Möglichkeit zu geben, die aufgestauten Erlebnisse mitzuteilen.

Emotionen verstehen

Egal ob die Betroffenen weinen, wütend sind oder Angst haben: Erklären Sie ihnen, dass es ganz normal ist, in dieser Situation so zu reagieren. Vermitteln Sie ihnen nicht das Gefühl, dass die Reaktion unnatürlich ist.

Perspektiven aufzeigen

Nachdem die Person das Erlebte erzählt hat, ist es wichtig, die Gedanken vom aktuellen Geschehen in die Zukunft zu lenken. Die momentan fehlende Perspektive muss dem Patienten aufgezeigt werden.

Erzählen Sie z.B. davon, wie viele Personen an der Rettung beteiligt sind, wann die Helikopter eintreffen werden. Erklären Sie dem Patienten, dass sich das Krankenhaus in der Nähe gerade auf die Verletzten vorbereitet und Betten bereitstellt etc.

Aber erzählen Sie nicht irgendetwas, sondern nur das, was realistisch ist. Dies beweist dem Patienten, dass Sie ihm wirklich sagen, was passiert ist und passieren wird. Er wird Ihnen daraufhin immer mehr vertrauen.

Familien zusammenführen

Familienmitglieder oder Freunde sollten so schnell wie möglich wieder zusammengeführt werden. Auch wenn einige der Personen schwer verletzt sind, ist es besser, die Familie ist zusammen und hilft sich gegenseitig, als dass bei jedem die permanente Angst besteht, was mit den anderen geschehen ist.

Über den weiteren Ablauf informieren

Es ist wichtig, dass Sie erzählen, was als nächstes passieren wird. Dadurch wird das Gefühl des Ausgeliefertseins deutlich reduziert. Machen Sie nichts mit dem Patienten, ohne es ihm vorher zu erklären. Soll er z.B. zum Helikopter transportiert werden, so sagen Sie ihm: „Wir werden Sie jetzt auf diese Trage legen und dann zu diesem Helikopter dort herüberbringen. Mein Kollege Peter übernimmt dann die Betreuung im Helikopter. Wenn Sie irgendwelche Probleme während des Fluges haben, so sagen Sie ihm sofort Bescheid. Er wird sich dann darum kümmern. In 30 Minuten werden Sie dann auf der Airbase in Pittufik sein. Ein Krankenwagen transportiert Sie von dort ins Krankenhaus. Haben Sie noch irgendwelche Fragen oder kann es losgehen? Alles klar? Gut, dann legen wir Sie jetzt auf diese Trage."

Beschäftigung des Patienten

Es ist wichtig, die betroffenen Personen so gut wie möglich zu beschäftigen. Dadurch sind sie abgelenkt und haben das Gefühl, die Situation beeinflussen zu können. Finden Sie auch Beschäftigung für verletzte Personen. Sie sollen Binden aufwickeln, andere Verletzte betreuen oder, soweit möglich, auf ein Feuer aufpassen. Jeder sollte im Rahmen seiner Möglichkeiten einen möglichst sinnvollen Job bekommen.

Fehler, die es zu vermeiden gilt

● Geben Sie dem Betroffenen auf keinen Fall Medikamente, die Emotionen unterdrücken und damit verhindern, die Situation zu verarbeiten.
● Vermeiden Sie die schon besprochenen Phrasen („Alles wird gut", „Du brauchst keine Angst haben" etc.).
● Mitleid hilft nicht. Vermeiden Sie Redewendungen, die Mitleid ausdrücken.
● Geben Sie den Personen keinen Alkohol, da er bei vielen Personen Melancholie auslösen und damit die Situation verschlimmern kann.
● Geben Sie dem Betroffenen keine Ohrfeigen, schütteln sie ihn auch nicht. Diese Methoden werden nur in Filmen angewendet.
● Reden Sie nicht mit Kollegen über den Unfall oder die schlimme Lage der Verletzten, wenn andere Personen Sie hören können.
● Sind Personen anscheinend tot oder bewusstlos, so reden Sie mit ihnen, als ob sie alles verstehen könnten. Viele Bewusstlose können sich später an jedes Wort der Retter erinnern. Falsche Formulierungen können somit beträchtlichen Schaden anrichten.

Betreuung von Kindern

Kinder müssen im Prinzip nach den gleichen Maximen wie Erwachsene behandelt werden. Es gibt aber einige zusätzliche Dinge zu beachten.

Trennung von den Eltern vermeiden

Nichts ist für ein Kind schlimmer, als in einer bedrohliche Situation von der Mutter oder dem Vater getrennt zu sein. Somit sollten Sie immer versuchen, ein Kind zu den Eltern zurückzubringen. Auch wenn die Mutter verletzt ist, sollte das Kind zu ihr zurückgebracht werden. Das hat zwei positive Effekte: Die Mutter wird sich zusammenreißen, da sie sich jetzt um das Kind kümmern und Trost spenden muss. Außerdem wird das Kind liebevoll betreut, und Sie können sich um andere Patienten kümmern.

Wenn die Eltern nicht aufzufinden sind, **lassen Sie ein Kind niemals allein.**

Engen Augenkontakt suchen

Wenn Sie mit einem Kind sprechen, begeben Sie sich auf seine Augenhöhe. Sitzt das Kind auf dem Boden, so setzen Sie sich daneben. Oder heben Sie es auf, nehmen es auf den Arm und sprechen dann mit ihm.

Vertraute Stofftiere einsetzen

Fehlt dem Kind sein Teddybär, seine Puppe oder ähnliches, so hilft kein Trösten wie: „Ich kaufe Dir einen Teddybären in der nächsten Stadt." Es braucht jetzt seinen vertrauten Weggefährten und nicht irgendwann irgendeinen Teddy. Versuchen Sie, das Stofftier zu finden. Ist dies nicht möglich, so bemühen Sie sich um einen Ersatz vor Ort. Improvisieren Sie eine Puppe oder ähnliches.

Geschehnisse erklären

Kinder können Unglücke eher begreifen und verarbeiten, wenn Sie ihnen die Situation mit einfachen Wor-

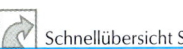

ten erklären. Versuchen Sie nie, ein Kind abzuschirmen und es künstlich vom Unglücksort fernzuhalten. Das Kind weiß, dass etwas passiert ist und hat ein schlechtes Gefühl. Es ist somit besser, dass ihm erklärt wird, was passiert ist.

Auf Ängste eingehen

Hat ein Kind (oder ein Erwachsener) Angst, so ist dies eine normale Reaktion. Es hilft nicht, ihm diese Emotionen ausreden zu wollen. Fragen Sie lieber, was das Kind zum Fürchten bringt und gehen Sie darauf ein.

Auf Schmerzen eingehen

Kinder können Schmerzen gut ertragen, solange diese nicht unverhofft kommen. Müssen Sie oder ein Sanitäter etwas mit dem Kind machen, das ihm Schmerzen bereiten wird, so erklären Sie ihm dies vorher. Machen Sie auch deutlich, dass es ganz normal ist, deswegen zu weinen oder dagegen zu protestieren.

Schuldgefühle nehmen

Kinder haben oft das Gefühl, Schuld an dem Geschehen zu haben. Nehmen Sie ihnen dieses Gefühl.

Betreuung von älteren Personen

Bei Senioren gelten prinzipiell die gleichen Regeln wie bei anderen Personen. Es gibt nur einige wenige zusätzliche Dinge zu beachten.

Respektvoller Umgang

Manche ältere Person scheint senil oder intellektuell unterlegen zu sein. Meist liegt der Grund für diesen Eindruck aber in Seh- oder Hörschwierigkeiten. Behandeln Sie alte Personen respektvoll, auch wenn deren verlangsamte Reaktionszeit Ihre Geduld auf die Probe stellt.

Medikation checken

Prüfen Sie, ob der ältere Patient Medikamente standardmäßig einnehmen muss. Sind diese verloren gegangen, so suchen Sie nach ihnen im Rahmen Ihrer Möglichkeiten.

Schwierige Patientenfragen

In einigen Situationen kann es vorkommen, dass Patienten Sie direkt etwas fragen, auf das es so leicht keine Antwort zu geben scheint. Sie werden dann voll gefordert. Antworten Sie falsch, so können Sie beim Patienten psychologisch erheblichen Schaden anrichten.

Überlegen Sie sich bei den nachfolgenden Fragen wieder erst eine eigene Antwort, bevor Sie sich die Vorschläge durchlesen.

● **Frage 1:** Die Mutter mit dem gebrochenen Arm und ohne Gefühl in der Hand fragt Sie, ob sie jemals wieder ihre geliebte Violine spielen könne? Was antworten Sie?
● **Frage 2:** Die verletzte Mutter fragt, wie es ihrem Vater geht. Sie wissen nicht ganz genau, ob er tot ist oder nicht. Sie haben Angst, eine negative Antwort würde ihre Situation deutlich verschlechtern. Was antworten Sie?
● **Frage 3:** Eine sehr schwer verletzte Person fragt Sie, ob sie sterben werde? Was antworten Sie?

Psychologische Erste Hilfe

● **Frage 4:** Eine (vermutlich) sterbende Person bittet Sie, eine Nachricht an einen Familienangehörigen zu überbringen? Wie reagieren Sie?

Wahrheit und Relativierung

Es handelt sich hier um sehr schwierige Fragen. Haben Sie aber einmal das Prinzip gelernt, wie man mit diesen Fragen umgeht, so werden Ihnen alle anderen Fragen auch keine Probleme mehr bereiten.

Zu Frage 1:

Die Mutter hat offensichtlich Angst davor, dass sie nie mehr Violine spielen können wird. Allein die Tatsache, dass sie diese Frage stellt, bedeutet, dass sie ernsthaft in Sorge ist und die Musik ihr viel bedeutet. Diese Frage einfach abzutun und zu sagen: „Dann spielen Sie eben in der Zukunft Schlagzeug", wäre wie ein Schlag ins Gesicht und würde jede weitere Kooperation der Patientin stoppen.

Daher müssen Sie eine Strategie verwenden, die aus zwei Punkten besteht:

● **Sagen Sie die Wahrheit.**
● **Relativieren Sie die Wahrheit.**

Was ist aber die Wahrheit in dieser Situation? Ist es so, dass sie nie wieder Violine spielen kann oder dass die Ärzte es schon wieder richten werden? Können Sie das beurteilen? Wissen Sie, was mit der Hand genau los ist? Wissen Sie, was ein Chirurg wieder heilen kann und was irreparabel ist?

Nein, Sie wissen es nicht! Und genauso muss auch die Antwort sein: „ **Ich weiß es nicht!"** Alles andere wäre pure Spekulation. Würde Ihre Vermutung nicht eintreffen, stehen Sie als Lügner da, und die Betroffene wird nie wieder der Aussage eines Retters glauben.

Allerdings dürfen Sie den Satz so nicht stehen lassen. Es muss eine Relativierung folgen. Das heißt, **Sie geben dem Patienten eine Perspektive,** die Hoffnung und das Gefühl, dass etwas geschehen wird. Sie dürfen aber nichts versprechen.

Eine Antwort könnte folgendermaßen aussehen: „Ich weiß es nicht genau. Erst im Krankenhaus, wenn die Hand geröntgt wurde, kann ein Arzt sagen, was genau verletzt ist *(Wahrheit).* Aber das Krankenhaus in Pittufik hat sehr gute amerikanische Ärzte, die sich kompetent um den Arm kümmern werden *(Relativierung)."*

Warum aber nicht einfach sagen: „Das wird schon wieder". Weil der Patient aufgrund dieser gefühlslosen Floskel berechtigten Zweifel daran hat, dass wirklich alles wieder in Ordnung kommen wird. Ihre Position als Betreuer wackelt, da Sie versuchen, gegen das Gefühl anzureden.

Das Prinzip „Wahrheit und Relativierung" hinterlässt hingegen keinen negativen Nachgeschmack. Sie machen klar, dass diese Frage vor Ort nicht zu klären ist. Da der Grund logisch ist, zweifelt der Patient nicht an der Aussage. Hoffnung geben Sie aber, indem Sie über die guten Ärzte im Krankenhaus erzählen. Damit bekommt die

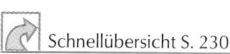

Aussage wieder eine positive Wendung, ohne dass Sie falsche Versprechungen machen.

Zu Frage 2:

In dieser schwierigen Situation der Frau wäre es ihrer Gesundheit nicht förderlich, auf die Frage nach dem Zustand des Großvaters ganz genau zu antworten. Das Prinzip „Wahrheit und Relativierung" findet trotzdem seine Anwendung, wenn auch in etwas abgewandelter Form.

Sie antworten: „Ich weiß nicht genau, was mit Ihrem Vater ist *(Wahrheit)*. Aber ein Kollege kümmert sich um ihn. Ich bin für Sie verantwortlich und wir sollten erst einmal schauen, dass wir Sie gemeinsam in Ordnung bringen *(Relativierung)*."

Hier sind sie **der Situation aus dem Weg gegangen,** indem Sie ihr nicht genau erklärt haben, was mit ihrem anscheinend verstorbenen Vater los ist. Sie sind der Frage etwas ausgewichen und haben die Frau wieder auf sich selbst konzentriert. Wird sie später erfahren, dass der Großvater tot ist, kann sie Ihnen keine Vorwürfe machen, da Sie sie gut betreut und ihr keine Unwahrheiten gesagt haben.

Hätten Sie gesagt: „Es geht ihm gut", würden Sie als Lügner dastehen, und die Mutter würde, wenn sie vom Tode erfährt, das Vertrauen in das Rettungspersonal verlieren.

Zu Frage 3:

Auch wenn die Frage einer schwer verletzten Person, ob sie sterben werde, sehr schwierig scheint, ist sie nach dem erläuterten Prinzip recht leicht zu beantworten. Würden Sie die Frage bejahen, so wäre dies für den Patienten eine Bestätigung zu sterben. Ein kategorisches Nein hingegen würde möglicherweise dem Gefühl des Patienten entgegenstehen, dass es sehr schlecht mit ihm steht. Das würde das Vertrauen in den Betreuer stark beeinträchtigen.

Wie sollte man also antworten? Sie könnten nach dem Prinzip „Wahrheit und Relativierung" z.B. sagen: „Ich weiß es nicht genau *(Wahrheit)*. Aber wir beide sollten uns darauf konzentrieren, dass Sie wieder gesund werden. In einer halben Stunde werden Sie in Pittufik sein, und die dortigen Ärzte werden sich um Sie kümmern *(Relativierung)*."

Zu Frage 4:

Wenn eine Person aus dem Gefühl heraus, nicht zu überleben, Sie bittet, eine Nachricht an Angehörige zu überbringen, handelt sich um eine sehr ernste Situation. Sie haben drei Möglichkeiten zu antworten:

„Nein, Sie werden nicht sterben." Abgesehen von wenigen Situationen, in denen es offensichtlich ist, dass der Patient nicht lebensgefährlich verletzt ist, handelt es sich um die schlechteste Antwort, die Sie geben können. Stirbt der Patient doch, so stirbt er unruhig, da er seine letzte Nachricht nicht überbringen konnte. Sie haben ihm seinen letzten Wunsch verweigert.

„Ja, das kann ich gerne machen." Dies ist die zweitschlechteste Antwort, die Sie geben können. Zwar kommen

Psychologische Erste Hilfe SCHNELLÜBERSICHT

Zu vermeidende Fehler

- Geben Sie dem Betroffenen auf keinen Fall Medikamente, die Emotionen unterdrücken und damit verhindern, mit der Situation fertig zu werden.
- Vermeiden Sie Phrasen wie „Alles wird gut", „Du brauchst keine Angst zu haben" etc.
- Verwenden Sie immer eigene Formulierungen.
- Haben Sie einmal das Vertrauen des Patienten durch leere Worthülsen oder Lügen verloren, beauftragen Sie lieber einen anderen Helfer mit der psychologischen Ersten Hilfe.
- Mitleid hilft in Notsituationen nicht. Vermeiden Sie Floskeln, die das ausdrücken.
- Geben Sie dem Patienten keinen Alkohol, da er bei vielen Personen Melancholie auslösen und damit die Situation verschlimmern kann.
- Geben Sie dem Betroffenen keine Ohrfeigen, schütteln Sie ihn auch nicht. Diese Methoden werden nur in Filmen angewendet.
- Reden Sie nicht mit anderen Helfern über den Unfall und die schlimme Lage der Verletzten, wenn die Betroffenen das hören können.
- Sind Personen scheinbar tot oder bewusstlos, reden Sie mit ihnen, als ob sie alles verstehen könnten. Viele Bewusstlose können sich später an jedes Wort der Retter erinnern. Unglückliche Formulierungen können somit beträchtlichen Schaden anrichten.

Besonderheiten bei Kindern

- Lassen Sie Kinder, wenn möglich, immer bei den Eltern. Eine Trennung verursacht große Ängste.
- Lassen Sie Kinder nie alleine.
- Erklären Sie den Kindern mit einfachen Worten die Situation.

Besonderheiten bei alten Menschen

- Gehen Sie respektvoll mit alten Menschen um.
- Verwechseln Sie Hör- und Sehschwierigkeiten nicht mit geistiger Unterlegenheit.

Antworten auf kritische Fragen

Stellt der Patient Fragen, die Sie in der Situation unmöglich richtig beantworten können („Wie lange lebe ich noch?" „Werde ich meine schwer verletzte Hand wieder verwenden können?" etc.), so benutzen Sie das Prinzip:

- Wahrheit sagen (z.B. „Ich weiß es nicht genau, ...")
- Wahrheit relativieren („ ... aber wir haben hier eine gute Rettungsmannschaft, und ein Helikopter wartet auf Sie für den Transport in die Klinik.")

Sie dem Wunsch des Patienten nach und nehmen seine Nachricht auf, da Sie aber nichts hinzufügen, scheinen Sie das Sterbegefühl des Patienten zu bestätigen. Sie rauben ihm den Willen, weiter für sein Leben zu kämpfen.

Da Sie nicht allwissend sind und somit auch nicht beurteilen können, wann eine Person stirbt und wann sie überlebt, kann die **einzig richtige Antwort** nur lauten: „Wenn Sie das gerne möchten, so komme ich dem Wunsch selbstverständlich nach. Aber wir sollten dann alles daran setzen, dass Sie die Nachricht selbst den Angehörigen überbringen können." Mit dieser Antwort kommen Sie dem Wunsch des Patienten nach und wecken gleichzeitig den Überlebenswillen. Dass Sie überhaupt die Möglichkeit aufzeigen, die Nachricht selbst zu überbringen, zeigt dem Betroffenen, dass es sich lohnt, dafür zu kämpfen. Unser Prinzip hat hierbei eine leichte Abwandlung erfahren und besteht aus: **Wunsch nachkommen und relativieren.**

Traumatische Notfälle

Verstauchungen (Distorsionen)

Verstauchungen treten sehr häufig im Zusammenhang mit Sport und anderen körperlichen Aktivitäten auf. Zumeist ist nicht gleich erkennbar, ob es sich nur um eine Verstauchung, einen Bänderriss, einen Bruch oder um einen anderen orthopädischen Notfall handelt. Aus diesem Grund muss bei jeder *Distorsion* abgeklärt werden, ob nicht mehr verletzt ist, als es den Anschein hat.

Eine Verstauchung entsteht durch eine kurze Gewalteinwirkung auf das Gelenk. Es wird kurz getrennt, schnappt dann aber wieder in die normale Position zurück. Bei einer Verstauchung oder Zerrung kommt es zu Faserrissen im Bandapparat, häufig durch indirekte Gewalteinwirkung. Ein Umknicken des Fußes, eine Verdrehung des Kniegelenks oder ähnliches führen zu einer Schwellung des betroffenen Körperteils.

Durch die Verletzung der Bänder entstehen oft (kleinere) **innere Blutungen,** die sich nach einiger Zeit als Blutergüsse *(Hämatome)* zeigen. Typische Probleme nach einer *Distorsion* sind Funktionseinschränkungen des Gelenks und ein Druckschmerz an der betroffenen Stelle.

Minimierung von Schwellungen

Um einen schnellen Heilungsprozess zu gewährleisten, muss eine innere

Blutung und Schwellung des betroffenen Körperteils so weit wie möglich minimiert werden. Dazu geht man nach der **PECH-Methode** vor.

Die PECH-Methode

P = Pause
(d.h. keine weitere Belastung).

E = Eis auf die betroffene Stelle legen, um Schwellungen und innere Blutungen zu vermindern.

C = Compression mittels einer elastischen Binde, um eine Schwellung zu reduzieren.

H = Hochlagern des betroffenen Körperteils.

Warum ist es so wichtig, eine Schwellung zu vermeiden? Während des späteren Heilungsprozesses muss der verletzte Körperteil so gut wie möglich durchblutet werden, damit defekte Zellen, Blut und zerstörtes Gewebe schnell und effektiv abtransportiert werden können. **Eine Schwellung reduziert die Durchblutung** im Gewebe, da der Druck Blutgefäße zusammenpresst. Der Heilungsprozess startet verzögert und dauert wesentlich länger.

Um dies zu vermeiden, wird die PECH-Methode angewandt, deren einzelne Punkte im weiteren erläutert werden.

Pause machen

Die Aktivität muss unbedingt unterbrochen werden! Jede weitere Belastung des betroffenen Körperteils erhöht die Gefahr einer Blutung und Schwellung des Gewebes. Man benötigt etwas Zeit, um schwerwiegendere Verletzungen wie Brüche ausschließen zu können. Viele Betroffene versuchen häufig, ob eine Belastung nicht doch möglich ist. Dies ist im ersten Moment falsch. Wichtig ist, den betroffenen Körperteil zunächst einmal ruhigzustellen.

Eisbehandlung

Eis reduziert in der Akutphase die Durchblutung des Gewebes und damit auch die potentielle Menge Flüssigkeit, die einbluten und zu Schwellungen führen kann. Eine schnelle und frühe Eisanwendung ist wichtig für eine gute Heilungsprognose. Als Kühlmittel eignen sich kalte Flaschen, kaltes Wasser, nasse Tücher und überhaupt alles, was kalt ist sowie gefahrlos an den verletzten Körperteil angelegt werden kann.

Bei Eis muss man aufpassen, dass es die Haut nicht schädigt. Gerade bei alten Personen ist sie oft schlecht durchblutet, und eine **Erfrierung verursacht** dann mehr Probleme als die *Distorsion* an sich. In den meisten Fällen ist es daher wichtig, ein dünnes T-Shirt oder Handtuch unterzulegen, um solchen Schäden vorzubeugen.

Eisanwendungen müssen lange und konsequent innerhalb der ersten 24 Stunden erfolgen. Für wenige Minuten den Eisbeutel aufzulegen bringt gar nichts. Die erste Anwendung sollte

Traumatische Notfälle

mindestens 20 Minuten dauern, danach kann man eine kurze Pause einlegen, falls es der Person zu kalt wird. Anschließend sollte erneut für mindestens 20 Minuten der Eisbeutel aufgelegt werden etc.

Was passiert bei einer zu kurzen Eisbehandlung? Der Körper reduziert wegen der Kälteeinwirkung die Durchblutung. Wird die Kühlung nach kurzer Zeit wieder entfernt, versucht der Körper mit einer deutlich erhöhten Blutzufuhr, die verlorene Wärme wieder auszugleichen. Das ist genau, was wir nicht wollen, da eine verbesserte Durchblutung auch ein verstärktes Einbluten ins Gewebe bedeutet. Aus diesem Grund: **Eisbeutel immer lange und oft verwenden** und damit eine schnelle Heilung begünstigen.

Erst in der späteren Heilungsphase, wenn keine inneren Blutungen mehr zu befürchten sind, ist eine verstärkte Durchblutung wünschenswert, um das Gewebe schnell zu erneuern.

Compression (Kompression)

Um Blut und Flüssigkeit möglichst wenig Platz zur Ausdehnung zu geben, wickelt man einen ganz normalen **Stützverband** um das betroffene Gelenk. Durch diese Maßnahme kann eine Schwellung weiter minimiert werden. Man sollte vermeiden, den Verband zu fest zu wickeln. Ein normal gewickelte elastische Binde reicht vollkommen aus.

Hochlagern des Körperteils

Mit dieser Methode wird die Durchblutung und damit die Gefahr einer Schwellung reduziert. Arme oder Beine sollten nicht nur einige Minuten, sondern so lange wie möglich hochgelagert werden.

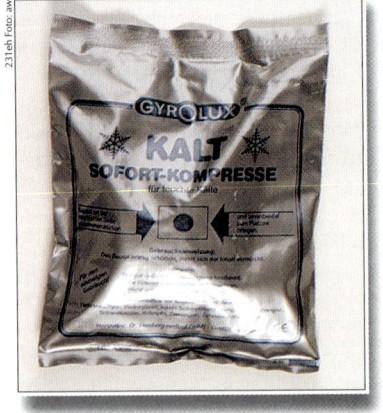

◀ *Chemischer Eisbeutel, der nach seiner Aktivierung ca. 20 Minuten kühlt.*

▶ *Möglichkeiten der Hochlagerung gibt es viele.*

Verstauchungen (Distorsionen) SCHNELLÜBERSICHT

Definition

Durch (An-) Risse im Bandapparat entstehende Schwellungen und Blutungen führen zu den nachfolgenden Symptomen.

Symptome
- (Druck-) Schmerzen an der betroffenen Stelle
- Funktionseinschränkung des Gelenks
- Schwellungen
- Blutergüsse.

SAMMLE-Anamnese
- Unfallhergang genau erfragen.
- Ist diese Verletzung schon öfter bei der Person aufgetreten?

Maßnahmen (PECH-Methode)
- **P**= Pause
- **E**= Eisbehandlung
- **C**= Compression mit elastischer Binde
- **H**= Hochlagern des Körperteils

232eh Foto: aw

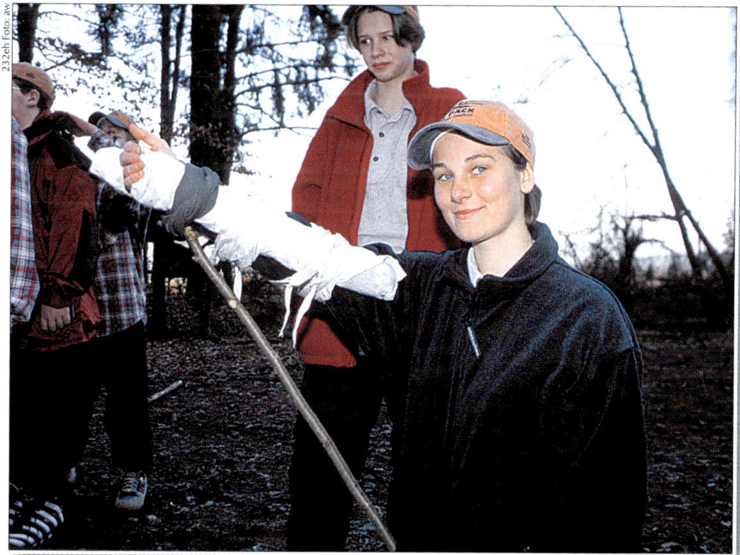

Traumatische Notfälle

Verrenkungen (Luxationen)

Bei einer *Luxation* handelt es sich um eine Gelenkverletzung, bei der die gelenkbildenden Knochenenden vollständig voneinander getrennt werden. Normalerweise werden beide Gelenkhälften durch Muskeln, Sehnen, Bänder und Kapseln zusammengehalten. Eine Verrenkung tritt dann auf, wenn genug Kraft auf die Knochen einwirkt, so dass die haltenden Strukturen (wie Bänder) zerreißen und ein Knochen aus dem Gelenk springt. Anders als bei der *Distorsion* rutscht der Knochen aber nicht in die Gelenkpfanne zurück, sondern verbleibt zumeist in der ausgekugelten Position (er kann auch wieder zurückspringen, was einer kurzfristigen Luxation gleichkommt). Dies verursacht bei jeder Bewegung extreme Schmerzen.

Es gibt verschiedene Formen von Verrenkungen. Fällt man beim Klettern aus der Wand und landet auf der Schulter, worauf das Schultergelenk ausrenkt, so liegt eine traumatische Luxation mit Kapsel- und Bänderrissen sowie gegebenenfalls mit Knorpel-, Knochen-, Gefäß- und Nervenverletzungen vor. Bei einem solchen Unfall wirkt eine **direkte Kraft** auf das Gelenk ein. Der Gelenkkopf springt nicht nur aus der Pfanne, sondern es ist auch sehr wahrscheinlich, dass auch die knöchernen Strukturen stark verletzt werden.

Anders verhält es sich, wenn eine **indirekte Kraft einwirkt.** Eine Beispiel wäre, wenn man mit einem Kajak Richtung Ufer paddelt und versucht, sich an einem überhängenden Ast festzuhalten. Die Strömung treibt das Boot aber weiter, und der Arm rotiert nach hinten, bis der Gelenkkopf aus seiner Kapsel springt. Bei diesem Mechanismus wirkt die Kraft nicht direkt auf das Gelenk ein, sondern Dreh- und Torsionskräfte führen zu einer Auskugelung des Gelenks. Eine indirekte Kraft führt in der Regel zu deutlich weniger Verletzungen am Knochen als eine direkte Kraft. Bänder und Muskeln sind aber oft stark verletzt. Es gibt auch Personen, die aufgrund von Muskelschwächen öfter Verrenkungen erleiden, ohne dass ein größerer Schaden entsteht.

Kajakfahrer sind häufig von Schulterluxationen betroffen. Das Boot schwimmt nach vorne, während das Paddel im Wasser zurückgedrückt wird. Folge kann eine ausgerenkte Schulter sein.

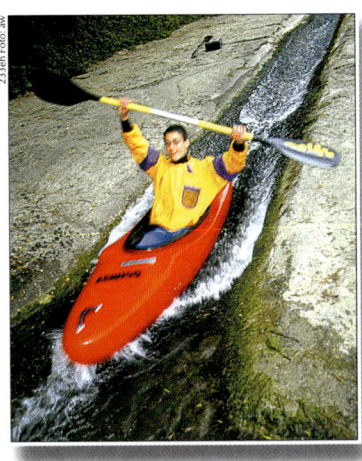

233eh Foto: aw

In der Stadt behandelt man eine *Luxation* wie einen Bruch (siehe nächstes Kapitel). Das luxierte Gelenk wird in einer neutralen Position fixiert und geschient oder einfach nur ruhig gestellt. Dies reicht aus, solange in den nächsten zwei Stunden medizinische Hilfe erreichbar ist.

 In einer Outdoor-, Wildnis- oder Extremsituation kann man sich mit dieser Maßnahme nicht zufriedengeben. Eine Person mit einer *Schulterluxation* hat solche starken Schmerzen, dass ein Transport oder gar selbstständiges Laufen fast unmöglich ist. Es besteht auch die ernst zu nehmende Gefahr einer Dauerschädigung, wenn Nerven und/oder Blutgefäße eingeklemmt sind. Mit jeder Stunde erhöht sich der Schaden an der gesamten Extremität. Der Nutzen einer frühen Korrektur des Problems, auch von einem relativ unerfahrenen Helfer, liegt weit über dem Risiko, die Situation zu verschlechtern.

Als erweiterte Maßnahme, um einem verrenkten Gelenk wieder in seine Normalposition zu helfen, bedient man sich der sogenannten Reduktion der Verrenkung.

Reduktion von Verrenkungen

Diese Maßnahme wendet man ausschließlich an drei Gelenken im Körper an:

- Schultergelenk
- Kniescheibe
- Finger- und Zehengelenke

Nur an diesen Stellen ist die Technik der Reduktion relativ sicher und leicht anzuwenden. Alle anderen Gelenke (Hüfte, Ellenbogen, Knie) werden wie eine Fraktur (siehe unter „Brüche") behandelt und somit geschient.

Schnelles Handeln

Sobald ein Gelenk aus seiner normalen Position springt, **verkrampfen sich die Muskeln** in dieser Fehlstellung und verhindern, dass z.B. im Fall unseres Schultergelenks der Gelenkkopf wieder in seine ursprüngliche Lage zurückgleitet. Dieser Muskelkrampf samt Schwellung entwickelt sich innerhalb der ersten Stunde nach der Verletzung. Daher muss man schnell handeln, um nicht zu viel Widerstand von der verkrampften Muskulatur zu bekommen. Je länger man wartet, desto schwerer wird der Job.

Bevor man mit der Reduktion einer Verrenkung beginnt, müssen vier Bedingungen erfüllt sein:

- **Ist eine Outdoor- oder Extremsituation gegeben?**
Nur in einer Outdoor- oder Extremsituation wendet man diese Technik an. Ist man in der Stadt, besteht kein Grund, das Risiko weiterer möglicher Schäden einzugehen.
- **Ist das Gelenk für eine Reduktion geeignet?**
Nur wenn die Schulter, die Kniescheibe oder die Finger- bzw. Zehen betroffen sind, wendet man eine der Reduktionsmethoden an.
- **Ist eine indirekte Kraft der Verursacher?**
Nur wenn eine indirekte Kraft (d.h. Kräfte wirken vom Gelenk entfernt ein) der Auslöser für die *Luxation* ist, wendet man

Traumatische Notfälle

Reduktion einer luxierten Schulter

1. Patienten auf den Rücken legen

Der Patient legt sich auf den Rücken, während Sie den Arm am verrenkten Gelenk so unterstützen, dass der Patient ihn möglichst wenig bewegen muss. Legen Sie eine Isomatte oder eine andere Isolierung unter den Betroffenen, da die Prozedur etwas Zeit benötigt.

2. Patient entspannen lassen

Es ist wichtig, dass sich der Patient komplett entspannt und Ihnen den ausgekugelten Arm komplett anvertraut.

3. Zug ausüben

Während Sie den Arm in die unter dem nächsten Punkt beschriebene Position bringen, muss Zug am Arm angewendet werden. Der Zug sorgt dafür, dass die Musku-

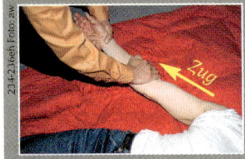

latur ermüdet, um die durch die Muskelverletzung entstandene Kontraktion und die Fehlstellung des Gelenkes zu lösen. Dazu halten sie das Handgelenk des Patienten mit Ihrer rechten und das Ellenbogengelenk mit Ihrer linken Hand unter Spannung.

4. Rotation des Armes

Sie strecken den Arm des Patienten unter Beibehaltung des Zuges im rechten Winkel vom Körper. Der Unterarm wird angewinkelt und von einer Hand kurz unterhalb des Ellenbogengelenks unter

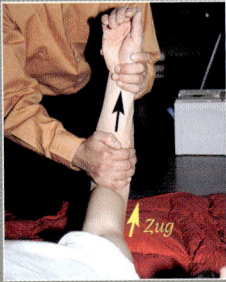

Zug gehalten. Der Zug muss auch im weiteren beibehalten werden.

5. Baseball-Position

Der Arm des Patienten wird nun mit angewinkeltem Ellenbogen in eine Position gebracht, die wie die Ausholbewegung beim Wurf eines (Base-)Balls aussieht. Dazu wird der zuvor senkrecht nach oben stehende Unterarm unter Zug und sehr langsam in Richtung Boden bewegt. Dabei muss die ganze Zeit der Zug vom Körper weg aufrecht erhalten werden.

6. Baseball-Position

Der Arm des Patienten wird nun mit angewinkeltem Ellenbogen in eine Position gebracht, die wie die Ausholbewegung beim Wurf eines

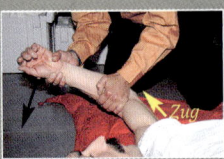

(Base-)Balls aussieht. Dazu wird der zuvor senkrecht nach oben stehende Unterarm unter Zug und sehr langsam in Richtung Boden bewegt. Dabei muss die ganze Zeit der Zug vom Körper weg aufrecht erhalten werden.

7. Zug beibehalten

Haben Sie den Arm in die Baseballposition gebracht, so machen Sie es sich gemütlich. Sie werden die nächsten fünf bis zehn Minuten diese Stellung unter ständigem Zug am Arm beibehalten. Innerhalb dieses Zeitraums wird in aller Regel die Muskulatur ermüden, so dass das Gelenk in seine ursprüngliche Position zurückspringen kann.

5. Wurfbewegung

Warten Sie einen Moment ab, in dem die Muskulatur des Patienten deutlich entspannt ist. Eine Hand liegt weiterhin am Unterarm kurz unterhalb des Ellenbogengelenks und die andere hält das Handgelenk. Rotieren Sie nun vorsichtig den Unterarm und die Hand vorwärts, so als ob der Patient einen Ball werfen würde. Diese Methode ist fast immer erfolgreich. Geschieht dies auch nach 15 Minuten nicht, versuchen Sie die nachfolgende Maßnahme.

die Reduktionsmethode an. Bei einer direkten Krafteinwirkung auf das Gelenk sind meist die Schädigungen am Knochen so groß, dass eine Reduktion nicht zu verantworten ist.

Ausnahme: Diese Einschränkung auf indirekte Krafteinwirkung gilt nicht, wenn nach einer *Luxation* die Durchblutung und das Gefühl *(Sensorik)* in der betroffenen Extremität stark eingeschränkt sind. In diesem Fall sollte nach Möglichkeit eine Reduzierung erfolgen. Eine kalte Extremität, fehlender Puls und mangelndes Gefühl bedeuten, dass Blutgefäße und Nerven eingeklemmt sind. Hält dieser Zustand zu lange an, sind Dauerschäden zu erwarten. Solch eine Situation rechtfertigt das Risiko, auch bei direkter Krafteinwirkung eine Reduktion zu versuchen. Sie ist nur zu unterlassen, wenn die knöchernen Bestandteile des Gelenkes offensichtlich gebrochen oder zerstört sind.

● **Ist der Patient einverstanden?**

Erklären Sie dem Patienten, was Sie mit ihm vorhaben, und fragen Sie ihn, ob er mit dieser Maßnahme einverstanden ist. Ist das nicht der Fall, so vergessen Sie die Reduktion. Der Patient muss klar und deutlich sein Einverständnis zu dieser Maßnahme geben.

Reduktion einer luxierten Schulter

Es gibt verschiedene Techniken, eine Verrenkung zu reduzieren. Die links beschriebene ist eine in den USA weit verbreitete Methode, die sehr sicher und leicht anzuwenden ist. Alles was man dafür benötigt, ist einen flachen Untergrund.

Es ist leicht zu erkennen, wann das Gelenk wieder eingerenkt ist. Der Patient hat nur noch geringe Schmerzen, und er kann die Schulter wieder bewegen. Waren Durchblutung und Gefühl vorher eingeschränkt, so kehren sie nach einer erfolgreichen Reduzierung

schnell wieder zurück. Es ist wichtig, dies vorher und nachher im SIRUP-Schema zu dokumentieren.

An dieser Stelle möchte ich nochmals betonen, dass **bei einer direkten Krafteinwirkung** unsere Maßnahmen sich lediglich darauf beschränken, Durchblutung, Gefühl und Motorik wiederherzustellen. Das betroffene Gelenk muss in jedem Fall geschient werden (zur Technik des Schienens siehe im Kap. „Brüche").

Ruhigstellung der Schulter

Auch wenn nach einer erfolgreichen Reduzierung der Arm wieder funktionsfähig ist und der Patient nur wenige Schmerzen hat, wird dieser Zustand nicht anhalten. Innerhalb der nächsten Stunden werden **Schmerzen und Schwellungen zunehmen.** Dies ist in keiner Weise verwunderlich, da durch die *Luxation* Muskeln und Bänder verletzt wurden. Erklären Sie das Ihrem Patienten rechtzeitig, damit seine gute Stimmung nach der erfolgreichen Reduzierung der *Luxation* nicht langsam in Trübsal umschlägt.

Der Arm an der verletzten Schulter muss für ca. eine Woche ruhiggestellt werden. Der Patient sollte, wenn möglich, innerhalb dieser ersten sieben Tage einen Arzt aufsuchen. Die einfachste Möglichkeit der Fixierung stellt die **Armschlinge mittels Dreiecktuch** dar (siehe nachfolgende Seite).

Komplikationen

Einige Schultern bleiben unmittelbar nach der Reduktion sehr schmerzhaft. Meist liegt das daran, dass kleine Kno-

Traumatische Notfälle

Dreiecktuch-Armschlinge

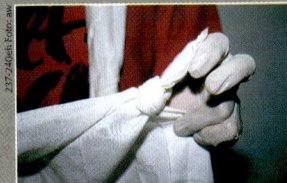

In die Spitze des Dreiecktuchs wird ein Knoten gemacht.

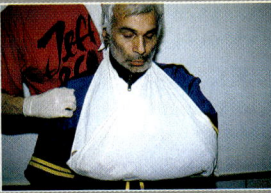

Der Knoten bildet die Tasche, in die später der Ellenbogen gelegt wird.

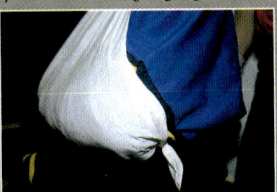

Der Arm wird in das Dreiecktuch gelegt. Die Tasche mit dem Knoten befindet sich am Ellenbogen. Wichtig ist, dass der ganze Arm inklusive Hand im Dreiecktuch hängt.

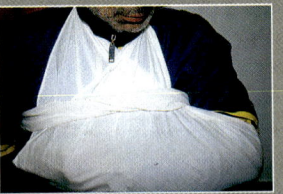

Um den Arm ruhig zu halten, wird eine neuerliche Dreiecktuchkrawatte um den Brustkorb und die Dreiecktuchschlinge gebunden.

chenstücke vom Kopf des *Humerusknochens* am Oberarm abgesplittert sind. Solange Durchblutung, Gefühl und Motorik in Ordnung sind, sollte uns dies nicht weiter beunruhigen. Der Patient sollte aber so früh wie möglich zur Kontrolle einen Arzt aufsuchen. Eine dringende Evakuierung ist nicht erforderlich.

Verrenkung der Kniescheibe

Die Kniescheibe (*Patella*) ist ein isolierter Knochen, der im Knie als eine Art Gegenlager für die Sehne des Oberschenkelmuskels fungiert. Diese starke Sehne überträgt die Kraft des Oberschenkelmuskels auf den Unterschenkel. Dadurch kann das Knie gestreckt werden, und Sie können Ihrem Tourenkollegen effektiv in den Allerwertesten treten, wenn er mal wieder zu viel Schokolade aus Ihrem Vorrat genascht hat.

Die beschriebene Sehne läuft über eine Vertiefung im Oberschenkelknochen, ähnlich einem Seil, das über eine Rolle läuft. Bei einer *Luxation* springt diese Sehne mit der *Patella* aus ihrer Führung und legt das Gelenk damit lahm.

Die verrenkte Kniescheibe wird dabei **immer nach außen geschoben,** wo sie durch die Kraft des Oberschenkelmuskels festgehalten wird. Meist passiert dies, wenn das Knie plötzlich gestreckt und gedreht wird. Direkte Kräfte führen selten zu einer *luxierten,* sondern eher zu einer zertrümmerten *Patella.*

Erkennung einer Kniescheibenluxation

Man sollte sich durch das Aussehen dieser Verletzung nicht täuschen lassen. Da die *Patella* zur Seite verschwunden ist und das Knie normal aussieht, könnte man glauben, dass die Kniescheibe immer noch am richtigen Platz sitzt. Dies ist aber nicht der Fall. Fühlt man vom Gelenk nach außen, so wird man sie schnell finden.

Ähnlich einer Schulterverrenkung bereitet eine *Kniescheibenluxation* starke Schmerzen und ist sehr unbehaglich, da das Knie seine Funktion komplett verliert.

Reduzierung einer Kniescheibenluxation

Kann der Patient nicht ohne große Probleme innerhalb der nächsten zwei Stunden zu medizinischer Hilfe gebracht werden, so lohnt es sich, einen Reduktionsversuch zu unternehmen:

● **Patienten aufsetzen:** Um die Sehne zu entlasten, muss sich der Patient aufsetzen oder im Liegen die Beine anwinkeln. Ansonsten würde der starke Zug und damit der Druck auf die fehlgestellte Kniescheibe die Reduzierung erschweren oder unmöglich machen.
● **Knie strecken:** Man hält den Ober- und Unterschenkel mit je einer Hand fest und streckt das Bein langsam aus, ohne dass der Patient seine Muskeln dabei anspannt. Meist rutscht die *Patella* mit dieser Maßnahme wieder in die ursprüngliche Position zurück. Sollte dies nicht der Fall sein, so drückt man die Kniescheibe einfach ein wenig mit einem Finger in Richtung Gelenk. In aller Regel sollte dies zu einer Repositionierung führen.

Ähnlich wie bei einer **Schulterluxation** ist die Mobilität wieder vorhanden, und die Schmerzen sind direkt nach der Reduktion minimiert. Allerdings entwickeln sich auch hier innerhalb der nächsten Stunden Schmerzen und Schwellungen.

Evakuierung

Idealerweise sollten das Knie geschient und der Patient evakuiert werden. Da dies in manchen Situationen aber schwer möglich ist, kann unter Umständen der Patient nach dem Anlegen eines starken Knieverbandes selbst laufen, soweit es seine Schmerzen zulassen. Solange Durchblutung, Gefühl und Motorik nicht gestört sind, besteht kein medizinischer Notfall, und eine **Evakuierung kann langsam und kontrolliert erfolgen.** Wie immer ist es wichtig, bei der nächstmöglichen medizinischen Hilfe die Verletzung kontrollieren zu lassen.

Finger- und Zehenluxationen

Ein Fingergelenk *luxiert* meist durch eine indirekte Kraft, die die Knochenenden auseinandertreibt. Versucht man z.B., einen Ball zu fangen, geschieht dies meist mit dem Handballen. Verfehlt man den Ball, so kann es passieren, dass er nur die Fingerspitzen trifft und durch den Aufprall ein Gelenk *luxiert*. Der Finger gerät dann in eine Richtung, die normalerweise anatomisch nicht möglich wäre.

Bei Fingerverrenkungen ist **meist der Knochen ein wenig betroffen,** kleine Stückchen können wegen der

Traumatische Notfälle

Gewalteinwirkung absplittern. Es ist unmöglich, den betroffenen Finger zu bewegen, und oft ist eine Gefühls- oder Durchblutungsstörung zu beobachten. Wie bei allen *Luxationen* vergrößert sich der durch Durchblutungsstörung verursachte Schaden am Gewebe, je länger er besteht.

Reduktion eines luxierten Fingers

Bei allen Verrenkungen ist eine Reduktion direkt nach dem Unfall am leichtesten, bevor sich starke Schwellungen oder Schmerzen entwickeln. Der Patient darf nach dem erfolgreichen Einrenken **nicht mit dem Finger spielen,** da ein Bruch nicht auszuschließen ist. Man schient den Finger in einer leicht angewinkelten Position.

Der Patient sollte so früh wie möglich zum Arzt gehen, der mit einer Röntgenaufnahme den Schadensumfang bestimmen kann. Um den Finger zu reduzieren, geht man folgendermaßen vor:

- Nach dem Prinzip **ZiP** (Zug in Position) greift man den *luxierten* Finger oberhalb des verrenkten Gelenks mit einer Hand, den Rest des Fingers und die Hand des Patienten mit der anderen Hand.
- Nun zieht man erst in die Richtung, in der der Finger steht (d.h. man streckt den Finger).
- Man behält den Zug bei und bewegt den Finger zurück in die normale Position, so dass der Knochen wieder in einer Linie und nicht verschoben ist.
- Auch wenn es nicht ganz so leicht ist, wie es hier klingt, so funktioniert es doch zuverlässig.

Zug in Position (ZiP)

ZiP bedeutet, dass man die Extremität erst (in die momentan gegebene Richtung) vom Gelenk wegzieht und dann unter anhaltendem Zug in ihre natürliche anatomische Ausrichtung bewegt. Bei diesem Vorgang werden die Knochenenden zuerst an der Bruchstelle auseinandergezogen. Unter Beibehaltung dieses ZiP-Zustandes kann dann der Knochen ohne zusätzliche Schmerzen oder Verletzungen in die normale Position gebracht werden. Während des ganzen Vorgangs muss die Extremität konstant unter Zug gehalten werden.

Manchmal kann ZiP nicht angewendet werden: Sollte die Maßnahme starke zusätzliche Schmerzen verursachen oder sollte man auf einen Widerstand im Körper stoßen, so ist sofort damit aufzuhören.

Zehenluxationen

Da Zehen anatomisch den Fingern ähnlich sind, wird dieselbe Technik wie bei Fingern angewandt.

Achillessehnenrupturen

Eine *Achillessehnenruptur* ist ein Riss der Achillessehne. Der anfänglich meist heftige Schmerz reduziert sich sehr schnell wieder. Oft berichten Patienten von einem lautem Geräusch wie einem Knall.

Ursache sind zumeist degenerative Vorschädigungen der Sehne, die bei Belastung zu einer plötzlichen *Ruptur* führen können. Es ist eine deutliche

Dellenbildung in der oberflächlich verlaufenden Sehne ertastbar. Des Weiteren können innere Blutungen und eine Wadenschwellung entstehen. Der Patient ist nicht in der Lage, auf den Zehenspitzen zu stehen.

Achillessehnenrisse werden **wie ein Knochenbruch behandelt.** Die erforderlichen Maßnahmen finden Sie unter „Achillessehnenrupturen" im Kapitel „Brüche (Frakturen)".

Komplikationen mit Verrenkungen

Bei folgenden Komplikationen sollte immer eine schnelle Evakuierung erwirkt werden, da eine akute Gefahr für die betroffene Gliedmaß besteht:

- Durchblutung, Gefühl und Motorik des *luxierten* Körperteils sind stark beeinträchtigt und können nicht durch eine der beschriebenen Maßnahmen reduziert werden!
- Der Versuch einer Reduktion ist fehlgeschlagen. Schmerzen und Schwellungen verschlimmern sich kontinuierlich.
- Eine *Luxation* ist mit einem Knochenbruch verbunden. Durchblutung, Gefühl und Motorik sind gestört. Wegen der Frakturen kann keine Reduktionsmethode angewendet werden.

SCHNELLÜBERSICHT
Verrenkungen (Luxationen)

Definition
Gelenkverletzung, bei der die gelenkbildenden Knochenenden vollständig voneinander getrennt werden und auch selbstständig nicht in die normale Position zurückrutschen.

Symptome
- Beeinträchtigung der normalen Gelenkfunktion.
- Gut sichtbare Verformung des Gelenks im Vergleich zum unverletzten Pendant auf der anderen Körperseite.
- Es ist kein Kratzen von Knochenenden aufeinander zu hören.
- Es sind keine Knochenenden sichtbar.
- Typische Schonhaltung des Patienten.

SAMMLE-Anamnese
- Patient leidet möglicherweise öfter unter Luxationen.
- Den Patienten genau nach dem Unfallmechanismus befragen.
- War der Auslöser eine direkte oder eine indirekte Kraft?

Basismaßnahmen
- Betroffenes Körperteil ruhigstellen und schienen.
- Betroffene Stelle mit Eis kühlen.
- In der Stadt den Patienten ins Krankenhaus bringen oder den Rettungsdienst rufen.

Traumatische Notfälle

Verrenkungen (Luxationen) – Fortsetzung

  Maßnahmen in Outdoor- und Extremsituation

Hauptmaßnahme ist die Einrenkung (Reduktion) des Gelenks. Um dies durchzuführen, müssen folgende vier Fragen bejaht werden:

● Handelt es sich um eine Outdoor- oder Extremsituation?
● Handelt es sich um eine Luxation der Schulter, der Finger/ Zehen oder der Kniescheibe?
● Hat eine indirekte Kraft die *Luxation* ausgelöst?
● Ist der Patient mit der Maßnahme einer Reduktion einverstanden?

Nur wenn alle Fragen bejaht werden können, darf eine Verrenkung reduziert werden:

● Schulter: Mit Baseballwurf-Methode.
● Kniescheibe: Streckmethode.
● Finger-/ Zehengelenke: ZiP-Methode (Zug in Position).

Wenn man sich mit diesen Methoden nicht auskennt oder eine der vier Fragen mit „nein" beantwortet wurde, so geht man wie unter „Basismaßnahmen" beschrieben vor.

Ausnahme: Sind durch eine Luxation die Durchblutung, das Gefühl und die Motorik deutlich eingeschränkt, sollte versucht werden, eine Reduktion durchzuführen, um die Durchblutung wieder herzustellen.

Achtung: Für eine Reduktion hat man nur einen Versuch. Gelingt der nicht, so behandelt man die Luxation mit den Basismaßnahmen. Nach erfolgreicher Reduktion wird die betroffene Stelle gekühlt und ruhiggestellt. Das Gelenk darf nicht weiter belastet werden.

Evakuierung

Eine reduzierte Luxation oder eine Luxation ohne Komplikationen muss nicht notfallmäßig evakuiert werden. Es sollte aber so früh wie möglich medizinische Hilfe angefordert werden. Bei folgenden Komplikationen sollte immer eine schnelle Evakuierung angestrebt werden, da eine akute Gefahr für den betroffenen Körperteil besteht:

● Durchblutung, Gefühl und Motorik des luxierten Körperteils sind stark beeinträchtigt und können nicht durch eine der beschriebenen Maßnahmen vermindert werden.
● Der Versuch einer Reduktion ist fehlgeschlagen. Schmerzen und Schwellungen verschlimmern sich kontinuierlich.
● Eine Luxation ist mit einer Fraktur verbunden. Durchblutung, Gefühl und Motorik sind gestört. Wegen der Frakturen kann keine Reduktionsmethode angewendet werden.

Brüche (Frakturen)

Falls Sie, lieber Leser, an dieser Stelle ein Wundermittel gegen Knochenbrüche erwarten, so muss ich Sie leider enttäuschen. Einen Patienten mit einer Fraktur in der Wildnis oder Outdoorsituation zu versorgen, ist kein Zuckerschlecken, und der Betroffene muss in jedem Fall evakuiert werden.

Ursachen

Es gibt vier mögliche Gründe für eine Fraktur:

Direkte Gewalteinwirkung
Durch einen Schlag oder Sturz auf den Knochen bricht dieser an der getroffenen Stelle. Typisch ist dies bei Skifahrern, die mit dem Unterschenkel gegen einen Baum fahren.

Indirekte, frakturferne Gewalteinwirkung (Hebelfrakturen)
Oft entstehen Hebelfrakturen, wenn sich ein Wanderer mit dem Fuß zwischen zwei starken Ästen oder Baumstämmen verfängt und dann stürzt. Mountainbiker mit nichtauslösenden Click- oder Körbchenpedalen erleiden ebenfalls oft diese Frakturen.

Knochenermüdung (Ermüdungsbrüche)
Bei einem Ermüdungsbruch handelt es sich um eine **schleichende Fraktur** des Knochengewebes infolge von ungewohnter Überbeanspruchung. Der Knochen ist hierbei meist nicht komplett durchgebrochen, sondern weist mehrere Risse (*Fissuren*) auf. Häufen sich diese Risse, so kann es auch zu einem kompletten Durchbruch kommen. Typisch hierfür sind Marschfrakturen, bei denen Knochen im Vorfußbereich brechen.

Vorgeschädigtes Knochengewebe (pathologische Frakturen)
Hierbei handelt es sich um eine sogenannte *Spontanfraktur,* die auch ohne eine sonst für eine Fraktur notwendige Gewalteinwirkung auftritt. *Spontanfrakturen* treten **bei vorgeschädigtem Knochengewebe** auf. Ursachen können sein: *Osteoporose,* Knochentumore etc., die alle zu einer erhöhten Brüchigkeit führen.

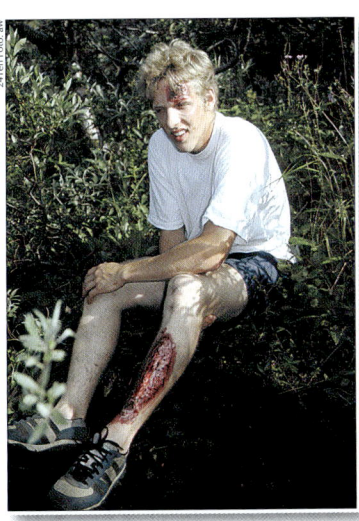

Offene Unterschenkelfraktur. Unser Patient leidet wirklich, obwohl es nur eine Übung ist

241eh Foto: aw

Traumatische Notfälle

Einteilung von Frakturen

Brüche werden in geschlossene und offene Arten unterteilt. Bei **geschlossenen Frakturen** bleibt die Haut unbeschädigt. Meist sind aber Blutgefäße aufgrund der Fraktur verletzt. Innere Blutungen und Schwellungen sind die Hauptprobleme.

Bei **offenen Frakturen** wird die Haut vom gebrochenen Knochen zerrissen, der aus der Wunde ragt. Durch die entstandene Öffnung können Erreger eindringen, was die Infektionsrate wesentlich erhöht.

Eine offene Fraktur wird je nach Umfang der Weichteilschädigung in vier Grade unterteilt. Diese Unterteilung spielt zwar für die Versorgung keine große Rolle, zeigt aber, welche unterschiedlichen Schäden eine offene Fraktur produzieren kann.

Einteilung von Frakturen

- **Grad I:** Die Haut wird vom Knochen durchspießt. Es liegen nur minimale Gewebeschäden vor.
- **Grad II:** Der Knochen verursacht größere Hautverletzungen.
- **Grad III:** Große Haut- und Weichteilverletzungen durch den Bruch. Schwere Schädigung von Muskeln, Sehnen, Gefäßen und Nerven.
- **Grad IV:** Amputation der Extremität.

Blutungen bei Frakturen

Es blutet im Körper nicht immer nur, wenn man offene Wunden sieht. Gerade bei Frakturen können durch Gefäßverletzungen **umfangreiche innere Blutungen** verursacht werden. Meist wird dieser Faktor völlig unterschätzt.

Folgende Blutmengen können bei einem verletzten Blutgefäß in die entsprechenden Körperpartien einbluten:

- Oberarm bis 800 ml
- Unterarm bis 400 ml
- Becken bis 5000 ml
- Oberschenkel bis 2000 ml
- Unterschenkel bis 1000 ml

Aus den Zahlen wird deutlich, dass z.B. in das Becken mit fünf Litern fast das gesamte Blutvolumen eines Erwachsenen verloren gehen kann – ohne dass auch nur ein Tropfen Blut sichtbar wird.

Blutstillung und Wundversorgung

Wie bei anderen Wunden steht bei einer Fraktur die Blutstillung und Wundversorgung im Vordergrund. Erst danach folgt die Ruhigstellung durch Schienen. Die einfachsten Basismaßnahmen sind Hochlagern, Abdrücken und dann ein Druckverband auf die blutende Knochenverletzung, wie es im Kapitel „Wunden und Wundversorgung" beschrieben wurde.

Probleme bereiten besonders **innere Blutungen.** Meist werden sie erst erkannt, wenn sich Schocksymptome einstellen oder ausweiten, obwohl äußerlich kein Auslöser zu erkennen ist. Vergleicht man dann z.B. den betroffenen mit dem nicht verletzten Oberschenkel, so wird man einen deutlichen Unterschied beim Umfang und der Härte erkennen.

Bei inneren Blutungen sind dem Erst-Helfer bis zu einem gewissen Grad die Hände gebunden. Es bleiben lediglich **drei Basismaßnahmen:**

- Schockbekämpfung (Schocklagerung, Wärmeerhaltung, Schmerzbekämpfung)
- Betroffene Extremität hochlagern, um das Einbluten zu reduzieren
- Kühlmittel auf die vermutete Stelle der inneren Blutung legen.

Durch die Einblutung erhöht sich der Druck des umliegenden Gewebes auf das defekte Blutgefäß. Unsere Hoffnung besteht nun darin, dass sich das Blutgefäß, ähnlich wie bei einem Druckverband, durch den aufgestauten Druck in seiner Umgebung schließt und somit die Blutung gestoppt wird. Eisbeutel und Hochlagerung unterstützen diese Maßnahme, da sie den Blutdruck in dem eingerissenen Gefäß reduzieren.

  In schweren Fällen, wenn der Patient schnell und immer tiefer in einen Volumenmangelschock driftet, ohne dass die Basismaßnahmen einen erkennbaren Erfolg haben, kann auch ein Abdrücken und in extremen Fällen eine Abbindung erwogen werden. Diese Maßnahmen werden aber in der Stadt in der Regel nicht notwendig sein. Sie sind ausschließlich für Outdoor- und Extremsituationen geeignet.

Symptome einer Fraktur

Es ist nicht immer leicht, eine Fraktur zu erkennen. Manchmal sind sehr offensichtliche Frakturzeichen vorhanden, wie ein freiliegender Knochen oder eine augenscheinliche Fehlstellung der gebrochenen Extremität. In anderen Fällen sind nur Schmerzen und eine Schwellung als Symptom erkennbar. Daher stellt sich oft die Frage: Handelt es sich nun um eine Fraktur oder nur um eine Verstauchung?

Sichere Frakturzeichen

- Stufenbildung des Knochens.
- Sichtbare Knochenenden.
- Gelenkbildung des Knochens, wo sonst kein Gelenk is.t
- Abnorme Lage der Gliedmaßen.
- *Krepitation:* Hierbei handelt es sich um ein Geräusch, das entsteht, wenn die beiden Knochenenden der Fraktur aufeinander reiben. Dies darf man auf keinen Fall testen! Es kann lediglich vorkommen, dass man dieses Geräusch bei der Untersuchung der betroffenen Stelle hört.

Fast sichere Frakturzeichen

Ein zu 90 Prozent sicherer Indikator ist der **Stauchungsschmerz,** der entsteht, wenn die beiden gebrochenen Knochenenden aufeinandertreffen. Da der Knochen an sich kein Schmerzempfinden hat, ist es die Knochenhaut, die zum sogenannten Stauchungsschmerz führt.

Will man z.B. testen, ob ein Unterarm gebrochen ist, so bittet man den Patienten, seine Hand zur Faust zu machen. Daraufhin klopft man leicht auf die Faust in Richtung Schulter. Wenn der Patient schmerzverzerrt zusammenzuckt, liegt mit sehr hoher Wahrscheinlichkeit eine Fraktur vor.

Unsichere Frakturzeichen

Liegen nur unsichere Zeichen vor, lässt sich nicht genau sagen, ob es sich um einen Bruch handelt. In solch einem Fall wird die Verletzung wie eine Fraktur behandelt und versorgt. Unsichere Indikatoren sind:

- Schmerzen
- Schwellungen
- Blutergüsse
- fehlende oder eingeschränkte Funktion des Körperteils.

Verletzungsmechanismen

Ist man sich nicht sicher, was für eine Verletzung vorliegt, kann der Unglückshergang einen wichtigen Hinweis darauf geben. Aus diesem Grund muss der Patient und/ oder Nebenstehende genau interviewt werden, wie es zu dem Unfall kam. Von dem Ergebnis lässt sich dann möglicherweise ableiten, ob es sich nur um eine Verstauchung oder aber um eine Fraktur handelt.

Schienung von Frakturen

Nachdem eine mögliche Blutung unter Kontrolle und versorgt ist, muss **die Fraktur geschient werden.** Eine Schienung beugt weiterer Gewebeschäden infolge von Bewegung der Knochenenden vor und reduziert die Schmerzen des Betroffenen. Wird ein Patient transportiert, so muss seine Fraktur immer geschient sein.

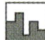 Lediglich in der Stadt oder wenn professionelle Rettung unterwegs ist, darf ein Patient ungeschient gelagert werden. Aber auch in diesem Fall muss die Fraktur mit Decken, Taschen etc. ruhiggestellt werden.

 In Outdoor- und Extremsituationen ist eine Schienung immer notwendig. Sie erspart dem Patienten zusätzliche Schäden und reduziert seine Schmerzen. Zur Versorgung einer Fraktur geht man in fünf Schritten vor:

- Wundversorgung wie oben beschrieben.
- Vorbereitung der Schienungsmaterialien.
- Zug in Position (ZiP).
- Stabilität bewahren.
- Anlegen der Schiene.

Vorbereitung aller Schienungsmaterialien

Bevor man mit der ZiP-Prozedur beginnt, müssen alle benötigten Schienungsmaterialien vorbereitet sein und in Reichweite liegen. Wurde erst einmal mit ZiP begonnen, kann man sich nicht mehr um die benötigten Utensilien kümmern. Hat man nicht alle geeigneten Materialien bei sich, so kann es einige Zeit dauern, um sie zu improvisieren. Was Sie genau für die Schienung benötigen, finden Sie in den folgenden Kapiteln.

Zug in Position (ZiP)

Wird eine gebrochene Extremität geschient, so geschieht dies am besten in ihrer normalen **anatomischen Ausrichtung.** In dieser natürlichen Po-

Outdoorversorgung von Frakturen

Knochenbrüche
- Durchblutung, Gefühl, Motorik prüfen
- Allgemeine Wundversorgung (Hochlagern, Abdrücken, Druckverband bzw. Kühlen)
- Vorbereitung der Schienungsmaterialien
- Zug in Position (ZiP)
- Stabilität bewahren
- Schienen.

Brüche am Gelenk
- Bei Brüchen des komplizierten Gelenkapparates ist nicht einschätzbar, welche weiteren Schäden eine Bewegung verursacht.
- Daher bei normaler Durchblutung, Gefühl, Motorik: nur Stabilität bewahren und schienen, kein ZiP.
- Bei gestörter Durchblutung, Gefühl, Motorik: Zuerst mit ZiP das Gelenk in die natürliche Position bringen, bis Durchblutung, Gefühl, Motorik wieder normal sind, dann die Stabilität bewahren und schienen.

Achtung: Durchblutung, Gefühl, Motorik wiederholt überprüfen und den Patienten evakuieren.

sition verletzen die gebrochenen Knochenenden wesentlich weniger Weichteile als in einer möglichen, durch den Bruch verursachten, anormalen Lage. Zwar wird nach einer Fraktur der betroffene Körperteil oft in seiner normalen Position verbleiben; hin und wieder wird man aber nachhelfen müssen.

ZiP bedeutet, dass man die Extremität erst (in die momentan gegebene Richtung) vom Gelenk wegzieht und dann unter anhaltendem Zug in ihre natürliche anatomische Ausrichtung bewegt. Dazu werden die Knochenenden zuerst an der Bruchstelle auseinandergezogen. Unter Beibehaltung dieses ZiP-Zustandes kann dann der Knochen ohne zusätzliche Schmerzen oder Verletzungen in die normale Position gebracht werden. Während des ganzen Vorgangs muss die Extremität **konstant unter Zug gehalten werden.**

Manchmal kann ZiP nicht angewendet werden: Sollte die Maßnahme starke zusätzliche Schmerzen verursachen oder sollte man auf einen Widerstand im Körper stoßen, so ist sofort damit aufzuhören und die Extremität in der aktuellen Position zu schienen.

Auch **offene Frakturen** werden mit der ZiP-Methode behandelt. Zumeist gleitet ein herausstehender Knochen damit wieder unter die Haut zurück. Das ist auch deshalb sinnvoll, da er in seiner natürlichen Position nicht austrocknen kann.

Vorher sollten aber die Wunde und der Knochen, wie unter „Wundversorgung" beschrieben, mit Wasser saubergespült werden. Dies ist nicht notwendig, wenn keine Verschmutzung sichtbar ist, d.h. der Knochen oder die

Traumatische Notfälle

Wunde keinen Kontakt mit stark infektiösen Flächen oder Gegenständen hatten. Oft ist die Frakturwunde sauber, da die Kleidung Schmutz abhält.

Wird ein offener Bruch durch ZiP repositioniert, kann es passieren, dass etwas Haut der Wundränder von den beiden Knochenenden eingeklemmt wird. Geschieht das, so muss man mit einer sauberen Pinzette die Haut befreien. Besser ist es natürlich, von Anfang an aufpassen, dass sie nicht eingeklemmt wird.

Bewahrung der Stabilität

Wenn die Extremität in ihrer normalen anatomischen Position liegt, muss man sie in dieser Position halten. Ist man alleine, so kann man z.B. Steine, Hölzer, Rucksäcke oder ein Seil verwenden, um die Position zu stabilisieren.

Anlegen der Schiene

Mit einer Schiene werden gebrochene Gliedmaßen ruhiggestellt und geschützt. Bei der Herstellung kann man seiner Kreativität freien Lauf lassen. Gut geeignet sind leichte und schnell verfügbare Materialien, die sich in fast jedem Haushalt oder Rucksack finden lassen. Mehr über das Schienen in den folgenden Kapiteln.

Schienungsprinzipien

- Eine Schiene muss die gebrochenen Knochenenden ruhigstellen. Alles, was diesem Zweck dient, kann verwendet werden.
- Sie muss immer über das jeweils benachbarte Gelenk reichen, um eine vollständige Ruhigstellung der Fraktur zu gewährleisten.
- Die Schiene muss straff genug sein, um eine gute Unterstützung zu gewährleisten. Aber sie darf nicht so fest anliegen, dass sie die Blutzirkulation stört.
- Die Schiene muss leicht und doch zweckmäßig sein. Steht sie weit über die Extremität hinaus, behindert sie den Transport.
- Die unmittelbare Hautoberfläche der betroffenen Extremität muss immer mit einem atmungsaktiven und saugfähigen Material umwickelt und gepolstert werden. Diese Schicht dient neben der Polsterung auch als Sauglage, um Schweiß aufzufangen. Daher zur Schienung keine wasserdichten Materialien verwenden, die nicht atmungsaktiv sind.
- Trotz der Schienung muss die Kühlung der Verletzung möglich sein.
- Bei Kälte muss die ganze Extremität gut isoliert werden, damit der Verletzte keine Erfrierungen bekommt. Wichtig ist, nasse Socken und Schuhe usw. durch trockene zu ersetzen.
- Jede noch so kleine Druckstelle einer Schiene verstärkt sich im Laufe der Zeit massiv, was heftig schmerzen kann und die Schiene sehr unkomfortabel werden lässt.
- Knoten dürfen nicht über der Wunde oder an Stellen gemacht werden, an denen sie auf Gelenke oder Haut drücken. Schienen werden grundsätzlich vor und hinter der Fraktur befestigt, nie unmittelbar auf dem Bruch!

SAM-Splint ↗

An einen Unterarm angeformter SAM-Splint →

Strukturiertes Vorgehen

● Alle Materialien müssen vor Beginn der Versorgung bereitgestellt werden.
● Da keine Hektik beim Anlegen einer Schiene nötig ist, sollte das Anlegen der Schiene erst am unverletzten Körperteil geübt werden. Erst wenn alle Teile optimal abgestimmt sind, wird die Schiene am verletzten Körperteil angelegt.
● Die Extremität muss erst gepolstert werden (Kleidung, Handtücher, Laub etc.), bevor eine Schiene angelegt wird.
● Schienen werden zuerst an der stabilen und dann an der instabilen Seite der Extremität befestigt. Bei einem Unterschenkelbruch z.B. wird die Schiene zunächst am Oberschenkel und erst danach unterhalb der Bruchstelle fixiert.
● Die Kontrolle von Durchblutung, Gefühl und Motorik zu Beginn alle 15 Minuten durchführen, da Schwellungen oder eine zu feste Schiene diese einschränken können.

Schienungsmaterialien

Professionelle Schienen

Schienen können aus verschiedenen Materialien hergestellt werden. Professionelle Varianten im Rettungsdienst (Luftkammerschiene, Vakuummatratze, Bergwachtsschiene etc.) sind teuer und sperrig. Unter keinen Umständen sollte man solche Utensilien auf Tour mitnehmen, denn besser als eine gut improvisierte Schiene sind sie auch nicht.

Eine Ausnahme bildet der **SAM-Splint,** ein ideales Schienungshilfsmittel, das durchaus professionellen Ansprüchen genügt. Er basiert auf einem verformbaren Aluminiumstreifen, der auf beiden Seiten mit Schaum beschichtet ist, so dass die Schiene leicht in die gewünschte Position gebracht werden kann, aber trotzdem genug Polsterung bietet.

Wichtig ist, dass der SAM-Splint zuerst an der verbliebenen gesunden Extremität vorgeformt und dann an der verletzten Seite angelegt wird. Um die Schiene zu befestigen, wird sie mit elastischen Fixierbinden oder Dreiecktüchern zusammengehalten.

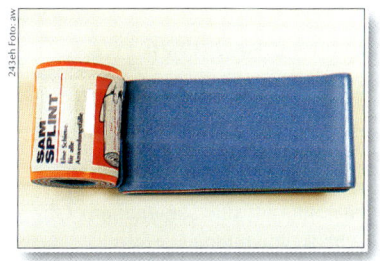

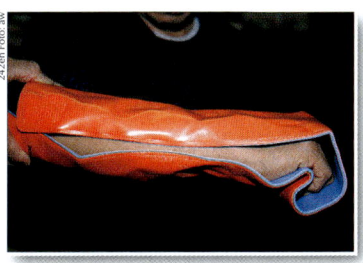

Traumatische Notfälle

Improvisierte Schienungsmaterialien

Karton

Karton ist ein leichtes, günstiges und gut geeignetes Material, um Schienen in allen Größen anzufertigen. Gerade in großen Skigebieten, wo am Tag bis zu 50 Verletzte mit Schienen in verschiedene Krankenhäuser verschickt werden, wird oft auf feste Pappe zurückgegriffen. Der einzige Nachteil ist, dass sie sich bei Feuchtigkeit oder Regen auflöst und die benötigte Stabilität verliert.

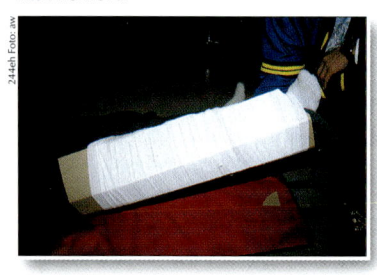

Isomatten

Isomatten aus Schaum (keine selbstaufblasbaren Vertreter) eignen sich ähnlich wie Karton zur Improvisation von Schienen. Meist müssen aber zur Versteifung Äste oder Skistöcke in die Schiene integriert werden.

Platten aus Baumrinde

Mit Hilfe der Rinde eines toten Baumes lassen sich ebenfalls gute Schienen herstellen. Zuerst wird die betrof-

fene Extremität mit einem Fleecepullover oder ähnlichem gepolstert. Dann werden die Rindenstücke außen an das Körperteil angelegt und z.B. mit Dreiecktüchern fixiert. So entsteht ein fast perfekter Gips.

Äste, Ski- und Wanderstöcke

Auch diese fast immer verfügbaren Utensilien eignen sich zur Stabilisierung einer Fraktur. Es muss aber immer an eine entsprechende Polsterung gedacht werden.

Dreiecktücher

Auch bei Schienen sind diese vielseitigen Tücher ein wichtiges Hilfselement. Einerseits können sie als Armschlaufen, andererseits zur Befestigung von Schienen verwendet werden. Aus diesem Grund kann man nie genug Dreiecktücher dabei haben.

Extensionsschienen

Diese speziellen Schienen halten den Zug (ZiP) auch nach der Repositionierung von Gliedmaßen aufrecht. Sie werden hauptsächlich bei Unterschenkelfrakturen und knienahen Oberschenkelfrakturen angewandt.

Bricht ein Knochen, so ziehen sich die am Knochen befestigten Muskeln zusammen. Die **angespannte Muskulatur** sorgt nun dafür, dass die möglicherweise scharfkantigen Knochenenden der Fraktur in Gewebe, Nerven, Blutgefäße und Muskulatur eindringen. Starke Verletzungen und Schmerzen können die Folge sein. Meist tritt dieses Problem in Körperpartien auf,

↑ *Kartonschiene für das ganze Bein*

24deb Foto: aw

die besonders starke Muskeln besitzen wie z.B. an den Beinen. Frakturen führen hier fast immer zu dem beschriebenen Mechanismus.

Man geht in solch einem Fall zuerst nach dem bewährten ZiP-Muster vor, muss dann aber eine Konstruktion bauen, **die den Zug aufrechterhält:** eine Extensionsschiene.

Kendrick Traction Device

Die in den USA entwickelte **portable Extensionsschiene** besteht aus einer faltbaren Stange (ähnlich einer Zeltstange), drei elastischen Befestigungsmanschetten und einer Sprunggelenks-Zugvorrichtung. Das Widerlager besteht aus einem Gurtband mit einer Aufnahmehülse für die Stange.

Mit dieser Schiene wird der bei ZiP angewendete Zug weiter aufrechtgehalten. Sie bietet allerdings **keine Stabilität,** sondern bewahrt nur den Zug am Bein. Zur Schienung müssen ein SAM-Splint, Karton oder ähnliches verwendet werden.

Improvisierte Extensionsschienen

Es ist nicht nötig, den Rucksack mit dem Gewicht einer professionellen Extensionsschiene zu belasten. Mit einigen Dreiecktüchern, einem Ski- bzw. Wanderstock oder einem zurechtgestutzten Ast können zwei Helfer diese Beinschiene leicht improvisieren. Im einzelnen benötigt man folgende Materialien:

> - Eine Stange, am besten einen Teleskopwanderstock, der auf die benötigte Länge eingestellt werden kann.
> - Eine stabile Hülse als Widerlager, in der der Stock aufgenommen wird. Hierfür eignen sich Kaffeetassen, Messerhalfter, Berghaferl etc. Steht nichts dergleichen zur Verfügung, so kann das Widerlager auch aus einem Dreiecktuch gebastelt werden.
> - Fünf oder mehr Dreiecktücher, T-Shirtstreifen etc.
> - Stabiles Schienungsmaterial wie SAM-Splint, Karton, Rinde etc.
> - Ein kurzer Knebel (ein Stück Holz o.ä.).

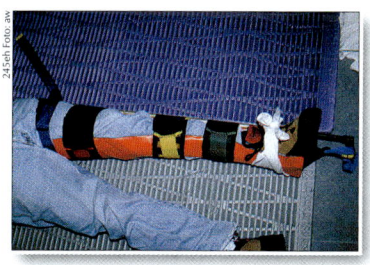

↑ *Angelegte Kendrick-Extensionsschiene plus SAM-Splint*

Traumatische Notfälle

Herstellung einer improvisierten Extensionsschiene am Bein

1. Anlegen eines Widerlagers: Man befestigt ein Dreiecktuch um den Oberschenkel des betroffenen Beines und schiebt es ganz bis in den Schritt des Patienten hoch. Wichtig ist, dass das Dreiecktuch als breite Krawatte gelegt wird, damit es so wenig wie möglich in das Bein einschneidet. Eine gute Ergänzung kann ein T-Shirt sein, das sauber zusammengefaltet als Polsterung unter diese Schlaufe gepackt wird. Das Dreiecktuch muss relativ stramm am Oberschenkel sitzen, ohne aber die Zirkulation zu gefährden.

2. Aufnahme für den Stock: Ein Becher, Messerhalfter etc. wird einfach mit dem Henkel bzw. der Gürtelschlaufe in das Dreiecktuch am Oberschenkel eingeknotet. Der

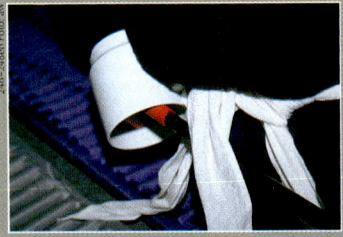

Stock muss in jedem Falle mittig an der Außenseite des Beines verlaufen. Eine alternative Möglichkeit besteht darin, aus den beiden Enden des Dreiecktuches eine Aufnahme für den Stock zu schaffen.

3. Sprunggelenks-Zugvorrichtung: Aus einem Dreiecktuch wird die Zugvorrichtung am Fuß improvisiert. Wichtig ist, dass nach der Fertigstellung der Zug auf Höhe des Knöchels ansetzt. Falsch wäre, wenn durch das Dreiecktuch Zug auf den Vorderfuß gebracht würde. Zuvor sollte das Sprunggelenk zusätzlich durch Socken oder ähnliches abgepolstert werden.

🔺 Kaffeetasse als Aufnahme
   für einen Skistock

Das Dreiecktuch wird als Krawatte zusammengelegt und von oben um das Sprunggelenk gewickelt. Die beiden Enden werden dann unter der Achillessehne gekreuzt und wieder bis zu den deutlich herausstehenden Knöcheln links und rechts des Fußes hochgeführt. Dort werden die Enden jeweils um den schon vorhandenen Dreiecktuchstrang gewickelt und einmal um ihn verknotet. Der Knoten sorgt dafür, dass der Zug nachher genau an dieser Stelle ansetzt. Die Enden des Dreiecktuches werden über den Fußspann geführt und auf der Fuß-/ Schuhsohle stramm verknotet. Während des ganzen Vorgangs muss der Zug von einem Helfer aufrechterhalten werden.

4. Stock anpassen: Der Teleskopstock oder die Stange wird in der Länge so angepasst, dass sie, wenn sie in der Aufnahme am Oberschenkel steckt, ca. 20 Zentimeter über den Fuß hinaussteht.

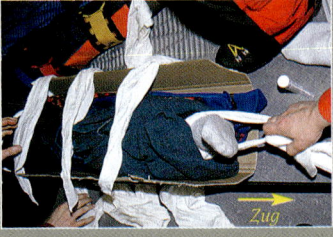

Zug

5. Sprunggelenks-Zugvorrichtung mit dem Stock verbinden: Das Dreiecktuch am Sprunggelenk wird mit der überstehenden freien Stockspitze verbunden. Hierzu kann man ein weiteres Dreiecktuch oder eine nicht-elastische Reepschnur verwenden.

6. Fuß unter Zug nehmen: Ein zweiter Helfer greift das Sprunggelenk und zieht an diesem so stark, dass ein leichter Zug auf dem Fuß liegt, der Patient aber nicht über den Boden gezogen wird.

7. Stabile Schiene anlegen: *Während der eine Helfer den Fuß weiterhin manuell unter Zug hält, passt der zweite Helfer die stabile Schiene (SAM-Splint, Karton etc.) an das Bein an, so dass die Extensionsstange außerhalb des Schienungsmaterials läuft (d.h. das Schienungsmaterial liegt zwischen Stange und Bein).*

8. Schiene und Stock befestigen: *Die stabile Schiene wird zusammen mit dem Extensionsstock vom Oberschenkel her bis hinunter zum Sprunggelenk befestigt.*

9. Extension anspannen: *Ein Knebel in Form eines kurzen Stabes wird in das Verbindungsdreiecktuch zwischen Fuß und Stockende eingebunden. Der Knebel wird solange gedreht, bis genügend Zug am Fuß anliegt. Erst dann darf der Helfer, der bis jetzt den Fuß manuell unter Zug hielt, loslassen. Mit dem Knebel kann man zu jeder Zeit die Extension nachspannen.*

10. Überprüfung der Durchblutung: *Im Abstand von 15 Minuten muss in den ersten Stunden Durchblutung, Gefühl und Motorik des Beines überprüft werden.*

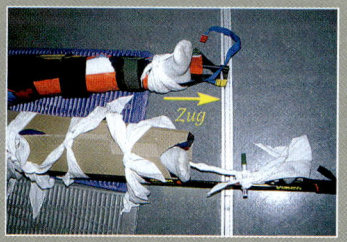

Zug

↑ *Am rechten Bein des Patienten ist eine Kendrick-Extensionsschiene samt SAM-Splint angelegt, am linken Bein die mit einem Skistock improvisierte Version.*

↖ *Improvisierte Extensionsschiene mit Dreiecktüchern, einem Langlaufstock und Karton.*

Frakturen der oberen Extremitäten

Schlüsselbeinbrüche

Stürze beim Mountainbiken oder Skifahren führen oft zu einem Schlüsselbeinbruch in der Schulter (*Klavikularfraktur*). Der Verletzungsmechanismus dabei ist meist der gleiche: Die Betroffenen fallen auf die Schulter oder den ausgestreckten Arm, und in Folge der Wucht bricht der Knochen.

Durch Muskelzug werden die beiden Knochenenden an der Bruchstelle gegeneinander verschoben, und es entsteht eine **gut fühlbare Stufe.** Mögliche Komplikationen sind eine Verletzung der unter dem Schlüsselbein verlaufenden Arterie oder der Nervenbahnen aus dem Arm.

Schienung

Ziel der Schienungsmaßnahme ist es, den Arm an der verletzten Schulter ruhigzustellen und sein Gewicht vom Schlüsselbein zu nehmen. Dies geschieht am besten **mit einem Dreiecktuchverband (siehe Kasten nachfolgende Seite).**

Oberarmfrakturen

Dieser Bruch ist eine typische Inlineskate- oder, bei älteren Menschen, Glatteisverletzung. Sie entsteht, wenn man versucht, sich beim Sturz mit einem Arm abzustützen. Folge ist in unglücklichen Fällen eine Fraktur unterhalb des Schultergelenks (Oberarm- oder *Humerusfraktur*).

Oft ist der Kopf des Oberarmknochens mitbetroffen. Nach einiger Zeit

Schienung Schlüsselbeinbruch

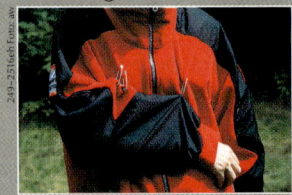

Zuerst wird der Arm der verletzten Seite auf dem Brustkorb befestigt. Dies geschieht entweder mit einer sehr breit gewickelten Dreiecktuchkrawatte, die den Arm quer vor der Brust bedeckt und über die unverletzte Schulter diagonal um den Oberkörper geschlungen wird (in der Abbildung mit Nr. 1 gekennzeichnet). Oder der Arm wird samt Jackenärmel mit Sicherheitsnadeln an der gegenüberliegenden Schulterpartie der Jacke befestigt.

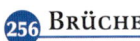

Dann den Arm mit einem weiteren Dreiecktuch (in der Abbildung mit Nr. 2 gekennzeichnet) am Körper festbinden, so dass sich die Extremität nicht mehr bewegen kann.

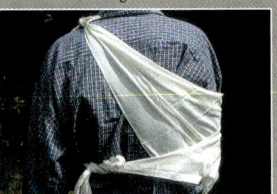

Als Alternative kann der Arm mit mehreren elastischen Binden in der beschriebenen Position an den Brustkorb gewickelt werden.

können umfangreiche Blutergüsse am Innenarm und am seitlichen Brustkorb zu sehen sein. Liegt die Fraktur mehr im mittleren Bereich des Knochens, so ist eine Nervenverletzung möglich. Der Ausfall des Nervs in diesem Bereich kann zu Fehlstellungen der Hand führen (*Fallhand, Krallenhand* oder *Schwurhand*).

Oberarmfrakturen können durch die Verletzung einer nahegelegenen großen Arterie **zu erheblichen Blutverlusten führen.** Ist kein Puls mehr am Handgelenk zu fühlen und auch durch die ZiP-Maßnahme (Zug in Position) keine Besserung in Sicht, muss der Patient unter höchster Priorität ins Krankenhaus evakuiert werden.

Schienung

Für den Oberarm gibt es verschiedene Schienungsmöglichkeiten (siehe Kasten rechte Seite).

◹◹◹ *Mit Sicherheitsnadeln improvisierte Jackenärmelschiene.*

◹◹ *Verband aus zwei Dreiectüchern bei einem Schlüsselbeinbruch (Vorderansicht).*

◹ *Verband bei einer Schlüsselbeinfraktur (Rückansicht).*

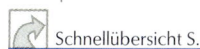
Oberarm-Schienung

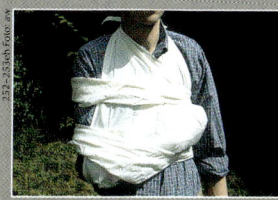

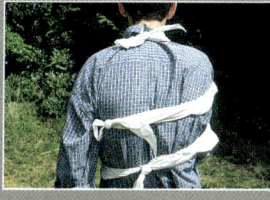

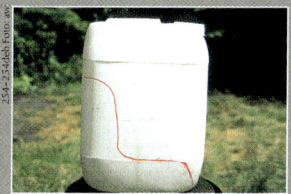

Herausschneiden einer Armschiene aus einem Wasser- oder Treibstoffkanister.

Dreiecktuchverband

Der betroffene Arm wird in eine Dreiecktuch-Armschlinge gelegt (siehe dazu „Reduktion einer luxierten Schulter"). Diese wird dann mit zwei weiteren horizontal gebundenen Dreiecktüchern ober- und unterhalb der Bruchstelle fixiert.

SAM-Splint

Man entrollt einen SAM-Splint komplett und passt ihn an den Ober- und Unterarm an. Der angelegte Splint wird mit einer Binde oder Dreiecktüchern festgewickelt.

Plastikkanister-Schiene

Aus einem Plastikkanister kann eine gute Schiene geschnitten werden, die den gesamten Arm stützt. Die aus dem Behältnis gewonnene Plastikschale muss innen gut gepolstert und mit Dreiecktüchern oder elastischen Binden am Arm fixiert werden. Der auf diese Art geschiente Arm wird in eine Dreiecktuch-Armschlinge gelegt (s.o.) und am Oberkörper fixiert.

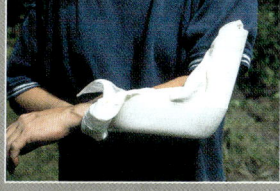

Die Schiene wird von innen ausgepolstert und an den Arm gelegt.

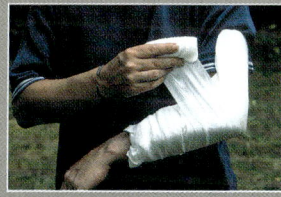

Die Schiene wird am Arm fixiert.

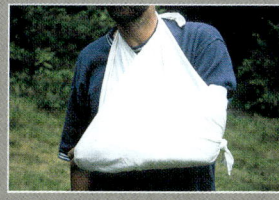

Die fertige Kanisterschiene in einer Armschlinge.

⬆ *Dreiecktuchverband bei einer Oberarmfraktur (Vorderansicht)*

⬆⬆ *Schienung einer Oberarmfraktur (Rückansicht)*

Traumatische Notfälle

Unterarm-Schienung

SAM-Splint: *Der Splint wird in der Mitte gefaltet und an den Unterarm angepasst. An der Hand sollte ein Stück überstehen, das wie ein Griff geformt wird, damit sich die Hand in der natürlichen Funktionsstellung befindet.*

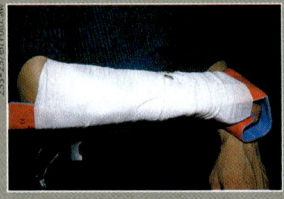

Unterarmschiene mit einem SAM-Splint.

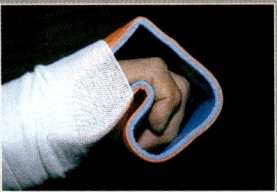

Natürliche Funktionsstellung der Hand.

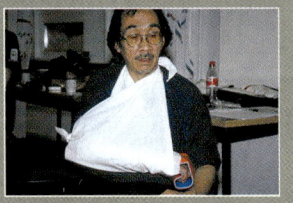

Mit einer Armschlinge fixierte Unterarm- bzw. Handschiene.

Karton, Isomatte: *Es wird ein Stück aus dem Material ausgeschnitten und auf die Länge des Unterarmes angepasst. Die betroffenen Partien müssen abgepolstert werden. Daraufhin wird der Karton oder die Isomatte um den Unterarm gewickelt und befestigt. Wie immer wird der Arm zuletzt in eine Dreiecktuch-Armschlinge gehängt.*

Unterarmbrüche

Im Unterarm befinden sich zwei Knochen: der *Radius-* und der *Ulna knochen,* die einzeln oder gemeinsam brechen können. Die häufigste Fraktur beim Menschen ist eine *Radiusfraktur* in der Nähe des Handgelenks. Meist entsteht die Fraktur durch einen Sturz auf die Hand. Es treten dann Schmerzen und Schwellungen im Handgelenk auf; oft ist auch eine deutliche Stufenbildung erkennbar.

Sind beide Knochen gebrochen, so ist der Unterarm völlig instabil. Dies passiert, wenn z.B. der schützend erhobene Arm einen Schlag durch einen harten Gegenstand wie einen fallenden Ast o.ä. abbekommt.

Schienung

Idealerweise sollte eine Unterarmschiene bis über das Ellenbogen- und Handgelenk reichen. Muss der Patient hingegen noch reisen, so kann auch ein Kompromiss erzielt werden, indem die Schiene bis zum Ellenbogen angelegt wird und der ganze Arm dann in einer Dreiecktuch-Armschlinge ruhiggestellt wird.

Die Hand muss in jedem Fall in der natürlichen Funktionsstellung (Handgelenk um 30 Prozent gebeugt, Finger locker gebeugt) fixiert werden. Am leichtesten wird diese Stellung erreicht, indem man dem Patienten eine elastische Binde, ein Verbandpäckchen oder ähnliches in die Hand gibt. Als mögliche Schienungsmaterialien eignen sich besonders der SAM-Splint, etwas Karton oder eine Isomatte (siehe Kasten).

Handfrakturen

Frakturen im Bereich der Hand werden oft durch eine Quetschung verursacht und umfassen Brüche der Handwurzelknochen, Mittelhandknochen und Fingerknochen. Meist weisen lediglich Schmerzen und Schwellungen auf eine mögliche Fraktur hin.

Schienung

Wie bei einer Unterarmfraktur (allerdings nur bis zum Ellenbogen).

Frakturen der unteren Extremitäten

Oberschenkelfrakturen

„Ein Neuzugang?" „Ja, ein Oberschenkelhals." Dies war die Standardkonversation auf der chirurgischen Station, auf der ich einige Jahre gearbeitet habe, wenn ein neuer Patient eintraf. So war die Station in bestimmten Zeiten zu 80 Prozent mit Brüchen am Oberschenkelhals bzw. am Übergang zwischen Oberschenkelhals und Oberschenkelschaft beschäftigt. Sie treten **vor allem bei älteren Patienten** auf, die durch *Osteoporose* (Knochenentkalkung) poröse Knochen bekommen. Ein Sturz bei Glatteis reicht dann aus, um zu einer Fraktur zu führen. Bei jungen Personen tritt solch ein Bruch nur durch sehr starke Gewalteinwirkung auf.

Bei dieser Art von Frakturen handelt es sich um eine ernste Verletzung, die mit einem hohen Blutverlust, starken Schmerzen und einem Schock verbunden sein kann. Ist die Hauptarterie im Bein verletzt, kann es zu einer un-

zureichenden Blutversorgung des Unterschenkels kommen. Die kräftige Oberschenkelmuskulatur zieht sich zusammen und verkürzt das Bein. Knochenenden reiben möglicherweise aufeinander oder verletzen zusätzliches Gewebe.

Ein typisches Symptom ist das **nach außen gedrehte Bein,** das verkürzt wirkt. In aller Regel tritt bei Druck auf die Ferse Stauchungsschmerz auf. Daher bereitet die Erkennung einer Oberschenkelschaftfraktur kaum Probleme.

Kniegelenksnahe *(distale)* Oberschenkelschaftfrakturen entstehen meist durch direkte Gewalteinwirkung bei einem Sturz aus der Wand, durch einen heftigen Aufprall mit dem Knie auf Asphalt oder bei Lawinenunglücken. Bei solchen Unfällen muss immer auch eine Hüftverletzung vermutet werden.

Schienung

Patienten mit Oberschenkelfrakturen müssen komplett ruhiggestellt werden (siehe Kasten nächste Seite). Es ist schwer möglich, diese Patienten am Boden zu transportieren. Sie müssen, wenn möglich, durch Luftrettung evakuiert werden.

Unterschenkelfrakturen

Durch einen Sturz aus großer Höhe auf das ausgestreckte Bein kann es zu Frakturen des Schienbeins kommen. Zusätzlich ist fast immer das Kniegelenk mit seinen Bändern betroffen. Unterschenkelfrakturen entstehen ähnlich wie Unterarmfrakturen durch

Traumatische Notfälle

Schienung von Oberschenkelfrakturen

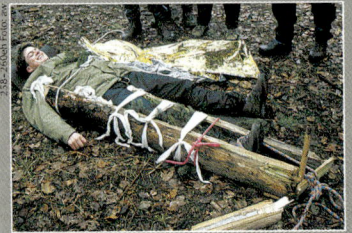

Brettschiene

Brett vorbereiten:
Ein Brett, das von der Achselhöhle bis über den Fuß hinaus reicht, wird in der Länge angepasst und gut gepolstert. Das Brettende für die Achselhöhle wird mit einem T-Shirt etc. umwickelt, so dass ein runder Knubbel entsteht.

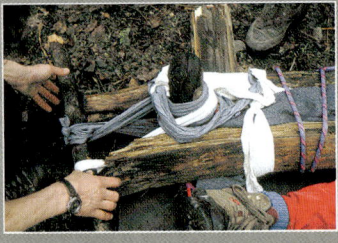

Extension:
Der Fuß wird von einem Helfer unter Zug genommen, während man, an der Achselhöhle beginnend, die Brettschiene anlegt und mit elastischen Binden, Dreiecktüchern oder anders improvisierten Befestigungen umwickelt. Hierbei werden beide Beine zusammengewickelt. Der Zwischenraum zwischen den Beinen muss mit einer Decke o.ä. ausgefüllt werden.

Durchblutung prüfen:
Es muss sichergestellt sein, dass das Bein und der Fuß gut durchblutet sind und der Patient keine Druckstellen spürt. Jede noch so kleine Druckstelle wird mit der Zeit unerträglich.

⬆ Mit gespannten Dreiecktüchern wird der Fuß unter Extension gehalten.

⬆⬆ Bei dieser Brettschiene bewegt sich nichts mehr; auch nicht der Patient. Ein Tranport ist mit diesem schweren Gerät aber unmöglich.

⬇ Leere-Taschen-Schiene, bei der die beiden Beine mit Zwischenpolstern aneinander gebunden werden.

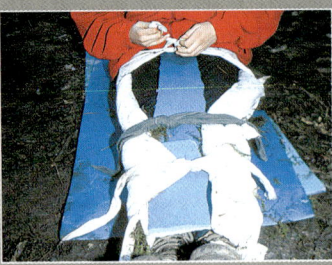

Leere-Taschen-Methode

Hat man kein Brett oder kein anderes Material, um eine gute Schiene zu bauen, kann man auch den Bereich zwischen den beiden Beinen polstern und dann das verletzte an das gesunde Bein fixieren. So wirkt die intakte Gliedmaß als Schiene für die defekte Seite.

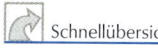

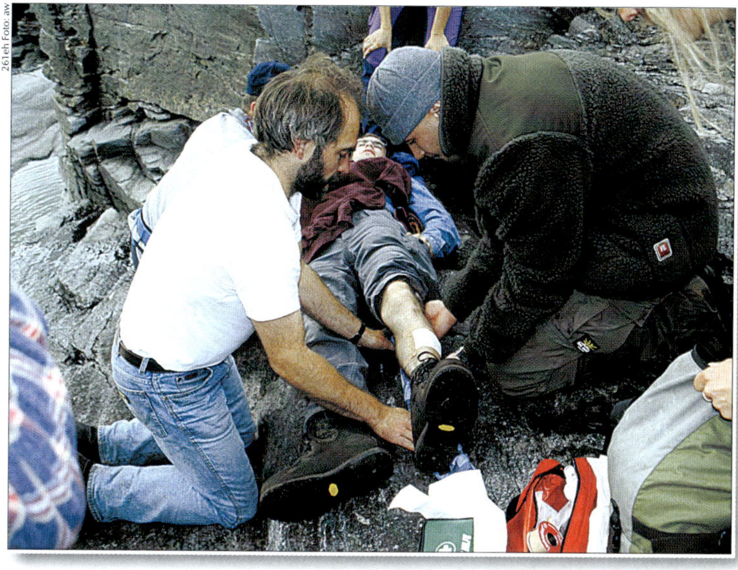

direkte Gewalteinwirkung oder im Rahmen von Drehverletzungen z.B. beim Skifahren.

Schienung

Es wird, wie oben beschrieben, eine Extensionsschiene angelegt. Entweder verwendet man den *Kendrick Traction Device* oder eine improvisierte Version.

Vorsicht ist geboten, wenn das Kniegelenk verletzt ist. In diesem Fall wird eine Schiene ohne Extension angelegt (SAM-Splint, Karton etc.).

⬆ *So ist es richtig: Eine Hand stützt vor und eine hinter der Verletzung. Nur so darf das Bein angehoben werden!*

Knöchelbrüche

Durch Umknicken des Fußes nach außen oder innen können Knöchelbrüche mit Verletzungen der Bänder entstehen. Es ist sehr schwer, eine Knöchelfraktur von einer reinen Bänderverletzung zu unterscheiden. Erst ein Röntgenbild gibt Aufschluss über das Ausmaß der Verletzungen. Im Zweifelsfall muss daher eine Knöchelverletzung stehts wie eine Fraktur versorgt werden.

Schienung

Die erste Maßnahme bei einer Verletzung durch Umknicken besteht stets darin, den betroffenen **Knöchel zu kühlen.** Dies muss auch nach der Schienung fortgesetzt werden. Der

Traumatische Notfälle

SAM-Splint eignet sich am besten für eine Knöchelschienung. Er wird an den Unterschenkel angelegt und unter dem Fuß hindurch bis zur anderen Seite des Unterschenkels wieder hochgeführt. Ist er (am gesunden Knöchel) gut angepasst worden, so wird er mit elastischen Binden fixiert. Alle anderen Improvisationsschienen, die zur Ruhigstellung führen, können ebenfalls verwendet werden.

Achillessehnenrupturen

Eine *Achillessehnenruptur* ist ein Riss der Sehne hinter dem Fußknöchel. Hierbei handelt es sich zwar nicht um eine Fraktur, die *Ruptur* wird allerdings wie ein Bruch behandelt. Oft berichten Patienten von einem lautem Geräusch wie einem Knall. Der anfänglich meist heftige Schmerz reduziert sich sehr schnell wieder.

Ursache sind oft degenerative Vorschädigungen der Sehne, die bei Belastung zu einer plötzlichen *Ruptur* führen können. Es ist eine **deutliche Dellenbildung** in der oberflächlich verlaufenden Sehne ertastbar. Des Weiteren können innere Blutungen und eine Wadenschwellung entstehen. Der Patient ist nicht in der Lage, auf den Zehenspitzen zu stehen.

Schienung

Die wichtigste Erstmaßnahme bei einer *Achillessehnenruptur* ist, nach der **PECH-Methode** vorzugehen (**P**ause, **E**is, **C**ompression, **H**ochlagern; siehe auch unter „Minimierung von Schwellungen" im Kap. „Verstauchungen"). Eine Schienung ist nicht notwendig, wohl aber eine Stützung mittels einer elastischen Binde oder ähnlichem. Hat der Patient starke Schmerzen, so kann eine Schienung wie bei einer Knöchelverletzung möglicherweise Erleichterung bringen.

Andere Frakturen

Am Bewegungsapparat kann natürlich wesentlich mehr brechen, als hier beschrieben wird; es kann hier lediglich auf die häufigsten oder auch problematischsten Frakturen eingegangen werden. Alle anderen Brüche werden aber nach den gleichen, am Anfang dieses Kapitels beschriebenen Prinzipien versorgt.

Ein Geh-Gips ist es noch nicht ganz ...

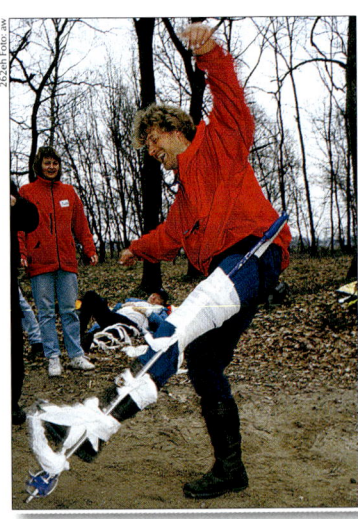

Brustkorbverletzungen (Thoraxtraumata)

Rippenbrüche

Häufige Ursache einer Rippenfraktur sind stumpfe Gewalteinwirkungen wie der Aufprall auf ein Autolenkrad, der Sturz vom Fahrrad oder ein Schlag auf den Brustkorb. Der Bruch an sich ist relativ harmlos, es besteht aber immer die Gefahr einer **Verletzung von inneren Organen und Blutgefäßen** durch die gebrochene Rippe. Die sonst ungefährliche Fraktur kann so zu einem lebensbedrohlichen Notfall werden. Zu möglichen Komplikationen bezüglich Verletzungen der Lunge siehe unten unter „Pneumothorax".

Rippenbrüche können in verschiedene Arten unterteilt werden:

● **Einfache Rippenfraktur:** Eine Rippe ist an nur einer Stelle gebrochen.
● **Rippenstückfraktur:** Eine Rippe ist zweimal gebrochen, wobei ein Segment frei beweglich ist.
● **Rippenserienfraktur:** Bruch von mindestens drei nebeneinander liegenden Rippen.

⬇ *Der Brustkorb mit einer Rippenserienfraktur rechts.*

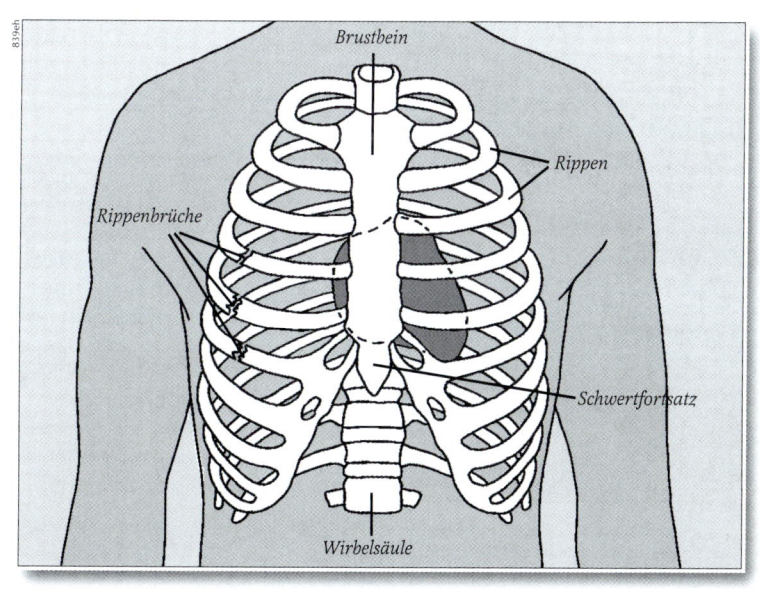

Brustbein

Rippen

Rippenbrüche

Schwertfortsatz

Wirbelsäule

Traumatische Notfälle

SCHNELLÜBERSICHT

Rippenbrüche

Symptome

- Schmerzen im Frakturbereich.
- Der Patient atmet wegen der Schmerzen nicht mehr richtig durch (Schonatmung).
- Möglicherweise Zeichen von Sauerstoffmangel (*Zyanose* mit Blaufärbung von Lippen, Wangen und Fingernägeln).

SAMMLE-Anamnese

- Genau den Unfallmechanismus erfragen.
- Auf Prellmarken (*Hämatome*) am Brustkorb achten.

Basismaßnahmen

- Lagerung mit erhöhtem Oberkörper oder auf der verletzten Seite, so dass die gesunde Seite gut durchatmen kann.
- Arm der verletzten Seite mit einem Dreiecktuch oder einer elastischen Binde so über der Bruchstelle fixieren, dass sich die Rippen beim Ein- und Ausatmen nicht mehr gegeneinander verschieben können.

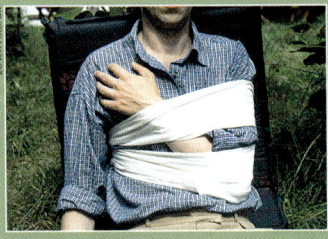

Evakuierung

Eine Rippenserienfraktur ohne Beeinträchtigung der Atmung kann in aller Ruhe evakuiert werden. Sobald aber die Atmung gefährdet ist (*Pneumothorax* – siehe unten), muss der Patient notfallmäßig in der Luft transportiert werden.

Pneumothorax (punktierte Lunge)

Die Lunge besteht aus zwei vom Brustfell (*Pleura*) umschlossenen Flügeln, die den Brustkorb zu großen Teilen ausfüllen. Normalerweise ist sie durch einen Unterdruck im sogenannten *Pleuraspalt* zwischen Lungenfell und Rippenfell an den Brustkorb gebunden. Bei jeder Ausdehnung des Brustkorbes (Einatmung) müssen sich die beiden Lungenflügel somit aufblähen. Durch die Sogwirkung der Ausdehnung fließt dann Luft in die Lunge.

Wird nun die Lunge von innen (**geschlossener Pneumothorax**) oder von außen durch einen Fremdkörper (**offener Pneumothorax**) verletzt, gelangt Luft in den *Pleuraspalt*. Der Unterdruck geht verloren, und die Lunge oder zumindest ein Teil davon können nicht mehr ausreichend arbeiten.

Hämatothorax

Der *Hämatothorax* entsteht durch eine Blutgefäßverletzung infolge einer Verletzung des Brustkorbes (*Thoraxtrauma*). Blut dringt in den *Pleuraspalt* ein und drückt die Lunge zusammen. Strömt gleichzeitig Luft in den *Pleuraspalt,* spricht man vom **Hämatopneumothorax.** Die Auswirkungen und Symptome entsprechen denen der anderen *Pneumothorax*-Formen. Zusätzlich können die Probleme eines Volumenmangelschocks auftreten.

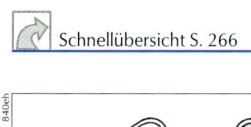
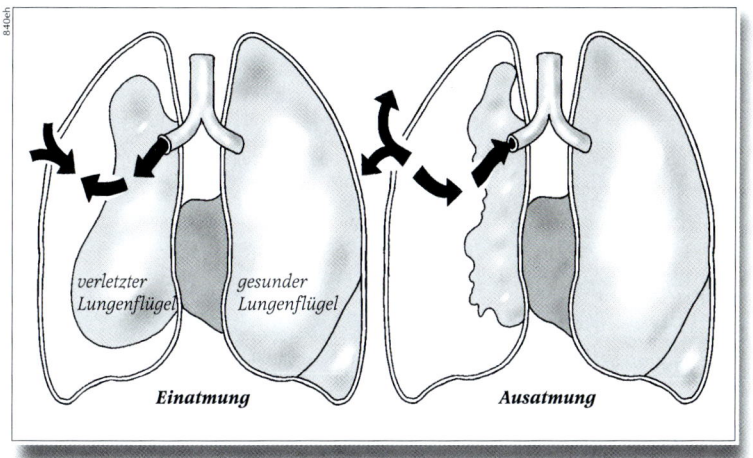

verletzter Lungenflügel   *gesunder Lungenflügel*

Einatmung   **Ausatmung**

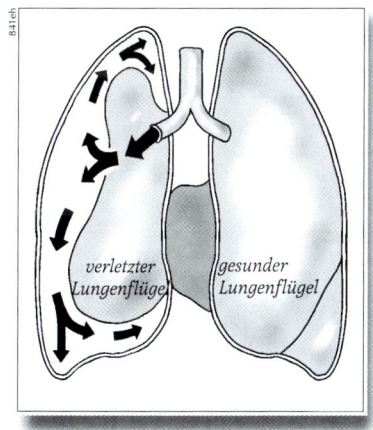

verletzter Lungenflügel   *gesunder Lungenflügel*

⬆ *Geschlossener Pneumothorax*

⬆ ⬆ *Offener Pneumothorax beim Einatmen (links) und Ausatmen (rechts).*

Spannungspneumothorax

Nach einer Verletzung der Brustwand entsteht ein Ventilmechanismus durch Überlappen der Wunde z.B. von Fettgewebe. Bei jeder Einatmung dringt Luft aus der Lunge in den *Pleuraraum* neben dem Lungenflügel, die bei der Ausatmung nicht entweichen kann, da sich die Gewebelappen wie ein Ventil auf die Öffnung legen. Der Druck im *Pleuraraum* steigt an und führt zu einem **Zusammenfall des betroffenen Lungenflügels.** Ebenso werden das Herz und die großen Blutgefäße dieser Körperregion in Richtung der gesunden Lungenseite verdrängt. Die gesunde Hälfte ist nun ebenfalls in ihrer Funktion eingeschränkt. Es entsteht ein lebensgefährlicher Zustand.

Traumatische Notfälle

Pneumothorax SCHNELLÜBERSICHT

Definition
Durch Verletzungen dringt Luft in den Spalt zwischen Lungen- und Rippenfell (Pleuraspalt) mit nachfolgendem Verlust des Unterdrucks um die Lunge. Die betroffene Lungenhälfte fällt zusammen. Unterschieden wird zwischen offenem (spitze Gewalteinwirkung von außen auf den Pleuraspalt und evtl. auf die Lunge) und geschlossenem Pneumothorax (Verletzung der Lunge von innen). Hämatothorax (Blut im Pleuraspalt) und Spannungspneumothorax (Luft baut sich durch Ventilbildung auf) stellen Komplikationen des Pneumothorax dar.

Allgemeine Symptome bei einem Pneumothorax
- Akute Atemnot
- Zeichen von Sauerstoffmangel (Zyanose mit Blaufärbung von Lippen, Wangen und Fingernägeln).
- Starker Husten (evtl. mit Blut).
- Stechender Schmerz auf der betroffenen Seite.
- Evtl. eine Wunde, durch die Luft ein- und ausströmt.
- Evtl. sichtbare Brustkorbwunden.
- Evtl. gestörte Atemmechanik.
- Evtl. Hautemphyseme (Luftansammlungen im Gewebe unterhalb der Haut, sichtbar durch Schwellungen).

Basismaßnahmen
- Oberkörper wird erhöht gelagert, um die Atmung zu erleichtern (bei Bewusstlosigkeit stabile Seitenlage auf der verletzten Seite).
- Den Patienten beruhigen und Atemanweisungen geben.
- Bei Atemstillstand beatmen.

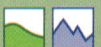 **Maßnahmen in Outdoor-/ Extremsituationen**
Beim offenen Pneumothorax: Ein Stück luftdichte (Plastik-) Folie wird an nur drei Seiten auf die Brustkorbwunde gelegt und damit ein Ventil improvisiert. Die untere Seite muss unter allen Umständen offen gelassen und darf nicht verklebt werden! Luft kann auf diese Weise nicht von außen eindringen, Blut und überschüssige Gase aus dem Pleuraspalt aber austreten.

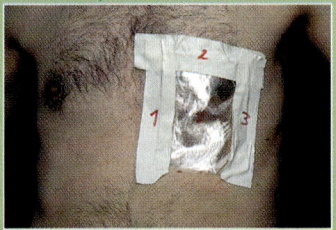

Erweiterte Maßnahmen für medizinisches Personal
Bei Spannungspneumothorax unverzügliche Entlastungspunktion mit großlumiger Kanüle im 2.–3. ICR der betroffenen Seite in der Medioklavicularlinie am Rippenoberrand.

Evakuierung
Jede Form eines Pneumothorax muss dringend in eine Klinik evakuiert werden. Liegt ein Spannungspneumothorax vor, so muss ein Arzt vor dem Lufttransport die Lunge per Punktion entlasten. Wird ein Patient ohne diese Maßnahme transportiert, da kein Arzt zur Verfügung steht, so muss der Pilot angewiesen werden, so tief wie möglich zu fliegen (in großer Höhe dehnt sich die Luft im Pleuraspalt aus und verschlimmert damit die Situation).

Akute Bauch-schmerzen
(Akutes Abdomen)

Wir haben im Verlauf unseres Lebens alle einmal mehr oder weniger heftige Bauchschmerzen gehabt. Mal handelte es sich um eine Magenverstimmung, weil wir ein verdorbenes Nahrungsmittel gegessen haben, mal war eine Magen-Darm-Grippe und dann wieder eine Blinddarmentzündung die Ursache.

Unterwegs bereiten uns Bauchschmerzen einige Probleme, da wir nicht sehen können, warum die Schmerzen vorhanden sind und ob sie lebensbedrohliche oder harmlose Ursachen haben. Aus diesem Grund ist es wichtig, den Betroffenen **genau zu untersuchen,** um entscheiden zu können, ob eine Evakuierung oder nur ein Rasttag notwendig ist.

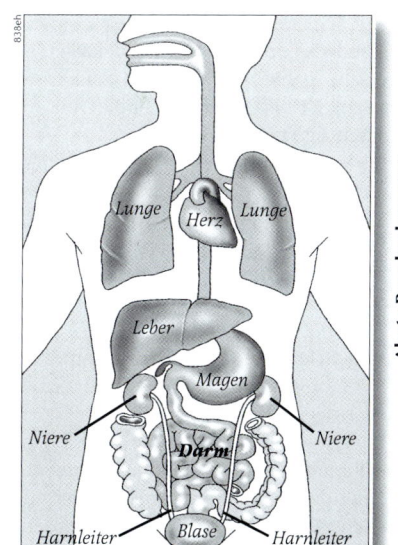

Die wichtigsten inneren Organe. →

Auch wenn man nicht exakt sagen kann, welches die Ursache der Probleme oder Schmerzen ist, so kann man doch aufgrund einiger allgemeiner Warnsymptome entscheiden, ob der Patient evakuiert werden muss oder nicht.

Grundprinzipien bei akuten Bauchschmerzen

Akuter Bauchschmerz ist ein Symptom für eine große Anzahl verschiedener Ursachen, meist hervorgerufen durch eine **Reizung des Bauchfells** (Peritoneum). Alle Bauchorgane sind mit dem Bauchfell überzogen, das sich in zwei Schichten aufgliedert: Eine innere Schicht, die die einzelnen Organe bedeckt, und eine äußere, die alle Organe gemeinsam wie ein Sack umschließt und die Bauchhöhle von innen auskleidet.

Kommt es zu einer Störung eines der Organe durch Entzündung oder Verletzung, so ist zunächst der innere Teil des Bauchfells betroffen, der das Organ unmittelbar bedeckt. Zu diesem Zeitpunkt lassen sich aber noch keine Krankheiten diagnostizieren, da zunächst nur allgemeine Symptome wie weiträumige Schmerzen und Übelkeit ausgelöst werden.

Erst wenn die Entzündung auch den äußeren Teil des Bauchfells erreicht, der die komplette Bauchhöhle mit allen Organen auskleidet, werden Schmerzen genauer lokalisierbar. Es kommt zu den **typischen Symptomen** wie Abwehrspannung der Bauchdecke (Verhärtung des Bauches), Klopfschmerzen in der Bauchhöhle und Schmerzen bei Erschütterung (Peritonismus).

Aber selbst wenn diese Symptome auftreten, muss das nicht heißen, dass die Ursache der Schmerzen in der Bauchhöhle liegt. So kann ein Herzinfarkt ähnliche Symptome auslösen wie eine Blinddarmentzündung.

 Leider ist es nicht möglich, in einer Wildnissituation bzw. außerhalb des Krankenhauses eine genaue Diagnose zu stellen. Und selbst wenn man es könnte, stünden nicht die Mittel zur Verfügung, die Ursache zu bekämpfen. Man muss sich darauf konzentrieren herauszufinden, ob der Patient evakuiert werden muss. Somit stehen **Diagnose und Transport** im Vordergrund der möglichen Erste Hilfe.

Basismaßnahmen

Alle Patienten mit Bauchschmerzen werden mit erhöhtem Oberkörper und einer Knierolle oder leicht angezogenen Knien gelagert. Die Vitalfunktionen werden ständig überwacht.

Warnsymptome bei akuten Bauchschmerzen

Im Prinzip ist es egal, ob man einen akuten Bauchschmerz als Eileiterschwangerschaft oder Blinddarmentzündung identifiziert, da die einzig adäquate Maßnahme in der Evakuierung des Patienten besteht.

Es ist wichtig zu erkennen, wann ein Patient evakuiert werden muss und wann nicht. Dabei helfen die im Kasten aufgeführten **Warnsymptome.** Treten ein oder mehrere der Symptome beim Patienten auf, so muss er zur nächsten medizinischen Hilfe evakuiert werden.

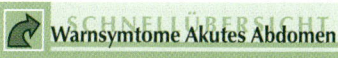

SCHNELLÜBERSICHT
Warnsymptome Akutes Abdomen

- Bretthartе Bauchdecke.
- Langanhaltendes Fieber bzw. hohes Fieber über 40°C.
- Blut aus Mund oder After.
- Hartnäckiges Erbrechen und/oder Durchfall.
- Bauchschmerzen, die nicht innerhalb von zwölf Stunden besser werden.
- Schmerzen, die zunehmend stärker werden und sich von einem allgemeinen in einen lokalisierbaren Schmerz umwandeln.
- Starke Berührungsempfindlichkeit der Bauchdecke.
- Anzeichen eines Volumenmangelschocks.

Symptom Übelkeit und Erbrechen

Übelkeit und Erbrechen ist ein Symptom, das **bei sehr vielen Krankheitsbildern** auftreten kann. Ein Patient mit einem Sonnenstich wird ebenso über Übelkeit und Erbrechen klagen wie ein Patient, der sich den Magen verdorben hat. Weitere Ursachen können Medikamentennebenwirkungen, Herzinfarkt, Verletzungen, neurologische Erkrankungen, Überanstrengung, Magen-Darm-Erkrankungen und vieles mehr sein. Um der Ursache auf die Spur zu kommen, muss man sich auf zwei Probleme konzentrieren:

Ist die Situation lebensbedrohlich?

Alarmzeichen für einen lebensbedrohlichen Zustand bei Übelkeit und Erbrechen sind :

- Der Patient ist durch den Flüssigkeitsverlust ausgetrocknet, d.h. wenn man eine Hautfalte am Arm zusammendrückt, bleibt diese stehen oder bildet sich nur sehr langsam zurück.
- Blut- oder Stuhlbeimengungen im Erbrochenen.
- Starke Schmerzen.
- Niedriger Blutdruck bei schnellem Puls.
- Schwindel, Kopfschmerzen, Bewusstseinsstörungen.

Gibt es Hinweise für die Ursache der Übelkeit oder des Erbrechens?

Zur Diagnosefindung bei Übelkeit und Erbrechen muss eine besonders gründliche SAMMLE-Anamnese stattfinden. Dabei sollte man sein besonderes Augenmerk auf eingenommene Medikamente, die letzte Mahlzeit und auffallende Ereignisse in der jüngeren Vergangenheit des Patienten richten.

Akute Bauchschmerzen

Mögliche Ursachen für Übelkeit und Erbrechen

Nachfolgend sind einige Begleitsymptome aufgelistet, mit deren Hilfe man die Ursache für Übelkeit und Erbrechen herausfinden kann.

 Fall A – Begleitsymptome:
- Schmerz hinter dem Brustbein
- Kaltschweißigkeit
- Todesangst

 Mögliche Diagnose:
- Herzinfarkt

 Fall B – Begleitsymptome:
- Schwindel
- Ohrengeräusche
- Hörminderung

 Mögliche Diagnose:
- Erkrankung des Gleichgewichtsorgans (*Morbus Meniére*)

 Fall C – Begleitsymptome:
- Quaddelbildung (Ödeme unter der Haut)
- Tiefer Blutdruck
- Schneller Puls
- Juckreiz
- Müdigkeit oder Unruhe

 Mögliche Diagnose:
- Nebenwirkung von Medikamenten
- Allergische Reaktion

 Fall D – Begleitsymptome:
- Hoher Blutzucker (über 400 mg/dl)
- Vermehrte Harnausscheidung
- Bekannte *Diabetes Mellitus*
- Acetongeruch aus dem Mund (ähnlich einem chemischen Haushaltsmittel)

 Mögliche Diagnose:
- Blutzuckerentgleisung

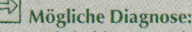 **Fall E – Begleitsymptome:**
- Blut im Erbrochenen
- Blut frisch (rot) oder geronnen (schwarz wie Kaffeesatz)
- Übelkeit und Erbrechen im Schwall
- Alkoholmissbrauch bekannt

 Mögliche Diagnose:
- Krampfaderblutung in der Speiseröhre
- Magengeschwür.

Symptom Durchfall

Es kommt immer wieder vor, dass man nach dem Genuss von Obst oder ähnlichem einen unregelmäßigen Stuhlgang bekommt. Man spricht aber erst dann von Durchfall (*Diarrhöe*), wenn öfter als drei Mal am Tag flüssiger Stuhl ausgeschieden wird. In Akutsituationen mit infektiöser Ursache kann dies sogar bis zu dreißig Mal geschehen.

Im Vordergrund des Problems steht der **Flüssigkeitsverlust** und die damit einhergehende Schwächung des Patienten. Im Hintergrund steht das Problem, dass die Tour nicht fortgesetzt werden kann, da der Betroffene in sehr kurzen Abständen die Toilette aufsuchen muss. Dies kann auf einer Winterexpedition zu zusätzlichen Problemen führen. Durch den ständigen Toilettengang in kalter Umgebung verliert der Körper mehr und mehr Wärme, die er wegen seines Schwächezustandes nicht wieder herstellen kann. So besteht neben dem Problem des Flüssigkeitsverlustes zusätzlich die **Gefahr der Unterkühlung.**

Chronische Durchfälle entstehen oft durch nicht infektiöse Darmerkrankungen, während akute Durchfälle meist eine infektiöse Ursachen haben. Auch hierbei stellen sich im wesentlichen zwei Fragen:

Ist die Situation lebensbedrohlich?

Alarmzeichen sind Wassermangel im Körper (*Exsikkose),* der mit dem Hautfaltentest am Arm festgestellt werden kann (s.o.), tiefer Blutdruck und schneller Puls (Schockzeichen).

Gibt es Hinweise auf die Ursache des Durchfalls?

● Ist der Durchfall erst kürzlich (akut) aufgetreten, oder besteht er schon seit längerem (chronisch)?
● In welcher Situation sind die Beschwerden aufgetreten? Kurz nach dem Essen (Lebensmittel)?
● Sind noch andere Familien- oder Gruppenmitglieder betroffen, die von denselben Speisen gegessen haben?
● War der Betroffene zuvor im Ausland (Afrika, Südamerika, Asien)?
● Werden Medikamente eingenommen?

Mögliche Ursachen für Durchfall

Nachfolgend sind einige Begleitsymptome aufgelistet, mit deren Hilfe man die Ursache von Durchfall herausfinden kann:

 Fall A – Begleitsymptome:
● Erbrechen und Übelkeit
● Fieber, Abgeschlagenheit
● Bauchschmerzen
● Hinweise auf verdorbene Lebensmittel

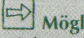 **Mögliche Diagnose:**
● Salmonellenvergiftung
● Andere Vergiftung durch verdorbene Lebensmittel

 Fall B – Begleitsymptome:
● Quaddelbildung (Ödeme unter Haut)
● Fieber
● Evtl. tiefer Blutdruck und schneller Puls
● Einnahme von Medikamenten
● Insektenstich
● Frisch eingenommene Mahlzeit

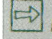 **Mögliche Diagnose:**
● Allergische Reaktion

 Fall C – Begleitsymptome:
● Zittern
● Angst
● Nervosität
● Ärger, Aufregung, Stress-Situation etc.

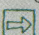 **Mögliche Diagnose:**
● *Vegetative Störung,* d.h. Störung des Nervensystems.

Akute Bauchschmerzen

Symptom Blutabgang

Blut kann durch Erbrechen über den Mund (**oraler Blutabgang**) oder über den Darm (**rektaler Blutabgang**) ausgeschieden werden. An der Farbe des ausgeschiedenen Blutes kann man erkennen, wo die Blutung liegt. Kommt Blut in Kontakt mit Magensäure, so gerinnt es und bekommt ein kaffeesatzartiges Aussehen. Je näher die Blutung am Mund bzw. After liegt, desto normaler ist die Farbe des Blutes.

Orale Blutung
- Erbrechen von Blut, das möglicherweise kaffeesatzartig aussieht.
- Bluthusten mit schaumigem Auswurf.

Rektale Blutung
- Reiner Blutaustritt: Blut tritt aus dem After aus. Ursache liegt meist im unteren oder mittleren Darmtrakt. Sind Hämorrhoiden betroffen, so ist das Blut meist hellrot, möglicherweise spritzend.
- Blut im Stuhl: Quelle der Blutung ist meist der Darm.
- Schwarzer Stuhl (Teerstuhl): Stuhl ist schwarz, klebrig und glänzend. Die Blutungsquelle liegt meist im oberen Verdauungsapparat (Magen, Darmeingang). Die akute Blutung kann fünf bis zehn Stunden zurückliegen. Möglicherweise befindet sich die Blutungsquelle auch im Dünn- oder Dickdarm (bei träger Darmpassage).

Auch bei Blutabgang stellen sich vor allem die zwei bekannten Fragen:

Ist die Situation lebensbedrohlich?

Alarmzeichen für Lebensgefahr bei oralen oder rektalen Blutungen sind Schocksymptomatiken und Bewusstseinsstörungen.

Gibt es Hinweise auf die Ursache der Blutung?

- Sind chronische Erkrankungen wie Krampfadern in der Speiseröhre, Hämorrhoiden, Geschwüre in Magen, Darm oder Analregion bekannt?
- Wann ist die Blutung das erste Mal aufgetreten?
- Medikamente?

Mögliche Ursachen für Blutabgang

Nachfolgend sind einige Begleitsymptome aufgelistet, mit deren Hilfe man die Ursache des Blutabgangs herausfinden kann.

 Fall A – Begleitsymptome:
- Alkoholmissbrauch bekannt
- Blut frisch oder geflockt
- Schwallartiges Erbrechen
- Blutdruck tief, Puls schnell
- Oraler Blutabgang

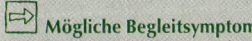 **Mögliche Begleitsymptome:**
- Speiseröhren-Krampfadern

 Fall B – Indikatoren:
- Zuerst Übelkeit
- Dann anhaltendes starkes Erbrechen
- Dann Erbrochenes mit Blutbeimischung

Mögliche Begleitsymptome:
- *Malloy-Weiss-Syndrom* (explosionsartiges Erbrechen, bei dem durch die extreme Druckerhöhung Blutgefäße/ Schleimhäute zerreißen. Es kommt nachfolgend zur Blutung im Verdauungstrakt).

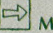 **Fall C – Begleitsymptome:**
- Rektale Blutung bei bekannten Hämorrhoidenleiden
- Sichtbare Hämorrhoiden
- Spritzende Blutung möglich

Mögliche Diagnose:
- Hämorrhoidenblutung.

Blinddarmentzündung
(akute Appendizitis)

Ursache für die *Appendizitis* ist die **Entzündung des Wurmfortsatzes des Blinddarms** *(Appendix verifirmis)* im rechten Unterbauch. Aus diesem Grund ist die allgemein gebräuchliche Bezeichnung „Blinddarmentzündung" nicht ganz korrekt, da nicht der Blinddarm, sondern dessen *Appendix* betroffen ist. In Deutschland erkranken über fünf Prozent der Bevölkerung im Laufe ihres Lebens an einer akuten *Appendizitis* und müssen deshalb operiert werden.

Die Entzündung wird meist durch Darmkeime oder den Verschluss des *Appendix* mit Kotsteinen oder Ver-

wachsungen ausgelöst. Der Wurmfortsatz entzündet sich, schwillt an, und es bildet sich Eiter. Im fortgeschrittenen Stadium können wegen der Entzündung einzelne Teile der *Appendixwand* absterben. Es entsteht totes Gewebe *(Nekrosen)*. Bricht solch eine abgestorbene Stelle durch, ergießt sich Eiter und Darminhalt in die Bauchhöhle. Es kommt zur akut lebensbedrohlichen **Bauchfellentzündung** *(Peritonitis)*.

Es ist sehr schwierig, eine *Appendizitis* ohne medizinische Hilfe zu erkennen, da gerade bei Frauen gynäkologische Probleme ähnliche Symptome hervorrufen können. Aus diesem Grund sollte man immer auf die Alarmzeichen achten, die bereits im Kapitel „Warnsymptome bei akuten Bauchschmerzen" beschrieben sind.

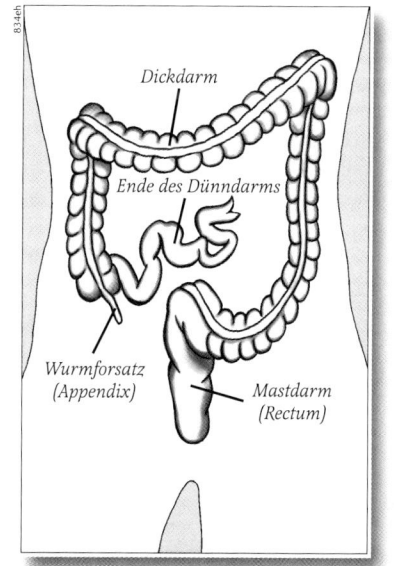

Dickdarm

Ende des Dünndarms

Wurmforsatz (Appendix)

Mastdarm (Rectum)

◀ *Die Lage des Wurmfortsatzes im rechten Unterbauch.*

Akute Bauchschmerzen

Symptome und SAMMLE-Anamnese

Durch die Befragung des Patienten muss man herausfinden, wann und wo der Schmerz begonnen hat. Am Anfang steht oft Übelkeit und Erbrechen. Der Bauchschmerz ist nicht genau zu lokalisieren und hat mehr allgemeinen Charakter. Meist beginnt er um den Bauchnabel herum und wandert dann innerhalb einiger Stunden in den rechten Unterbauch. Der Schmerz ist ziehend oder krampfartig und lässt sich durch Erschütterung oder Hüftbewegungen provozieren. Der Patient hat Fieber bis ca. 39°C, klagt entweder über Verstopfung oder Durchfall und ist allgemein appetitlos und erschöpft. Die **Bauchdecke ist möglicherweise bretthart** (Zeichen für die Bauchfellentzündung), und der Betroffene klagt über Klopfschmerzen.

Ein wichtiger Indikator für eine Blinddarmentzündung ist der sogenannte **Loslass-Schmerz,** der durch Druck mit zwei Fingerspitzen auf die Bauchdecke ausgelöst wird. Wenn man den Druckpunkt ruckartig wieder loslässt, spannt der Patient die Bauchdecke an, und Schmerzen durchfluten den Unterbauch. Schmerzen als Diagnosehilfe für eine *Appendizitis* lassen sich auch durch Druck und schnelles Loslassen auf den sogenannten **Mc-Burney-Punkt** im rechten Unterbauch hervorrufen. Dieser Druckpunkt liegt genau auf einem Drittel der Distanz vom Bauchnabel zur Oberkante der rechten Hüftschaufel.

Hebt der Patient das gestreckte rechte Bein an, so empfindet der Pati-

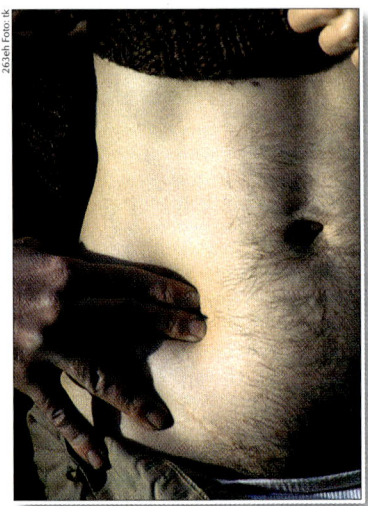

ent ebenfalls Schmerzen oberhalb der rechten Leiste. **Achtung bei Diabetikern:** Hier kann die *Appendizitis* auch im schwersten Stadium nur wenige Symptome zeigen. Aus diesem Grund bei SAMMLE unbedingt nach Diabetes fragen!

⬆ *Der McBurney-Druckpunkt liegt genau auf einem Drittel der Strecke vom Nabel zum oberen Hüftknochen.*

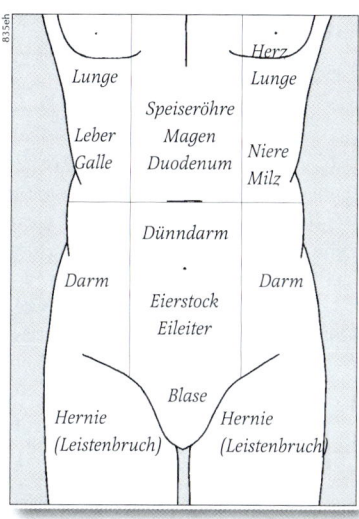

Lunge
Herz
Lunge
Speiseröhre
Magen
Duodenum
Leber
Galle
Niere
Milz
Dünndarm
Darm
Eierstock
Eileiter
Darm
Blase
Hernie
(Leistenbruch)
Hernie
(Leistenbruch)

⬅ *Schmerzlokalisation
mit möglichen Ursachen*

Basismaßnahmen

Der Betroffene wird, wie alle Patienten mit Bauchschmerzen, mit erhöhtem Oberkörper und einer Knierolle oder leicht angezogenen Knien gelagert. Die Vitalfunktionen werden ständig überwacht.

Evakuierung

Da man auf Tour keine Möglichkeiten hat, gegen eine *Appendizitis* anzu-

---

SCHNELLÜBERSICHT

🐾 Akute Blinddarmentzündung (Appendizitis)

Definition
Akute oder chronische Entzündung des Wurmfortsatzes im rechten Unterbauch.

Symptome
● Appetitlosigkeit
● Übelkeit und Erbrechen
● Evtl. Fieber bis ca. 39°C.
● Zuerst diffuser Schmerz am Bauchnabel, dann innerhalb von Stunden Konkretisierung im rechten Unterbauch.
● Evtl. brettharte Bauchdecke mit Klopfschmerzen.
● Loslass-Schmerz nach Eindrücken der Bauchdecke.
● Druckschmerz am McBurney-Punkt (zwischen Bauchnabel und rechter Hüftschaufel).
● Schmerzen in der rechten oberen Leiste bei aktivem Anheben des gestreckten rechten Beines.

● Schmerzfreie Phase mit nachfolgender Rückkehr noch stärkerer Schmerzen bedeutet eine Verschlechterung der Situation. Dann ist eine Evakuierung sehr dringend.
● Achtung: Bei Diabetikern kann die Appendizitis auch im schwersten Stadium nur wenige Symptome zeigen. Aus diesem Grund bei SAMMLE explizit nach Diabetes fragen!

Basismaßnahmen
● Lagerung mit erhöhtem Oberkörper und angezogenen Knien (mit Knierolle).
● Kontrolle der Vitalfunktionen (Atmung, Puls, Blutdruck).

Evakuierung
● Schnelle und effektive Evakuierung per Luftrettung als einzig mögliche Hilfsmaßnahme.

Akute Bauchschmerzen

gehen, ist die schnelle und schonende Evakuierung hier Hauptaufgabe. Luftrettung ist das Mittel der Wahl.

Hinweis: Freut sich der Patient nach einer Periode mit starken Schmerzen über ein plötzliches Nachlassen der Schmerzen, so muss man dieses Phänomen kritisch betrachten. Die Ursache hierfür kann sein, dass der **Appendix eingerissen** ist und sich nun Darminhalt und Eiter in die Bauchhöhle ergießen. Dies bedeutet zwar im Moment eine Druckentlastung im Wurmfortsatz und damit ein Nachlassen des Schmerzes. In kurzer Zeit wird er aber verstärkt zurückkommen, da sich der ganze Bauchraum entzündet (akute Bauchfellentzündung). Somit wird die Freude des Patienten nur von kurzer Dauer sein. Für uns bedeutet diese Konstellation, dass wir die Evakuierung beschleunigen müssen.

Gallenkoliken

Die Galle befindet sich am unteren Teil des rechten Lappens der Leber, die im rechten Oberbauch unter der Zwerchfellkuppe platziert ist. Die Gallenblase ist mit der Leber durch feine Bindegewebszüge verbunden, etwa zehn Zentimeter lang und vier bis fünf Zentimeter breit.

Ursache für Koliken sind meist Gallensteine, die durch eine Veränderung der Verdauungsflüssigkeit entstehen und die Gallenwege verschließen. Übergewicht und fettreiche Ernährung begünstigten die Bildung der Steine. Behindern diese den Galleabfluss, staut sich Flüssigkeit auf. Die Gallenblase fängt an, sich gegen diesen Widerstand zusammenzuziehen. Die daraus resultiernden starken, krampfartigen Schmerzanfälle nennt man Kolik.

Symptome

Gallensteine verursachen meist erst dann Bescherden, wenn sie die Gallenwege verstopfen. Ein Mensch kann jahrelang Gallensteine haben, ohne dass er je Probleme damit hat. Typisch für Gallenkoliken sind schwere, über Minuten zunehmende und teilweise über Stunden anhaltende **Schmerzen im rechten und mittleren Oberbauch.** Der Schmerz kann auch in die rechte Brustseite, die Schulter oder den Rücken ausstrahlen. Oft klagt der Patient über ein Völlegefühl im Oberbauch, einhergehend mit Übelkeit und Erbrechen. Fieber und Schüttelfrost sind ein Hinweis auf Komplikationen.

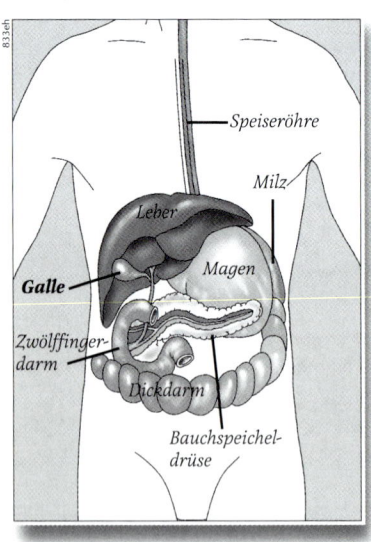

Speiseröhre

Milz

Leber

Magen

Galle

Zwölffingerdarm

Dickdarm

Bauchspeicheldrüse

Möglicherweise hat der Patient zudem gelblich gefärbte Augen.

In der SAMMLE-Anamnese muss man genauer auf die letzte Mahlzeit eingehen, da fette Gerichte durch den vermehrten Gallenfluss eine Kolik auslösen können. Häufig liegt auch ein bekanntes Gallensteinleiden vor. Durch die oft starken Schmerzen entstehen die bekannten **Schocksymptome** wie schneller Puls, niedriger Blutdruck und Kaltschweißigkeit. Je stärker die Schmerzen, desto dringender ist der Abtransport.

Basismaßnahmen

Der Patienten sollte mit erhöhtem Oberkörper und angewinkelten Knien gelagert werden. Kontrolle der Vitalfunktionen nicht vergessen.

Evakuierung

In leichten Fällen ist ein Transport auch am Boden möglich. In schweren Fällen und besonders bei starken Schmerzen muss eine Luftevakuierung erfolgen.

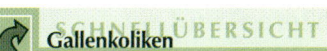

SCHNELLÜBERSICHT
Gallenkoliken

Definition
Verlegung der Gallenwege durch Steine mit nachfolgenden starken Schmerzanfällen.

Symptome
- Akuter, wellen- oder wehenartiger Schmerz im rechten Oberbauch.
- Schmerz kann in die rechte Brustseite, den Rücken oder die Schulter ausstrahlen.
- Mögliche Übelkeit und Erbrechen.
- Evtl. schneller Puls
- Evtl. Fieber
- Evtl. Schüttelfrost
- Evtl. gelbliche Augen

SAMMLE-Anamnese
- Detailliert auf die letzte Mahlzeit eingehen (fettige Mahlzeit als Auslöser)?
- Frage nach bekanntem Gallenleiden.

Basismaßnahmen
- Lagerung mit erhöhtem Oberkörper und angewinkelten Beinen (Knierolle).
- Ständige Kontrolle der Vitalfunktionen.

Evakuierung
- Bei leichten Formen ist ein Transport über Land möglich.
- Bei schweren Formen mit starken Schmerzen und Schockzeichen Luftrettung.

◄ *Die Lage der Galle im rechten Oberbauch.*

Akute Bauchschmerzen

Nieren- und Harnleiterkoliken

Ähnlich wie bei der Galle haben viele Menschen **Steine in den Nieren.** Oft machen sie keine Probleme und melden sich erst, wenn sie verrutschen und einen Harnstau verursachen. Nierensteine entstehen häufig, wenn eine Person über eine längere Zeitdauer zu wenig Flüssigkeit zu sich nimmt und so das Auswaschen der Abfallprodukte über den Urin verzögert.

Besonders alte Leute erkranken an Nierensteinen, da sie es unbequem finden, auf die Toilette zu gehen und aus diesem Grund wenig trinken. Die Folge ist, dass es dem Körper erschwert oder gar nicht mehr möglich ist, seine Abfallprodukte auszuscheiden. Die Nierensteinbildung ist vorprogrammiert.

Symptome

Oft setzt eine Nierenkolik schlagartig ein. Wie vom Blitz getroffen sackt die betreffende Person zusammen, traut sich kaum Luft zu holen und ist blass wie ein Schweizer Käse. Dies kann jederzeit passieren, beim Schaufensterbummel, beim Skifahren, beim Wandern oder im Schlaf. **Die Schmerzen** sind wellen- oder wehenartig und erreichen extreme Ausmaße. Patienten mit Nierenkoliken werden im Krankenhaus oft mit sehr starken Schmerz-

⬇ *Mögliche Ursachen für Koliken und/ oder Harnprobleme*

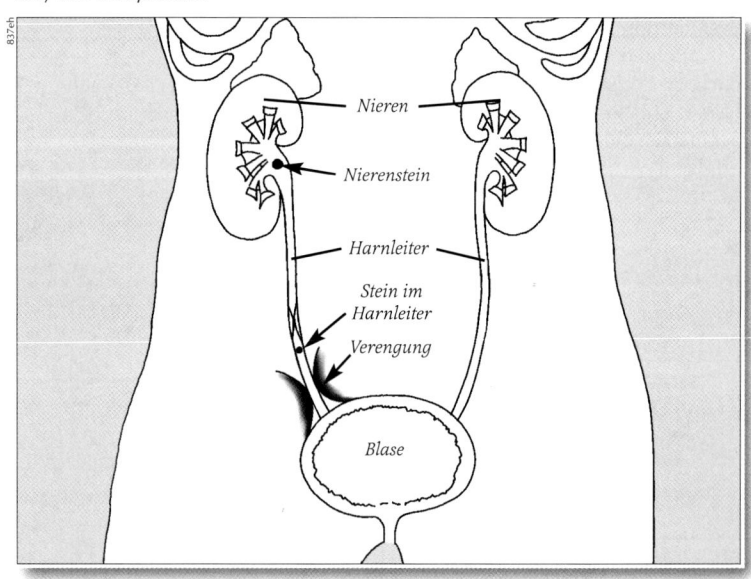

Nieren

Nierenstein

Harnleiter

Stein im Harnleiter

Verengung

Blase

mitteln versorgt, da sie die Schmerzen sonst nicht aushalten könnten. Die Koliken erreichen Frequenzen von ein bis zehn Schüben pro Minute. Die Schmerzen strahlen in den Rücken, den Unterbauch bis hin zum Oberschenkel aus. Bei starken Rückenschmerzen wird die Situation anfänglich manchmal als Hexenschuss interpretiert.

Typisch für den Patienten ist, dass er verzweifelt von einer Seite auf die andere rutscht, um eine schmerzlindernde Position zu finden. In der Akutphase einer Kolik liegt der Betroffene meist gekrümmt da. Durch die starken Schmerzen werden oft **Übelkeit und Erbrechen** ausgelöst. Der Patient hat meist einen ständigen Harndrang, obwohl nur wenig Urin ausgeschieden wird.

Beim Bodycheck kann man die Nieren testen, indem man mit der geschlossenen Hand leicht links oder rechts der Wirbelsäule auf die Position der Nieren klopft. Sind sie betroffen, so wird der Patient durch diese **Schmerzprovokation** stark zusammenzucken. Die Bauchdecke ist meist gespannt, was aber in vielen Fällen nichts mit einer akuten Bauchfellentzündung zu tun hat, sondern eher mit einer reflexartigen Spannung aufgrund der Schmerzen.

Bei Patienten mit Nierensteinen ist es wichtig, genau auf die Vorerkrankungen einzugehen. Meist haben die Betroffenen schon früher einmal Nierensteine gehabt und können bestätigen, dass die jetzige Situation ähnlich ist.

Einschätzung des Gefährdungspotentials

Nierenkoliken sind primär nicht lebensbedrohlich. Erst wenn sie länger anhalten und der Harnabfluß ernsthaft gefährdet ist, bekommt die Situation einen bedrohlichen Charakter. Probleme können aber die starken Schmerzen bereiten. In einer Expeditions- oder Outdoorsituation ist es kaum möglich, die Schmerzen effektiv zu bekämpfen, und der Betroffene kann die Tour auf diese Art nicht fortsetzen.

Bevor man sich entscheidet, eine Evakuierung zu veranlassen, sollte man **einige Stunden warten.** Oft lösen sich die Nierensteine, werden über den Harnleiter in die Blase transportiert und von dort über die Harnröhre ausgeschwemmt. Werden die Schmerzen nach 12 bis 20 Stunden nicht besser oder zeigt der Patient von Anfang an Schocksymptome, so sollte eine Evakuierung in Betracht gezogen werden.

Scheidet der Betroffene Blut mit dem Urin aus und wandert der Schmerz aus den Nieren hinunter in Richtung Blase, so bedeutet dies, dass der Stein gerade auf dem Weg durch den Harnleiter in die Blase ist. Blut geht dann ab, wenn der Stein auf dieser Wanderung den Harnleiter verletzt. Meist sind die Blutmengen aber sehr gering, und von dieser Seite ist keine große Bedrohung zu erwarten.

Basismaßnahmen

Der Patient wird in der für ihn komfortabelsten Position – meist mit einer Knierolle – gelagert. Auch wenn er

Akute Bauchschmerzen

durch den ständigen Harndrang keine Lust hat zu trinken, muss er doch **zur Flüssigkeitsaufnahme ermutigt werden.** Möglicherweise kann der Stein mit viel Flüssigkeit ausgeschwemmt werden.

Da Nierensteine oft locker zusammengelagerte Kristalle sind, kann Erschütterung den Stein lösen oder zerfallen lassen. In solch einem Fall würden die kleineren Steinfragmente leichter aus der Niere ausge-

schwemmt werden. Eine alte Bauernweisheit besagt, bei Nierensteinen vom Zaun zu springen, um durch die Erschütterung **den Stein zu zerstören.**

 In einer Wildnissituation kann solch eine improvisierte Maßnahme möglicherweise helfen und ist es wert, probiert zu werden. Jeder Stein oder umgefallene Baumstamm kann zum Herunterhüpfen verwendet werden – soweit der Patient dazu motiviert werden kann.

 Harnleiter- und Nierenkoliken SCHNELLÜBERSICHT

Definition
Starke bis extreme Schmerzen, ausgelöst von einer bestehenden Grunderkrankung der Niere, zumeist durch Steine.

Symptome
●Schlagartig einsetzende, wellen- oder wehenartige, starke bis stärkste Schmerzen in einer Frequenz 1–10 Koliken pro Minute.
●Schmerz stahlt oft in Rücken, Unterbauch und Oberschenkel aus, verlagert sich aber in Richtung Blase, wenn der Stein durch den Harnleiter wandert.
●Embryonalhaltung des Patienten.
●Übelkeit und Erbrechen.
●Der Patient findet keine schmerzlindernde Position und ist extrem unruhig.
●Ständiger Harndrang bei kleinen Urinmengen.
●Möglicherweise Blut im Urin.
●Evtl. Fieber.

SAMMLE-Anamnese
Den Patienten befragen, ob er bereits Koliken hatte bzw. ein bekanntes Nierenleiden vorliegt.

Basismaßnahmen
●Patienten beruhigen.
●Oberkörper hochlagern.

●Der Patient soll viel Flüssigkeit zu sich nehmen, um einen möglichen Stein auszuschwemmen.

Erweiterte Maßnahmen
●Unter Umständen den Patienten von einem Stuhl, Stein etc. springen lassen, um den Nierenstein durch die Erschütterung zu lösen oder zu verkleinern. Nur anwenden, wenn der Allgemeinzustand des Patienten stabil ist.

Evakuierung
●Ein Transport ist nicht immer erforderlich. Bei leichten Schmerzen und keinerlei Vitalfunktionsstörungen ist er meist nicht notwendig.
●Eine Evakuierung erfolgt, wenn die Koliken so stark sind, dass der Patient Schocksymptome zeigt.
●Wenn die Kolikschmerzen nach 12 bis 20 Stunden nicht nachlassen, sollte evakuiert werden.
●Wenn der Verdacht besteht, dass der Nierenstein den Harnabfluss blockiert (Patient kann kein Wasser lassen), muss ein Abtransport eingeleitet werden (in diesem Fall nur wenig trinken).

Erweiterte Maßnahmen

Hat der Patient sehr starke Schmerzen, so ist auf einer Expedition die Gabe von entsprechenden Medikamenten *(Buscopan,* Schmerzmittel) sinnvoll. Diese Medikamente sollten aber nur von einem Arzt verabreicht werden oder speziell für den betroffenen Patienten von einem Arzt verschrieben worden sein.

Evakuierung

Der Patient sollte dann evakuiert werden, wenn er deutliche Schocksymptome zeigt oder die Schmerzen nach 12 bis 20 Stunden nicht besser werden. Hat der Patient auf der Tour schon eine Kolik gehabt, sollte er bei einem erneuten Auftreten evakuiert werden. Es ist zu erwarten, dass sich das Problem durch eine Ansammlung von Nierensteinen unter Umständen ständig wiederholen wird. Besteht der Verdacht, dass die Steine die Harnwege verlegen und der Patient über Stunden hinweg kein Wasser lassen kann, so muss er evakuiert werden.

Harnröhren- und Blasenentzündungen

Infektionen der Harnwege treten zwei- bis dreimal häufiger bei Frauen als bei Männern auf. Ursache dafür ist die wesentlich kürzere Harnröhre, so dass Bakterien schneller und leichter aufsteigen können. Sie dringen dann in die normalerweise sterile Blase ein, wo sie eine Entzündung verursachen. In der Regel werden Bakterien aber durch häufiges Wasserlassen ausgespült, so dass es zu keiner Entzündung kommen kann.

Auf Tour kann eine leichte Austrocknung des Körpers aufgrund von Flüssigkeitsmangel oder intensiver Aktivität zu einer deutlichen Reduzierung der Urinmenge führen. Durch die **geringe Frequenz des Wasserlassens** haben nun Bakterien relativ viel Zeit, sich zu vermehren und in den Harnwegen aufzusteigen. Zu ähnlichen Problemen kann auch zurückgehaltener Harndrang führen, weil man in der Nacht nicht aus dem warmen Schlafsack in die Kälte gehen möchte oder es dazu einfach keine Möglichkeit gibt. Mangelnde Hygiene ist ebenfalls eine häufige Ursache für Blaseninfektionen.

Der Harnleiter kann auch durch andere äußere Einflüsse infiziert werden. So können z.B. Gewalteinwirkungen, außergewöhnliche sexuelle Praktiken und Reibung an einem Klettergurt, einem Fahrradsattel oder ähnlichem zu einer Entzündung des Harnleiters führen.

Akute Bauchschmerzen

Blasen- und Harnröhrenentzündungen SCHNELLÜBERSICHT

Definition
Eindringen von Bakterien in die Harnröhre oder in die Blase mit nachfolgender Entzündung.

Symptome
- Häufiges Wasserlassen
- Schmerzen bzw. Brennen beim Wasserlassen
- Trüber, übelriechender Urin
- Empfindlichkeit im Unterbauch
- Fieber.

Basismaßnahmen
- Viel Flüssigkeit, damit die Infektion ausgeschwemmt wird und nicht in die Niere aufsteigt.
- Für eine saubere und trockene Unterkunft sorgen.
- Genitalbereich sauber und trocken halten.

Erweiterte Maßnahmen
- Hat die betroffene Person schon früher einmal einen Harnwegsinfekt gehabt, so wird sie evtl. ein Medikament mit sich führen, das sie einnehmen sollte.
- Falls es für den Patienten angebracht ist, kann man die Gabe eines entsprechenden Antibiotikums in Erwägung ziehen.
- Eine improvisierte Möglichkeit der Behandlung kann die Gabe von Vitamin C (Ascorbinsäure) sein. Da der Körper nur wenig des Vitamins auf einmal aufnehmen kann, wird der Rest über die Harnwege ausgeschieden. Da Vitamin C eine Säure ist, desinfiziert der saure Urin die befallenen Gewebeschichten. Dies hilft allerdings nur bei unkomplizierten Infektionen, gegen die viermal täglich ein Gramm Ascorbinsäure mit viel Flüssigkeit eingenommen werden sollte.

Evakuierung
- Auch wenn die Symptome für den Betroffenen sehr unangenehm sind, so ist in den seltensten Fällen eine Evakuierung notwendig. Erst wenn der Allgemeinzustand des Patienten sehr schlecht ist oder Gefahr besteht, dass die Nieren betroffen sind, sollte eine Evakuierung in Erwägung gezogen werden.

Nierenentzündungen

Durch das Aufsteigen von Bakterien nach einer Harnröhren- oder Blasenentzündung kann eine Entzündung der Nieren *(Pyelonephritis)* erfolgen.

Symptome
- Fieber (evtl. Schüttelfrost).
- Flankenschmerz im Rücken links und rechts der Wirbelsäule, evtl. Rückenschmerzen.
- Beim Bodycheck reagiert der Patient empfindlich, wenn die Nieren abgeklopft werden.
- Erschwerte Blasenentleerung mit Schmerzen.
- Häufiger Harndrang mit geringer Urinmenge.
- Häufig Abgeschlagenheit und Durstgefühl.
- Manchmal Übelkeit, Erbrechen, Durchfall.
- Der Patient fühlt sich sehr krank.

Basismaßnahmen
- Ruhe
- Der Patient muss große Mengen Flüssigkeit zu sich nehmen und wieder ausscheiden.
- Falls man geeignete Antibiotika dabei hat, sollten diese wie verschrieben eingesetzt werden.

Evakuierung
- Der Patient muss auf jeden Fall (egal ob Antibiotika eingesetzt wurden oder nicht) zur nächsten medizinischen Hilfe evakuiert werden.
- Besteht die Gefahr eines Nierenversagens, so ist eine Luftrettung angebracht.

Magendurchbrüche

Die Wand des Magens kann einreißen, so dass saurer Mageninhalt in den Bauchraum fließt. Ursache dafür können Geschwüre oder auch Chemikalien z.B. nach Verätzungen sein.

Symptome
- Plötzliches Auftreten der Beschwerden
- Erbrechen
- Evtl. Teerstuhl
- Starke Schmerzen im Oberbauch, die sich in den rechten Unterbauch oder in beide Schultern ausbreiten können. Vorsicht: Eine Blinddarmentzündung weist ähnliche Symptome auf.
- Bretthartes Bauchdecke
- Evtl. Übelkeit und Erbrechen
- Evtl. Schocksymptome
- Fieber.

SAMMLE-Anamnese
- Leidet oder litt der Patient unter einem Magengeschwür?
- Hat der Patient oft Probleme mit Sodbrennen (Hinweis auf ein Geschwür)?
- Fand in der jüngsten Vergangenheit ein chirurgischer Eingriff statt?

Maßnahmen
- Lagerung mit leicht erhöhtem Oberkörper und Knierolle.
- Sicherung der Vitalfunktionen.
- Es kann versucht werden, über das Schlucken von Eisstückchen die Blutung im Magen einzudämmen.
- Bei Bewusstlosigkeit stabile Seitenlage.

Evakuierung
- Schnelle und dringende Luftrettung in eine Klinik erforderlich. Es darf keine Zeit verloren werden.
- Achtung: Durch Blutverlust Gefahr des Kreislaufzusammenbruchs und Schocks.

Akute Bauchschmerzen

Leistenbrüche
(Leistenhernien)

Bei einer *Leistenhernie* handelt es sich nicht um eine Knochenfraktur, sondern um einen Eingeweidebruch mit sackartiger Ausstülpung des Bauchfells (Bruchsack). Hervorgerufen wird dies durch Bauchwandlücken oder Bauchwandschwachstellen (Bruchpforten). Infolgedessen treten Eingeweide oder Organteile (Bruchinhalt) aus der Bauchhöhle hervor. Auslöser einer *Hernie* kann u.a. schweres Heben, starkes Niesen, schwerer Stuhlgang sein.

Symptome
- Es ist innerlich eine weiche Masse in der Leistengegend oder im Hodensack fühlbar.
- Die Region ist geschwollen und/ oder empfindlich.

SAMMLE-Anamnese
Den Patienten auf bekannte Leistenschwachstellen oder frühere Vorfälle befragen.

Basismaßnahmen
Falls der Patient Erfahrung darin hat, diesen Zustand selbst zu korrigieren, sollte er vorgehen wie gewohnt. Ansonsten erfolgt die Behandlung folgendermaßen:

- Man legt den Patienten auf den Rücken, wobei Kopf und Brust tiefer als der Restkörper positioniert sind.
- Der Betroffene sollte sich so gut wie möglich entspannen.
- Mit einer Hand drückt der Patient vorsichtig und gleichmäßig über einen Zeitraum von zehn Minuten auf die betroffene Stelle. Meist wird die weiche Masse zurück in die Bauchhöhle gleiten.
- **Achtung:** Bei dieser Maßnahme besteht immer die Gefahr, dass eine Darmschlinge eingeklemmt wird. Ist dies der Fall und bestehen Zeichen eines Akuten Abdomens, so wird der Leistenbruch zu einem ernsthaften Notfall, und der Patient muss dringend evakuiert werden.

Evakuierung
- Ein Transport ist nur dann notwendig, wenn sich Komplikationen wie eine eingeklemmte Darmschlinge einstellen.

Botulismus

Diese Vergiftung wird durch ein Gift erzeugt, das von tierischen Einzellern *(Protozoen)* in luftdichten Behältern erzeugt wird. Meist sind Fleisch- und Fischkonserven betroffen. Unbehandelter *Botulismus* ist u.a. wegen einer Atemlähmung in vielen Fällen tödlich.

Symptome
- Die Symptome beginnen sehr plötzlich ca. 15 bis 48 Stunden, nachdem das vergiftete Nahrungsmittel aufgenommen wurde (längste Inkubationszeit bis zu 14 Tage!). Je früher die Symptome einsetzten, desto schwerer ist die Form des *Botulismus*.
- Erste Anzeichen: Übelkeit, Erbrechen, Magenkrämpfe, Durchfall.
- Zentralnervöse Störungen wie Augenflimmern, Lichtscheue, Doppelsehen usw.
- Geringer Speichelfluss.
- Schluckbeschwerden
- Mögliche Muskelschwäche.
- Achtung: Kann im ersten Moment mit einer Magen-Darm Grippe *(Gastroenteritis)* verwechselt werden.

SAMMLE-Anamnese
- Durch Befragung des Patienten sollte herausgefunden werden, welches Nahrungsmittel die mögliche Ursache ist. Verdachtslebensmittel bei der dringend notwendigen Evakuierung für eine Laboruntersuchung mitnehmen.
- Herausfinden, wer sonst noch von den Nahrungsmitteln gegessen hat.

Basismaßnahmen
- Vitalfunktionen aufrechterhalten. Beatmung, falls notwendig.
- Bei Bewusstlosigkeit stabile Seitenlage.
- Bei Schocksymptomatik Schocklagerung.
- Dringende Evakuierung.
- Provoziertes Erbrechen hat in der Regel keinen Effekt mehr.

Erweiterte Maßnahmen für Ärzte
- Sofortige Applikation eines antitoxischen Botulismus-Serums.
- Magenspülung
- Laxanzien
- Antibakterielle Chemotherapie in der Regel wirkungslos.

Evakuierung
Sofortige und dringende Evakuierung aller Personen, die von dem Verdachtslebensmittel gegessen haben, auch wenn sie noch keine Symptome zeigen. Langes Zögern kann tödlich sein!

Vorbeugung
- Frische Fisch- und Fleischwaren während der Tour nach Möglichkeit unter dem Gefrierpunkt lagern.
- Keine ausgebeulten oder aufgeblähten Konserven verwenden.

Akute Bauchschmerzen

Giardiasis (Biberfieber)

Durch das Trinken aus offenen Gewässern, die vom einzelligen Parasiten *Giardia lamblia* befallen sind, wird ein schwerer Durchfall ausgelöst, der in Kanada auch *Biberfieber* genannt wird. Die Übertragung erfolgt meist durch Ausscheidungen von Menschen oder Tieren. Die meisten Gewässer in Nord- und Südamerika sowie im Himalaya, aber auch in anderen Teilen der Erde sind mit *Giardiasis* verseucht.

Symptome

- Ähnliche Merkmale wie eine Magendarmgrippe mit Durchfall und faulriechendem Stuhl.
- Dauer oft mehr als zwei Tage (Unterscheidungsmerkmal zur normalen Magen-Darm-Grippe).
- Nach einer Akutphase von einer Woche kann der Durchfall chronisch werden.

SAMMLE-Anamnese

Da die Inkubationszeit der *Giardiasis* bis zu 14 Tage betragen kann, muss der Patient (insbesondere als Urlaubsrückkehrer) genau befragt werden. In aller Regel ist der Genuss von verseuchtem Trinkwasser der Übertragungsweg.

Basismaßnahmen

- Wie bei einer Magengrippe oder Durchfall mit viel Flüssigkeit behandeln.
- Der Patient muss in absehbarer Zeit medikamentös behandelt werden, damit der Zustand nicht chronisch wird.

Evakuierung

- Der Patient muss nicht evakuiert werden, solange alle Vitalfunktionen und auch der Flüssigkeitshaushalt in Ordnung sind.
- Es sollte aber bei Gelegenheit ein Arzt aufgesucht werden, der mit entsprechenden Medikamenten einer chronischen *Giardiasis* vorbeugt.
- Ist man nicht weit von medizinischer Hilfe entfernt, so ist es für den Patienten hilfreich, frühzeitig entsprechende Medikamente einzunehmen. Dies erspart ihm unangenehme Tage.

Lebensmittel-vergiftungenen

Hierbei handelt es sich um Vergiftungs-erscheinungen infolge von Genuss ver-unreinigter, giftiger, zersetzter oder bakteriell infizierter Nahrungsmittel.

Bei **chemischen Giften** kann es sich um Metalle wie z.B. Blei, Zink, Kupfer, Antimon und Cadmium aus einer Gla-sur oder Emaillierung von Kochgerä-ten handeln. Diese Gifte gelangen in die Nahrungsmittel, wenn in den Töp-fen saure Lebensmittel aufbewahrt werden, die die Metalle aus den Legie-rungen herauslösen. Nach dem Ge-nuss der auf diese Weise vergifteten Lebensmittel sind die ersten Sympto-me Erbrechen, Durchfälle und Bauch-krämpfe, die wenige Minuten bis Stun-den nach dem Verzehr auftreten kön-nen.

Natürliche Vergiftungen können verschiedentlich auftreten, so z.B. in Form einer Pilz-, Mutterkorn-, Bohnen- oder Fleischvergiftung. Bei der **bakte-riellen Lebensmittelvergiftung** han-delt es sich um die häufigste Ausprä-gung. Ursache können giftige Aus-scheidungen oder lebende Bakterien sein, die durch verseuchte Nahrungs-mittel und/ oder Getränke übertragen werden. Am bekanntesten sind ver-mutlich Vergiftungserscheinung durch unreines Wasser. Die Infektionskette geht häufig von Schlachttieren aus, deren Fleisch durch Bakterien verun-reinigt wurde. Andere Nahrungsmittel wie Milchprodukte, Salate, Eiswürfel, Eiprodukte, Obst, Trinkwasser, Fische und Meeresfrüchte können ebenfalls verunreinigt sein. Je nachdem, ob die durch die bakterielle Infektion verur-sachten Symptome oder die Vergif-tungserscheinungen im Vordergrund stehen, spricht man von einer **Lebens-mittelinfektion** oder einer **Lebens-mittelvergiftung.** Die am häufigsten vorkommenden Erreger bakterieller Lebensmittelvergiftungen sind *Salmo-nellen*. Aber es können auch *Brucello-se, Tuberkulose, Milzbrand* und *Cholera* über Lebensmittel verbreitet werden.

Symptome

Je nach Art der Vergiftung können Übelkeit, Erbrechen, Magenkrämpfe und Durchfall Minuten oder auch Stunden nach dem Verzehr des Nah-rungsmittels auftreten. Der Stuhl ist meist wässrig, gasig und tritt fast ex-plosionsartig aus. Der Patient klagt über nicht genau lokalisierbare Bauch-schmerzen, die mit Magenkrämpfen einhergehen und in aller Regel durch starke Blähungen ausgelöst werden.

Bei einer normalen bakteriellen Le-bensmittelvergiftung geben sich die Symptome meist nach 12 bis 20 Stun-den wieder, auch wenn der Patient sich danach schwach fühlt. Probleme können entstehen, wenn er u.a. durch Erbrechen stark geschwächt ist und zunehmend Flüssigkeit verliert.

SAMMLE- Anamnese

● Durch Befragung des Patienten sollte her-ausgefunden werden, welches Nahrungsmit-tel die Symptome verursacht hat.
● Haben andere Personen von den selben Spei-sen gegessen? Wenn ja, wie ist ihr Zustand?

Akute Bauchschmerzen

● Den Patienten fragen, wann die Symptome eingesetzt haben. Meist sind es Minuten oder wenige Stunden nach dem Genuss des kontaminierten Nahrungsmittels. Liegt der Genuss mehr als zehn Stunden zurück, so sollten andere Vergiftungsformen oder Ursachen in Betracht gezogen werden (u.a. *Botulismus*).

Maßnahmen

● Den Patienten zum Erbrechen bringen, wenn die Nahrungsmittelaufnahme vor weniger als sechs Stunden erfolgte.
● Den Betroffenen warm halten und körperliche Anstrengung meiden.
● Falls der Patient es verträgt, sollte er klare Brühen, Fruchtsäfte etc. zu sich nehmen (keine feste Nahrung).
● Leidet der Patient unter Flüssigkeitsmangel (Hautfaltentest am Arm), so sollte er wiederholt Flüssigkeit zu sich nehmen, auch wenn er diese beim nächsten Erbrechen wieder von sich gibt.
● Die Situation sollte sich innerhalb von 12 bis 20 Stunden bessern. Tut sie das nicht, muss man den Patienten zur nächstmöglichen medizinischen Hilfe bringen.

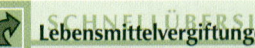

SCHNELLÜBERSICHT
Lebensmittelvergiftungen

Definition
Vergiftungserscheinung infolge von Genuss verunreinigter, giftiger, zersetzter oder bakteriell infizierter Nahrungsmittel.

Symptome
● Symptombeginn wenige Minuten oder Stunden nach dem Nahrungsmittelgenuss.
● Übelkeit
● Erbrechen
● Diarrhöe
● Zeichen von Flüssigkeitsmangel (Hautfaltentest am Arm)
● Magenkrämpfe, allgemeiner Bauchschmerz
● Laute Darmgeräusche
● Manchmal leichtes Fieber und Erbrechen
● Dauer der Akutphase mehrere Stunden bis hin zu einem ganzen Tag.

Basismaßnahmen
● Patienten zum Erbrechen bringen, falls der Genuss des verdorbenen Lebensmittels nicht länger als sechs Stunden zurückliegt (und der Patient noch nicht erbrochen hat).
● Klare Flüssigkeiten zuführen (Brühe, Säfte) etc., soweit sie vom Patienten toleriert werden.
● Bei Zeichen von Flüssigkeitsmangel (stehende Hautfalte beim Test am Arm) in den Brechpausen Flüssigkeit zuführen.
● Die Tour unterbrechen und für körperliche Ruhe und Wärme sorgen.

Evakuierung
● Sollten die Symptome innerhalb von 12 bis 20 Stunden nicht besser werden oder sich verschlimmern, so muss der Patient zur nächsten medizinischen Hilfe evakuiert werden.

Verschiedene Notfälle

Schlangenbisse

Das Thema Schlangenbisse ist einer der Bereiche, die in der Wildnis-Medizin heftig diskutiert werden. Bei über 2700 Schlangenarten weltweit ist es unmöglich, ein einfaches Konzept für den Umgang mit Schlangenbissen zu finden. Jedes Gift wirkt anders; somit müsste man für bestimmte Schlangenarten, je nach Wirkungsweise des Giftes, ein eigenes Konzept erstellen. Doch dafür müssten Sie erst einmal alle Schlangenarten genau studieren und lernen, sie schnell und sicher zu identifizieren. Und wer möchte das schon? Aus diesem Grund ist das hier vorgestellte Konzept unvollständig und soll lediglich einen groben Hinweis auf den Umgang mit Schlangenbissen geben. Viel wichtiger ist es, die **Präventionshinweise zu beachten,** so dass erst gar kein Reptil zuschnappen kann.

Ungefähr 300.000 Personen werden weltweit pro Jahr von Schlangen gebissen. Statistisch stammen z.B. in den USA nur 18 Prozent der Bisse von giftigen Arten. Maximal 3 Prozent der betroffenen Personen überleben dies nicht. Und die Statistik hält eine weitere interessante Aussage bereit. In Giftschlangen-Gebieten werden meist Kinder und alte Leute gebissen, die in dieser Region leben und arbeiten. Reisende bleiben zumeist verschont. Wenn eine Schlange aber doch zuschnappen sollte, so ist Biss nicht gleich Biss. Es gibt verschiedene Faktoren, die bei einer Beurteilung entscheidend sind.

Verschiedene Notfälle

Beurteilungskriterien bei Schlangenbissen

Beißt eine Schlange, so heißt dies noch lange nicht, dass auch Gift in den Körper des Betroffenen gelangt. Dies geschieht nicht oder in reduzierter Menge, wenn:

- es sich um eine ungiftige Schlange handelt.
- die Schlange zwar eine Giftschlange ist, aber aufgrund von abgebrochenen Giftzähnen (kann bei der Jagd passieren) keine Möglichkeit hat, die Haut zu durchstechen.
- die Schlange vor kurzer Zeit schon einmal zugebissen hat. Dadurch hat sie nur noch wenig Gift zur Verfügung.
- die Schlange nur oberflächlich beißt und somit kein Gift in die Lymph- oder Blutbahn gelangt.

Prävention von Schlangenbissen

Die Vorbeugung ist wegen der Komplexität der Themas essentiell. Beachtet man die folgenden Punkte, so sollte das Risiko, von einer Schlange gebissen zu werden, minimal sein.

- Halten Sie sich von Orten wie z.B. sonnenexponierten Steinen oder dichtem Unterholz fern, die Schlangen bevorzugen.
- Wandern Sie nicht in der Nacht, wenn die Reptilien am aktivsten sind. Wenn Sie dies doch tun, verwenden Sie unbedingt eine Taschenlampe und betreten Sie keinen Fleck, den Sie nicht vorher ausgeleuchtet haben.
- Achten Sie immer darauf, wo Sie Ihren Fuß hinsetzen. Schlangen können bei flüchtigem Blick leicht wie ein Ast aussehen. Ihre volle Aufmerksamkeit ist gefordert.
- Greifen Sie nie in unübersichtliches Gelände wie ein Gebüsch, einen Holzhaufen etc. Nachts Feuerholz zu holen ist lebensgefährlich, da sich Schlangen normalerweise in der Vegetationen aufhalten, aus der Sie Ihr Feuerholz holen.
- Überprüfen Sie immer Ihre Schuhe, Socken, den Rucksack, den Schlafsack und das Zelt, bevor Sie sie benutzen. Eine schlafende Schlage mag greifende Hände überhaupt nicht.

- Fassen Sie nie eine Schlange an, auch wenn sie tot aussieht. Verstorbene Exemplare könne bis über eine Stunde nach ihrem Tod aus einem Reflex zubeißen und Sie mit ins Grab nehmen.
- Ziehen Sie Schutzkleidung an. Auch wenn es romantisch ist, ohne Schuhe durchs Gebüsch zu wandern, so sind hohe Dschungelstiefel und eine feste Hose wesentlich sicherer und reduzieren die Folgen eines Bisses.
- Betrunken zu sein, bedeutet in Regionen mit Schlangen mehr, als am nächsten Tag einen Kater zu haben. Meist werden im alkoholisierten Zustand sämtliche Vorsichtsmaßnahmen vergessen. Man fällt leichter zu Boden, erbricht sich in die Büsche und eine Schlange beißt als Gegenleistung für die Spende zurück. Schläft gar ein Betrunkener ungeschützt im Freien, so muss er mit Schlangenbesuch in der Nacht rechnen. Aufgrund der molligen Körperwärme kuschelt sich möglicherweise der ungebetene Gast an den Schnarcher.
- Schwimmen Sie nicht in Flüssen oder Seen mit Vegetation oder Dreck an der Wasseroberfläche. Hier halten sich oft Wasserschlangen auf.
- Auf Bäume zu klettern heißt, ein eingeschränkte Sichtfeld nach oben zu haben. Baumschlangen haben eine exzellente Tarnung. Sie können bei ungenauem Hinsehen leicht mit einem Ast oder Blättern verwechselt werden.

Giftige Bisse

So viele Schlangen es auf der Erde gibt, so **unterschiedlich kann auch die Wirkungsweise ihrer Gifte sein.** Einige Schlangengifte werden über die Lymphbahnen, andere wiederum über die Blutbahn verteilt. Gift kann lokal wirken und z.B. Zellgewebe zerstören oder zentral im Körper auf Nerven Einfluss nehmen. So ist z.B. ein Atemstillstand die mögliche Folge eines Nervengiftes, das die Reizleitung zur Atemmuskulatur stört. Schlangengifte können aber auch das Blut an sich verändern, Blutzellen zerstören oder eine Gerinnung herbeiführen. Man sieht schon, es ist unmöglich, eine allgemeine Regel für die Wirkung von Schlangengiften aufzustellen.

Wurde man gebissen, so kann man oft, aber nicht immer, **aufgrund der Bissmarken erkennen,** ob es sich um eine Giftschlange handelt oder nicht. Die Faustregel besagt, dass eine Giftschlange hauptsächlich zwei parallel angeordnete Bisslöcher hinterlässt. Es können aber auch nur eines oder einzelne Kratzer bzw. viele kleine Bissmarken zu sehen sein. Deshalb sollte man diese Faustregel nicht als letzte Weisheit ansehen.

Symptome

- Heftiger, brennender Schmerz an der Biss-Stelle.
- Zwei kleine Bisslöcher (oder auch nur eines). Bei Mehrfachbissen können es auch viele sein.
- Die Schwellung beginnt innerhalb der ersten fünf Minuten und entwickelt sich voll in

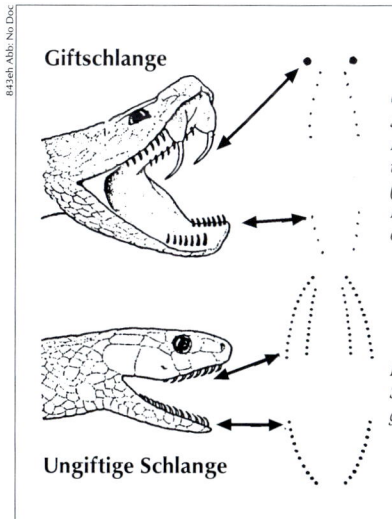

Giftschlange

Giftschlangen hinterlassen Spuren von ein bis zwei Fangzähnen, seltener auch von anderen Zähnen (ein oder zwei Punkte oder Risse, manchmal eingerissen oder zerfetzt).

Ein Biss von einer ungiftigen Schlange hinterlässt zwei Reihen gezackter Spuren.

Ungiftige Schlange

843eh Abb. No.Doc

Verschiedene Notfälle

der nächsten Stunde. Schwellungen können sich über mehrere Stunden von der Biss-Stelle her ausdehnen.

- Verfärbungen und mit Blut gefüllte Blasen entwickeln sich innerhalb der nächsten 6 bis 48 Stunden.
- Bei schweren Fällen können Übelkeit, Erbrechen, Schweißausbrüche, Schwäche, Blutungen, Bewusstlosigkeit und Herzstillstände auftreten.

Maßnahmen

Man sollte den Betroffenen schnell von der Schlange und damit von einer weiteren Gefahr entfernen. In vielen Büchern steht geschrieben, man solle **die Schlange einfangen,** um nachher die Spezies und damit das Gegengift (*Antiserum*) bestimmen zu können. Dies ist extrem gefährlich! Einer Schlange hinterherzujagen bedeutet, sich selbst der Gefahr auszusetzen, von dieser oder einem anderen Exemplar gebissen zu werden. Auch scheinbar tote Schlangen können aus einem Reflex heraus zubeißen und Gift injizieren. Man sollte sich lieber um den Patienten kümmern, und das Reptil nur mitnehmen, wenn man absolut sicher ist, dass keine weitere Gefahr besteht.

Da die meisten Leute panische Angst vor einem Schlangenbiss haben, muss man **den Betroffenen zuerst beruhigen.** Ein durch Panik aufgepeitschter Kreislauf verteilt Gift nur schneller im Körper. Auf keinen Fall darf man versuchen, mit dem Mund Gift aus der Wunde zu saugen. Über die Mundschleimhäute und Verletzungen im Mund kann das ausgesaugte Serum auch für den Helfer gefährlich werden. Man sollte eine handelsübliche kleine Saugpumpe, einen sogenannten **Extractor verwenden,** mit dem das Gift aus der Wunde gesaugt wird. Hierbei handelt es sich aber nicht um eine Wundermaßnahme, da nur ca. 20–30 Prozent des Giftes entfernt werden können, wenn die Wunde innerhalb von zwei bis drei Minuten ausgesaugt wurde. Es bleiben immer noch 70 Prozent des Giftes im Körper. Wird der *Extractor* erst nach einer längeren Zeitdauer angewandt, hat das keinen positiven Effekt mehr.

Es ist wichtig, den Patienten so schnell wie möglich **in ärztliche Fürsorge zu bringen.** Zeigt er (noch) keine Reaktionen auf den Biss, so kann er selber laufen. Viele Symptome entwickeln sich erst nach Stunden, und es ist besser, in eine naheliegende Stadt zu gehen als auf Hilfe zu warten. Haben sich nach sechs bis acht Stunden noch keine Symptome entwickelt, ist die Wahrscheinlichkeit groß, dass es sich um eine ungiftige Schlange handelte.

Auf keinen Fall sollte das betroffene Körperteil routinemäßig abgebunden werden. Das würde nur dann Sinn machen, wenn man sicher ist, dass ein Nervengift in den Körper gelangt ist. Da dies aber sehr selten der Fall ist, würde eine standardmäßige Abbindung mehr Schaden an Nerven und Blutgefäßen anrichten, als dass es in den seltenen angemessenen Fällen hilft. Also, **Finger weg von einer Abbindung!**

Handelt es sich um Gifte, die über die Lymphbahn transportiert werden, so kann es durch **Einbinden** des betroffenen Körperteils (straff sitzender Verband aus einer elastischen Binde) zu einer langsameren Verteilung des Serums kommen. Da die Lymphbahnen dicht unter der Hautoberfläche verlaufen, reicht schon ein leichter Druck, um sie zu komprimieren. Dadurch wird der Fluss der Lymphflüssigkeit samt dem Gift verlangsamt. Eingebunden wird immer zum Herz hin, also z.B. ein Fuß von den Zehenspitzen her. Die Binde sollte nicht fester als bei einem verstauchten Knöchel gewickelt werden. Abgesehen von dieser Kompression der Lymphbahnen sollte jedes gebissene Gliedmaß geschient und damit ruhig gestellt werden.

Die **Gabe von Gegengiften** durch Laien ist abzulehnen. Sehr häufig auftretende allergische Reaktionen können einen an sich unproblematischen Biss lebensbedrohlich werden lassen.

  In Stadt- und Outdoorsituationen ist eine Evakuierung zum nächsten Arzt wichtig und meist ohne größere Probleme möglich. Zeigen sich unmittelbar nach dem Biss erste Symptome, muss der Patient liegend getragen werden. Das betoffene Körperteil darf dabei das Herzniveau nie überschreiten, um die Verteilung des Giftes im ganzen Organismus nicht zu begünstigen.

Auf einer Expedition sollte erst beim Auftreten von starken Symptomen eine Evakuierung eingeleitet werden. Da Schlangenbisse oft weniger Probleme machen als vermutet, wäre die grundsätzlich hochdringende Evakuierung bei jedem beliebigen Schlangenbiss eine übertriebene Maß-

nahme. Achten Sie zuerst auf die medizinischen Symptome, ehe sie evakuieren.

Falsche Maßnahmen

● Kein Eis verwenden! Der Körper versucht nach kurzer Zeit, den Körperteil durch stärkere Durchblutung aufzuwärmen. Dadurch würde das Gift schneller abtransportiert und im Körper verteilt.

● Nie mit einem Messer die Wunde aufschneiden. Für einen sehr geringen Effekt würde man hierdurch Blutgefäße und Nerven schädigen und damit größere Probleme verursachen.

● Einen Sauger sofort nach dem Biss verwenden und nie versuchen, das Gift mit dem Mund zu entfernen.

● In aller Regel keine Abbindung vornehmen.

● Keinen Alkohol verabreichen, der die Blutgefäße erweitern würde und so zum Schock und zu einer Giftverteilung im Körper beitragen könnte.

● Nie Aspirin® *(Acetylsalicylsäure)* verwenden, das durch die blutverdünnende Wirkung die Blutungsgefahr erhöht.

● Laien dürfen wegen der Gefahr einer allergischen Reaktion kein Gegengift geben, das nur von medizinischem Personal verabreicht werden darf.

🏥 Nie Elektroschocks verwenden. Es wurde keine positive Wirkung durch diese Maßnahme festgestellt.

Ungiftige Bisse

Es ist nicht immer eindeutig zu entscheiden, ob es sich um einen giftigen oder ungiftigen Schlangenbiss handelt. Fehlen die typischen Fangmarken der beiden Giftzähne, ist die beißende Schlange als ungiftig identifiziert worden oder bestehen außer leichten Schmerzen an der Biss-Stelle keine weiteren Probleme, so kann man von einem ungiftigen Biss ausgehen.

Ohne Gifteinfluss sind die Gefahren ähnlich derer einer normalen Wunde. Infektionen können durch Bakterien bzw. Viren von der Schlange oder von der eigenen Haut ausgelöst werden. Die Wunde muss daher, wie im Kapitel „Wundversorgung" beschrieben, gründlich gereinigt, mit einem *Antiseptikum* versorgt und dann verbunden werden.

SCHNELLÜBERSICHT
Giftige Schlangenbisse

Definition
Biss einer Schlange mit möglicher Gifteinwirkung. Gift kann auf Nerven (Atemstillstand), lokal im Gewebe (Zerstörung von Gefäßen) oder im Blut (Gerinnung) wirken. Entscheidend beim Biss ist, ob und wie viel Gift von der Schlange abgegeben wurde. Dies ist abhängig davon, ob die Schlange zuvor schon gebissen hat, ihre Zähne durch Kleidung dringen musste oder sie nur noch einen Giftzahn hatte.

Symptome
● Heftiger, brennender Schmerz an der Biss-Stelle.
● Zwei kleine Bisslöcher (oder auch nur eines). Bei Mehrfachbissen können es auch viele sein.
● Die Schwellung beginnt innerhalb der ersten fünf Minuten und entwickelt sich dann voll in der nächsten Stunde. Schwellungen können sich über mehrere Stunden von der Bißstelle her ausdehnen.
● Verfärbungen und mit Blut gefüllte Blasen entwickeln sich innerhalb der nächsten 6 bis 48 Stunden.
● In schweren Fällen können Übelkeit, Erbrechen, Schweißausbrüche, Schwäche, Blutungen, Bewusstlosigkeit und Herzstillstände auftreten.
● Tritt keines dieser Symptome auf, sondern nur ein leichter Schmerz (wie bei einer Abschürfung oder einem Kratzer), so besteht die Möglichkeit, dass es sich nicht um eine Giftschlange handelte.

Maßnahmen
● Den Betroffenen vor der Schlange in Sicherheit bringen.
● Nie versuchen, die Schlange zu fangen (Bissgefahr).
● Betroffen beruhigen.
● Gift nicht mit dem Mund aussaugen. Einen Extractor (Giftsauger) innerhalb von zwei bis drei Minuten verwenden, um ca. 20–30 % des Gifts aus der Wunde zu saugen. Danach ist er fast wirkungslos.
● Wunde reinigen, mit Antiseptikum versorgen und verbinden.
● Betroffene Gliedmaß mit einer elastischen Binde unter normalem Zug einbinden, sofern es sich nicht um ein lokal gewebezerstörendes Gift handelt. Besteht Unsicherheit, dann nicht einbinden.
● Betroffenen Körperteil schienen und damit ruhigstellen.
● Bisswunde immer unterhalb des Herzniveaus lagern.
● Patienten dringend ins nächste Krankenhaus bringen.

Falsche Maßnahmen
● Nie mit einem Messer die Wunde aufschneiden.
● In aller Regel keine Abbindung verwenden.
● Keinen Alkohol verabreichen.
● Nie Aspirin® (*Acetylsalicylsäure*) verwenden.
● Kein Antiserum verwenden, das nur von medizinischem Personal gegeben werden darf.

Akuter Glaukomanfall

Dieser für den Patienten sehr dramatisch verlaufende Notfall entsteht, wenn sich **der Augeninnendruck plötzlich erhöht.** Der normale Druck von 20 mmHG steigt durch eine Verstopfung des Augenkammer-Wasserabflusses plötzlich auf Werte von 50 bis 80 mmHg an. Dadurch kommt es zu einer dramatischen Verschlechterung der Sehfähigkeit, meist aber nur auf einem Auge. Ursachen dafür können Verletzungen bzw. Entzündungen des Auges (z.B. durch Holzspäne) und Gefäßerkrankungen der Netzhaut sein.

Der Patient muss bei einem *Glaukomanfall* **immer ins Krankenhaus gebracht werden,** da nur auf operativem Weg die Blockierung aufgehoben werden kann. Ist die Operation innerhalb weniger Stunden nicht möglich, droht in vielen Fällen eine Erblindung.

Hyperventilation

Ein Patient kann im Zusammenhang mit psychischem Stress, Alkohol, Tabletten oder Drogen *hyperventilieren.* Dabei handelt es sich um eine **Steigerung der Atemfrequenz** über das normale Maß hinaus. Es wird dabei in vermehrtem Maße Kohlendioxid (CO_2) abgeatmet. Der Körper eines gesunden Menschen regelt die Atemtätigkeit hauptsächlich über die Messung des CO_2-Levels im Blut. Wird durch die schnelle Abatmung zu wenig CO_2

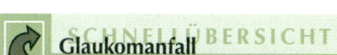

SCHNELLÜBERSICHT
Glaukomanfall

Definition
Extreme Verschlechterung des Sehvermögens auf zumeist einem Auge durch einen plötzlichen Augeninnendruckanstieg nach der Verlegung des Wasserabflusses.

Symptome
- Extreme Schmerzen am betroffenen Auge. Schmerzen strahlen ins Gesicht und in den Hinterkopf aus.
- Übelkeit und Erbrechen.
- Rote Augen.
- Patient sieht Farb- oder Nebelringe um Lichtquellen.
- Der Augapfel ist hart. Er kann durch das geschlossene Lid getastet werden. Immer den Vergleich mit dem gesunden Auge machen.
- Pupillenkontrolle: Die Pupille reagiert langsam auf Lichteinfall und ist möglicherweise entrundet, d.h. sie wirkt etwas eckig.

Maßnahmen
- Den Patienten beruhigen.
- Oberkörper hoch lagern.
- Patienten in heller Umgebung oder die Pupillen mit einer Taschenlampe verengt halten, da durch Verengung das Kammerwasser besser abfließt.
- Evtl. ein bis zwei Gläser Weinbrand o.ä. trinken.

Evakuierung
- Eine schnelle und dringende Evakuierung ist generell erforderlich, da das Problem ohne Operation nicht behoben werden kann. Der Patient darf sich nicht anstrengen, um keinen weiteren Anstieg des Augeninnendrucks zu riskieren.

Verschiedene Notfälle

registriert, schließt der Organismus auf einen erhöhten Bedarf an Atemluft, obwohl dieser objektiv nicht besteht. Die Folge ist eine weiter steigende Atemtätigkeit. Hält dieser Zustand an, tritt eine Verschiebung des Blut-pH-Wertes in den basischen Bereich ein. Dadurch können verstärkt Krämpfe der Muskulatur auftreten.

Neben den zumeist psychischen Ursache kann es auch durch organisches Versagen zu einer vom Stoffwechsel ausgelösten *Hyperventilation* kommen. Hierbei versucht der Körper, durch verstärkte Atemtätigkeit die anfallenden sauren Stoffwechselprodukte (z.B. ausgelöst durch ein Nierenversagen) über die Atmung abzugeben.

Hat eine *Hyperventilation* hingegen psychische Ursachen, so ist die **Rückatmung in eine Plastiktüte** in Verbindung mit Atemanweisungen die einzig effektive Therapie. Bitten Sie dazu den Patienten, die geöffnete Tüte vor Mund und Nase zu halten, um in sie ein- und auszuatmen. Die weitere Abatmung von Kohlendioxid wird so vermindert, da der Patient immer wieder seine verbrauchte Luft mit einem erhöhten CO_2-Anteil einatmet.

Nach einigen Atemzügen sollte immer etwas Frischluft in die Tüte gelassen werden, damit die Sauerstoffkonzentration nicht zu stark abnimmt. Während dieser Maßnahme geben Sie Atemanweisungen, um die hektische Atmung zu kontrollieren. Nur durch konsequente Rückatmung in eine luftdichte Tüte oder notfalls in die vorgehaltenen Hände kann die *Hyperventilation* durchbrochen werden.

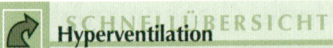

SCHNELLÜBERSICHT
Hyperventilation

Definition
Zumeist durch psychische Auslöser erhöhte Atemfrequenz mit hoher CO_2-Abatmung, die die Krampfneigung verstärkt.

Symptome
- Schnelle, hektische Atmung mit Erstickungsgefühl.
- Unruhe und Angst des Patienten.
- Herzklopfen, schneller Puls, Schmerzen im Brustkorb.
- Kribbeln in Händen, Füßen und Mund.
- Bei der Einatmung rund geöffneter Mund (Karpfenmaul).
- Pfötchenstellung der Hände.
- Schwindel und verschwommenes Sehvermögen.

Maßnahmen
- Patienten beruhigen.
- Konsequente Rückatmung in Plastikbeutel oder improvisierte Behälter (Packsack o.ä.).

Evakuierung
- Eine Evakuierung ist nur in seltenen Fällen notwendig. Meist ist die Situation mit Beruhigung und Rückatmung in eine Plastiktüte in den Griff zu bekommen. Der Patient wird sich hinterher etwas benommen fühlen, da der Stoffwechsel durch die vermehrte Atemtätigkeit möglicherweise aus dem Gleichgewicht geraten ist. Dies sollte sich aber innerhalb von einem Tag wieder ausgleichen.
- **Vorsicht:** Zeigt die Rückatmung mit der Plastiktüte nach fünf bis zehn Minuten keinen Erfolg, so liegt möglicherweise eine organische Ursache vor. In diesem Fall beruhigen Sie den Patienten, ohne die Rückatmung in eine Tüte fortzusetzen. Haben Sie einen Verdacht bezüglich einer organische Ursache, muss der Patient unbedingt evakuiert werden. Vor Ort ist es meist unmöglich, einen anderen Auslöser als eine psychische Ausnahmesituation auszumachen. Bei einer stoffwechselbedingten Hyperventilation kann nur ein effektiver Medikamenteneinsatz nach Laborkontrolle des Patienten helfen.

Unterzuckerung
(Hypoglykämie)

Der normale Blutzuckerspiegel pendelt bei einem gesunden Menschen zwischen 80 und 120 mg/dl. Von einer Unterzuckerung (**Hypoglykämie**) spricht man bei einer Konzentration von unter 50 mg/dl, von einer Überzuckerung (**Hyperglykämie**) bei deutlich über 200 mg/dl. Eine Unterzuckerung bei Diabetikern entsteht durch **fehlenden Eigenproduktion des Hormons Insulin.** Da die Betroffenen zum Ausgleich Tabletten nehmen oder *Insulin* spritzen müssen, werden sie dazu gezwungen, nach jedem Essen die Insulindosis gemäß den nachfolgenden Anstrengungen zu berechnen.

Ein Beispiel: Ein Diabtiker nimmt sein Frühstück ein. Da seine Bauchspeicheldrüse das zum Abbau des Zuckers benötigte *Insulin* nicht mehr produziert, muss er sich die entsprechende Menge spritzen. Bevor er sich das Hormon injiziert, überlegt er sich, wie viel Anstrengung und damit Blutzucker er für den Morgen benötigen wird. Nehmen wir an, der Diabetiker ist ein Sachbearbeiter (sitzende Tätigkeit) in einer Firma. Da er täglich zur Arbeit fährt und jeden Morgen ungefähr das gleiche Frühstück zu sich nimmt, weiß er aus Erfahrung genau, wie viel *Insulin* er sich spritzen muss.

Nach seinem Frühstück injiziert er sich die berechnete Menge und setzt sich ins Auto, um zur Arbeit zu fahren. Auf dem Weg wird er in einen Unfall verwickelt. Er muss bei vier Personen Erste Hilfe leisten, sie aus dem Auto befreien und aus der Gefahrenzone bringen. Nachdem er drei Verletzte gerettet hat, fühlt er sich immer schwächer und wackeliger auf den Beinen. Er zwingt sich noch zur vierten Person, kann ihr aber nicht mehr helfen. Ihm wird schwarz vor Augen, und er bricht zusammen.

Was ist passiert? Sein Zuckerhaushalt war auf die für ihn sonst übliche sitzende Tätigkeit im Büro eingestellt. Er hat sich am Morgen eine relativ große Dosis *Insulin* gespritzt, da er im Büro nur eine limitierte Menge an Blutzucker für die Arbeit benötigt. Nun ist er aber unvermittelt in eine Situation geraten, die eine große körperliche Anstrengung verlangt. Der vorhandene Blutzucker ist durch die Anstrengung schnell verbraucht, und der Diabetiker unterzuckert. Normalerweise würde er die ersten Alarmsignale wie Schweißausbrüche und weiche Knie bemerken und etwas essen. In der beschriebenen Stress-Situation übersieht er diese Anzeichen und versucht weiter, Hilfe zu leisten.

Eine weitere Ursache für eine Unterzuckerung kann der **übermäßige Genuss von Alkohol** bei mangelnder Nahungsaufnahme sein. Durch den Alkohol wird die Neubildung des vom Körper benötigten Traubenzuckers *(Glucose)* in der Leber gehemmt. Ebenso kann es vorkommen, dass Personen bei ihrer ersten Unterzuckerung von einer bis dato unentdeckten Diabetes *(Diabetes Mellitus)* erfahren.

Bei Unterzuckerung besonders in Folge einer Überdosierung von *Insulin*

Verschiedene Notfälle

muss man auch immer mit einem Selbstmordversuch rechnen. Besonders bei Medizinern ist *Insulin* als Suizidmittel beliebt, da die Person einschläft und scheinbar sanft in den Tod gleitet.

Unterscheidung von Unter- und Überzuckerung

Oft ist es schwierig, eine *Hypo-* von einer *Hyperglykämie* zu unterscheiden. Wenn man aber einige Punkte beachtet, sollte dies auch in Wildnissituationen ohne einen Blutzuckerteststreifen möglich sein.

Eine Unterzuckerung tritt relativ schnell ein, während sich eine Überzuckerung in der Regel über einen längeren Zeitraum hinweg entwickelt. Feuchte, kühle Haut tritt bei zu niedrigem, warme Haut mit Fieber bei zu hohem Blutzucker auf. Bei Überzuckerung sind oft psychische Verhaltensauffälligkeiten festzustellen, die von einem aggressivem Bild bis hin zum Delirium reichen können.

Maßnahmen

Die erste Maßnahme bei einem Patienten mit Verdacht auf *Hypoglykämie* ist, ihm **etwas zu essen zu geben.** Ist er bei Bewusstsein, so stellt dies kein Problem dar. Geeignet sind alle Nahrungsmittel oder süßen Getränke.

Einem bewusstlosen Patienten darf man nichts zu essen geben, da er die Nahrungsaufnahme nicht kontrollieren kann und möglicherweise Teile in die Lunge einatmet. Hier bleibt nur die Möglichkeit, ihm ein Stück (Trauben-) Zucker unter die Zunge zu legen, der über die Schleimhäute des Mundes ins Blut aufgenommen wird.

Handelte es sich um eine Unterzuckerung, so wird sich der Zustand des Patienten durch die Energiezufuhr bessern und das Bewusstsein aufklaren. Bleibt der Zustand unverändert, wird eine **andere Ursache für die Bewusstlosigkeit** verantwortlich sein. In Frage kommen dabei Blutungen im Hirn, ein Schlaganfall, Vergiftungen, Krampfanfälle, ein Schock sowie ein Koma anderer Herkunft.

Sollte eine *Hyperglykämie* versehentlich für eine Unterzuckerung gehalten werden, und Sie geben als Maßnahme Zucker, so ist dies kein Problem. Da der Zuckerspiegel des Patienten sowieso sehr hoch ist, kommt es auf diese kleine Menge auch nicht mehr an. Daher gilt die Regel: Sind Sie sich unsicher, ob eine Über- oder Unterzuckerung vorliegt und der Patien ist beinahe oder komplett bewusstlos, **legen Sie in jedem Fall (Trauben-) Zucker unter seine Zunge.** Bessert sich der Zustand daraufhin, handelte es sich um eine *Hypoglykämie*; bessert er sich nicht, so haben Sie es mit einer *Hyperglykämie* oder einer Bewusstlosigkeit anderer Ursache zu tun.

Eine sichere Diagnosemöglichkeit bezüglich der Höhe des Blutzuckers sind **Glucose-Teststreifen.** Auf den Teststreifen wird ein Tropfen Blut des Patienten gegeben, dessen Verfärbung den Blutzuckerwert anzeigt. Wer mit diesem Hilfsmittel umgehen kann,

Unterzuckerung SCHNELLÜBERSICHT

Definition
Blutzuckerwert sinkt unter 50 mg/dl (normal: 80–120 mg/dl). Ursachen dafür können vom übermäßigen Alkoholgenuss ohne zusätzliche Nahrungsaufnahme über starke körperliche Belastung bis hin zu Überdosierung des Hormons Insulin reichen.

Symptome
- Unruhe, verändertes Bewusstsein, Muskelzittern, Schweißausbruch.
- Im Anfangsstadium hat der Betroffene starken Hunger.
- Möglicherweise setzen Übelkeit, Erbrechen und Krämpfe ein.
- Die Bewusstseinslage kann von Eintrübung bis Bewusstlosigkeit reichen.
- Seh- und Sprachstörungen sind möglich.
- Achtung: Ein Koma durch Unterzuckerung kann dem Bild eines Schlaganfalls sehr ähneln.

SAMMLE-Anamnese
- Den Patienten oder Dritte nach der Dauer des Zustands fragen. Langes Andauern deutet auf Überzuckerung, kurzfristiges Auftreten auf Unterzuckerung hin.
- Feuchte, kühle Haut als Indikator für zu niedrigen, warme Haut mit Fieber Anzeichen für zu hohen Blutzucker.
- Nach bekanntem Diabetes fragen.
- Blutzucker mit Teststreifen bestimmen, falls vorhanden.

Maßnahmen
- Den Patienten beruhigen.
- Ständig Puls, Atmung und Bewusstsein überwachen.
- Bei Bewusstlosigkeit stabile Seitenlage.
- Patient mit normalem Bewusstsein Nahrungsmittel zuführen.
- Bewusstlosem Patienten ein Stück (Trauben-) Zucker unter der Zunge platzieren.

Evakuierung
- Bessert sich der Zustand des Patienten nach der Nahrungsmittelgabe wieder, ist keine Evakuierung notwendig.
- Verschlechtert sich der Zustand oder ist keine Besserung in Sicht, so muss der Patient dringend auf dem schnellstmöglichen Wege evakuiert werden, da vermutlich eine andere Ursache vorliegt, die vor Ort nicht in den Griff zu bekommen ist.

sollte es immer zur Aufklärung einer unbestimmten Bewusstlosigkeit verwenden. Wie Sie den Glucosestreifen richtig verwenden, können Sie von jeder Krankenschwester, jedem Sanitäter, Arzt oder Diabetiker lernen.

Verschiedene Notfälle

Schlaganfall
(Apoplex)

 Schlaganfall SCHNELLÜBERSICHT

Definition
Bei einem Schlaganfall (auch Hirnschlag/Apoplex genannt) handelt es sich um eine **Unterbrechung des Blutflusses im Gehirn** mit einer daraus resultiernden Sauerstoffunterversorgung. Ursache für dieses Versorgungsdefizit sind in 85 Prozent der Fälle ein Hirninfarkt (Verlegung eines oder mehrerer Blutgefäße), in 15 Prozent eine Hirnblutung.

Symptome
- Kopfschmerzen
- Übelkeit und Erbrechen
- Sprachstörungen, Sehstörungen, Bewusstseinsstörungen bis Bewusstlosigkeit.
- Gefühlsstörungen, Lähmungen vom Arm und Bein, hängende Mundwinkel möglich.
- Einnässung und unkontrollierter Stuhlgang möglich.
- Herdblick: Patient sieht seine blockierte Körperstelle an.
- Cheynes-Stokes Atmung als Indikator für eine ungenügende Hirndurchblutung. (Vertiefung der Atmung bis zu einem Maximum, das dann wieder an Intensität verliert. Zwischen zwei solcher Zyklen können Atemstillstände eintreten.)

Basismaßnahmen
- Oberkörper bis zu 30 % erhöht lagern, bei Bewusstlosigkeit stabile Seitenlage.
- Ständig Puls, Atmung und Bewusstsein kontrollieren.
- Psychische Betreuung.

Evakuierung
- Eine schnelle Evakuierung hat oberste Priorität. Eine wirksame Behandlung des Hirninfarktes ist nur innerhalb der ersten Stunden möglich. Ist kein Transport in diesem Zeitraum machbar, verringern sich die Heilungsaussichten für den Patienten.

Angina Pectoris

Bei einer *Angina Pectoris* handelt es sich um ein Problem am Herz, das mit Schmerzen im Brustkorb einhergeht. Der Patient fühlt einen Druck auf dem Brustkorb und Schmerzen unter dem Brustbein mit möglicher Ausstrahlung in den linken Arm, aber auch in den Bauch, Kiefer, Hals oder Rücken.

Ursache ist in der Regel eine **Verengung der Herzkranzgefäße,** die das Herz mit Blut und Sauerstoff versorgen. Durch die Verengung kann es bei Anstrengung zu einer Minderversorgung der Herzmuskulatur kommen. Der Sauerstoffmangel führt zu dem typischen *Angina Pectoris-Schmerz,* der dem eines Herzinfarktes stark ähnelt.

Es werden **drei verschiedene Formen der Angina Pectoris** unterschieden. Neben der schon beschriebenen stabilen Ausprägung, die durch körperliche Anstrengung ausgelöst wird und sich normalerweise nach 15 Minuten im Ruhezustand wieder bessert, gibt es die instabile *Angina Pectoris.* Bei dieser Form treten die Symptome oft erstmalig auf. Auch im Ruhezustand oder bei geringer Belastung verschlimmern sich die Schmerzen. Die dritte Form, die *Prinzmental-Angina,* tritt auch ohne Belastung auf. Meist besteht schon eine Vorerkrankung am Herz.

Achtung: Eine **Unterscheidung von Herzinfarkt und Angina Pectoris** ist außerhalb einer Klinik und erst recht in einer Wildnissituation kaum möglich. Im Zweifel muss immer von einem Herzinfarkt ausgegangen werden!

Viele Patienten mit einem bekannten *Angina Pectoris-Leiden* führen ein sogenanntes **Nitro-Spray** mit sich. Tritt ein Anfall auf, so werden zwei Hübe unter die Zunge gesprüht. Dies bewirkt eine Weitstellung der Blutgefäße und somit eine bessere Durchblutung der Herzmuskulatur. Nebenwirkung von Nitro kann ein plötzlicher Blutdruckabfall sein.

Es ist wichtig, dem Patienten bei der Einnahme des Nitrosprays zu assistieren. Mehr als sechs Hübe sollten vom Patienten nicht eingenommen werden, auch wenn er manchmal in Panik mehr einsetzen möchte. In diesem Fall sollten Sie den Betroffenen dazu bewegen, das Spray nicht weiter zu verwenden, und andere Maßnahmen ergreifen.

 Angina pectoris SCHNELLÜBERSICHT

Definition
Sauerstoffmangel am Herz mit Schmerzen im Brustraum, meist aufgrund einer Verengung der Herzkranzgefäße.

Symptome
- Starke Schmerzen hinter dem Brustbein und Druckgefühl im Brustkorb. Schmerzen strahlen möglicherweise in den linken Arm, Bauch, Rücken und Kiefer aus.
- Der Schmerzanfall dauert zwischen wenigen Sekunden und 15 Minuten.
- Stabile Angina Pectoris: gleichbleibende Schmerzstärke bei jedem Anfall. Bessert sich im Ruhezustand.
- Instabile Angina Pectoris: stärkere und länger andauernde Schmerzen, oft unabhängig von der Belastung.
- Patient ist blass und kaltschweißig, unruhig und hat Angst.
- Schneller Puls und meist Bluthochdruck.

SAMMLE-Anamnese
- Den Patienten nach chronischen Herzkrankheiten befragen.
- Welche Medikamente werden eingenommen?
- Wie oft treten die Beschwerden auf?
- Sind die Beschwerden bei diesem Anfall anders als sonst?

Maßnahmen
- Oberkörper hochlagern, halbsitzende Lagerung.
- Patienten bei der Einnahme des Nitro-Sprays helfen (max. 6 Hübe).
- Patienten beruhigen.
- Bessert sich der Zustand nach der Gabe von Nitro schnell, reicht es, wenn der Patient bei der nächsten Möglichkeit einem Arzt aufsucht. Eine notfallmäßige Evakuierung ist nicht erforderlich. Es sollte aber große Anstrengung vermieden werden.
- Bessert sich der Zustand nach 15 bis 20 Minuten nicht, so wirkt das Nitrospray nicht, und es ist mit einem Herzinfarkt zu rechnen.

Evakuierung
- Luftrettung bei Verdacht auf Herzinfarkt. Der Patient darf nicht belastet werden.
- Bei stabiler Angina Pectoris, die mit Nitro kontrolliert werden kann, ist keine Notfallrettung nötig. Der Patient sollte aber unter geringer Belastung zu einem Arzt gebracht werden.
- In der Stadt muss immer der Rettungsdienst gerufen werden.

Verschiedene Notfälle

Ein Patient mit einem *Angina Pectoris-Anfall* muss immer halbsitzend gelagert werden, damit das Herz nicht mit einer zusätzlichen Blutmenge versorgt wird. Oberstes Gebot ist es, **den Betroffenen zu beruhigen,** da seine Angst einen höheren Sauerstoffbedarf bedingt und somit die Situation verschlimmert.

Da es meist nicht möglich ist, zwischen einem Herzinfarkt und einer *Angina Pectoris* zu unterscheiden, wird der Patient **im Zweifelsfall wie bei einem Herzinfarkt behandelt.** Unter keinen Umständen darf er sich anstrengen oder aufregen. Der Betroffene wird getragen, und ihm werden alle Tätigkeiten abgenommen. Schon den Arm anzuheben bedeutet ein Mehr an Sauerstoffverbrauch und damit eine Gefährdung des Patienten.

Dazu muss eine Evakuierungsform gewählt werden, die den Patienten so wenig wie möglich belastet. Ihn hängend an einem Seil eine Steilwand herabzulassen ist sicher nicht die Methode, um seinen Sauerstoffverbrauch zu minimieren. Luftrettung ist in aller Regel die geeignetste Transportmöglichkeit.

Herzinfarkt (Myokardinfarkt)

 Herzinfarkt (Myokardinfarkt) SCHNELLÜBERSICHT

Definition
Durch Verschluss (Blockade) eines oder mehrerer Herzkranzgefäße ausgelöster Sauerstoffmangel. Im betroffenen Teil kommt es zum Absterben des Herzmuskels (Nekrosenbildung). Bei 20 % der Patienten verläuft ein Herzinfarkt „stumm", d.h. ohne Schmerzen aufgrund von Nervenschädigungen, z.B. bei Diabetes.

Symptome
- Starke und stärkste Schmerzen sowie Druck im Brustbereich, möglicherweise mit Ausstrahlung in den linken Arm, Bauch, Hals, Kiefer und Rücken.
- Der Patient hat Todesangst.
- Möglicherweise Erbrechen.
- Zyanose (Blaufärbung der Lippen, Wangen, Nägel), Blässe, Kaltschweißigkeit.
- Nitro-Gabe hilft nicht.

Basismaßnahmen
- Den Patienten beruhigen.
- Halbsitzende Lagerung (niemals Schocklage)!
- Der Patient darf sich nicht bewegen, anstrengen, aufregen etc. Der erhöhte Bedarf an Sauerstoff könnte die Situation völlig außer Kontrolle bringen und zu einem Herz-Kreislaufstillstand führen.
- Patienten auf keinen Fall alleine lassen.
- Bei Herz-Kreislaufstillstand Reanimation.

Erweiterte Maßnahmen für medizinisches Personal
- Nitro alle 5–10 Minuten 2–3 Hübe, falls keine Besserung.
- Sauerstoffgabe 6–8 Liter pro Minute.
- Venöser Zugang.

Evakuierung
- Immer einen Notarzt anfordern.
- Dringende Luftrettung mit größtmöglicher Schonung.
- Je früher der Patient im Krankenhaus ist, desto eher kann eine Therapie zur Auflösung der Blockierung eingeleitet werden und die Überlebensaussicht gesteigert werden.

Krampfanfälle (Epilepsie)

Bei einem Krampfanfall handelt es sich um eine Funktionsstörung des Gehirns, die Krämpfe in der Muskulatur auslöst. Als Auslöser kommen verschiedenste Ursachen in Frage: Hirntumore, Blutungen im Gehirn, Entzündungen, Medikamente, Alkoholentzug, Drogen, Vergiftungen, Schlafentzug u.v.m.

Es gibt **verschiedene Formen von Anfällen,** die auf einen Teil des Körpers begrenzt sein oder sich auf den ganzen Organismus ausdehnen können. Je nach Schwere des Anfalls spricht man von einem *Petit-Mal* (kleiner Anfall), *Grand Mal* (Großer Anfall) und *Status Epilepticus* (sich wiederholende Anfälle). Notfälle stellen in aller Regel nur *Grand Mal-Anfälle* und der *Status Epilepticus* dar.

Epileptische Krämpfe werden unterschieden nach **tonischen Krämpfen,** bei denen die Muskulatur ohne Bewegung stark gespannt ist, und **klonischen Krämpfen,** bei denen die Muskeln bewegt werden.

 Krampfanfälle (Epilepsie) SCHNELLÜBERSICHT

Definition
Funktionsstörung des Gehirns, die Krämpfe in der Muskulatur auslöst.

Symptome im Akutstadium
- Bewegung oder Anspannung des Körpers.
- Plötzlich auftretender Beginn mit Hinstürzen des Patienten. Dadurch können weitere Verletzungen entstehen.
- Möglicherweise Hyperventilation.
- Erste Phase mit starrem Muskelkrampf (meist bis 30 Sekunden).
- Zweite Phase mit bewegten Muskeln (meist bis ein bis zwei Minuten).
- Schneller Puls
- Hyperventialtion
- Stoßartige Ein- und Ausatmung.
- Nach zwei bis vier Minuten tritt ein Schlaf- oder Dämmerzustand ein.

Maßnahmen
- Besonders in der Anfangsphase den Patienten vor zusätzlichen Verletzungen durch Sturz o.ä. bewahren.
- Ständig Atmung und Puls überprüfen und sicherstellen. Ggf. Beatmen.

- Patienten nicht gewaltsam festhalten.
- Möglicherweise Mundkeil aus einer Mullbinde als Zungen-Biss-Schutz. Er wird aber von vielen Patienten nicht gewünscht, da die Gefahr eines Kieferbruchs steigt.

Evakuierung

Bei bekanntem Leiden und kleinen Anfällen in der Stadt den Patienten über den Rettungsdienst einweisen lassen. Oft ist eine ambulante Behandlung ausreichend.

In einer Wildnis- oder Outdoorsituation ist keine Evakuierung nötig, wenn sich der Anfall in dem für den Patienten üblichen Rahmen bewegt und er die entsprechenden Medikamente mit sich führt. Evakuierung ist dann erforderlich, wenn der Anfall abnorm lang ist und Zusatzverletzungen auftreten.

Verschiedene Notfälle

Erste-Hilfe-Set und Medikamente

Erste-Hilfe-Ausrüstungssets gehören genauso zur Touren- und Expeditionsausstattung wie eine Isomatte oder ein Schlafsack. Das Problem ist nur, dass man bei jeder Reise feststellen muss, dass der Rucksack zu schwer ist. Und was wird als Erstes wieder ausgepackt? Genau, das Erste-Hilfe-Set.

Die Outdoorindustrie hält für uns eine Vielzahl an medizinischen Sets bereit. Leider scheint sie dabei mehr Energie in die Konstruktion der Hülle zu verwenden als in die Zusammenstellung des Inhalts. Viele meinen, sich mit einem nett anzusehenden Erste-Hilfe-Paket Sicherheit „erkauft" zu haben. Dieses Set tragen sie dann über Jahre hinweg spazieren, ohne sich auch nur im mindesten um den Inhalt zu kümmern, der nach und nach zerfällt.

Erst Ausbildung, dann Material

Erste-Hilfe-Materialien sind sicherlich wichtig. Sie nützen aber gar nichts, wenn man nicht weiß, wie man einen Patienten behandeln soll.

Der Inhalt eines Erste-Hilfe-Sets bietet in aller Regel **ausschließlich Verbandmaterialien.** Damit lassen sich Blutungen stillen, Blasen versorgen und Frakturen ruhigstellen. Was aber passiert, wenn der Patient ein internistisches Problem hat? Eine Blinddarmentzündung, Nierensteine, hohes Fieber?

In solchen Fällen muss man die Symptome des Patienten richtig deuten können und wissen, wie man schnell eine Evakuierung organisieren kann. Aus diesem Grund ist eine **gute Ausbildung und Hintergrundwissen wichtiger als das teuerste Erste-Hilfe-Set.** Für blutige Wunden kann man sich zur Not mit Stoffstücken behelfen, wie bereits beschrieben wurde. Ohne das elementare Know-How wird man hingegen gar nicht wissen, was dem Patienten fehlt. Wenn Sie sich also überlegen, ob Sie Ihr Geld in eine teure Erste-Hilfe-Ausrüstung investieren oder einen Kurs belegen, so kann ich Ihnen nur raten, letztere Variante zu bevorzugen.

Das Erste-Hilfe-Set

Wer einmal das nötige Wissen hat, dem hilft ein Erste-Hilfe-Set mit der richtigen Zusammensetzung ungemein weiter. Es enthält keine Medikamente, sondern lediglich Verbandmaterialien und einige andere Hilfsmittel. Medikamente werden gesondert mitgeführt und nehmen einen ganz anderen Platz ein.

Das Basispaket

Jedes Erste-Hilfe-Set muss man den entsprechenden Anforderungen anpassen. Die nachfolgende Basisausstattung ist für eine zweiwöchige Tour mit vier bis fünf Personen unter Normalbedingungen geeignet. Sie ist gepackt nicht größer als eine Brotdose und wiegt nicht mehr als 700 Gramm:

- Drei Dreiecktücher aus Viskose (sieht aus wie Baumwolle, kein Vliesmaterial nehmen).
- Zwei elastische Stützbinden.
- Drei große Verbandpäckchen (beschichtet, damit sie nicht mit der Wunde verkleben).
- Sieben Kompressen (ebenfalls beschichtet).
- Wundpflaster(Pflasterstrips).
- Klebevlies (ca. 30 cm am Stück, z.B. Fixomull®, Mullostrech® o.ä.).
- Ein kleines Brandwundenverbandtuch (ca. 40 x 60 cm).
- Eine Rolle Klebepflaster.
- Eine Rettungsdecke (gold/ silber).
- Zehn Alkoholtupfer (nur um Wundränder zu desinfizieren, nicht für die Wunde selbst. Eignet sich auch als Feueranzünder).
- Eine anatomische Pinzette (12 cm).
- Eine Verbandschere.
- Fünf Einweg-Skalpellklingen (nur um Marschblasen aufzuschneiden, nicht für Do-it-yourself-Operationen).
- Ein Fläschchen Antiseptikum wie Betaisodona® zur Wunddesinfektion (30 ml für ca. 5 € in jeder Apotheke).
- Drei Paar Latex-Untersuchungshandschuhe (unsteril).
- (Compeed®-) Blasenpflaster nach Bedarf (für ca. 5 € in Apotheken oder im Sportfachhandel).

Dieses Set kostet ca. 13 € beim Medizinbedarfshändler. Einzelkäufe in der Apotheke sind deutlich teurer. Interessenten können sich z.B. an Helbig Medizintechnik (Auweg 3, 74861 Neudenau, Tel. 0 62 64 / 92 22 0, Fax. 0800 7 0 43 52 44, www.helbig.de) wenden, wo auch die Johanniter ihr Material für den Rettungsdienst und die Kurse beziehen. Hier ist das beschriebene Basispaket unter dem Namen „Erste-Hil-

Erste-Hilfe-Set

fe-EXTREM-Set" erhältlich. Dieser Weg über den Großhandel ist der mit Abstand günstigste.

Von den im Outdoorgeschäft angebotenen Erste-Hilfe-Sets ist in der Regel abzuraten, da die Verpackung zwar hochwertig gemacht, der Inhalt aber unzureichend und oft von minderer Qualität ist. Auf teure und schwere Erste-Hilfe-Sets aus Cordura oder ähnlichem kann man verzichten, wenn man alle Materialien z.B. in einem (Ortlieb-) Dokumentenbeutel wasserdicht und gewichtsparend verpackt.

Das oben beschriebene Basispaket ist für Rucksacktouren mit wenigen Personen gedacht. **Bei größeren Gruppen** muss man das Material entsprechend vervielfachen. Aber auch bei langen Expeditionen nehme ich im Wesentlichen die aufgezählten Utensilien mit.

- Zwei Sam-Splints zur Schienung von Frakturen.
- Zehn Packungen chemische Eisbeutel in verschiedenen Größen (ca. 20 Minuten Kühlungsdauer nach Aktivierung).
- Sport-Tape, wenn man gelernt hat, einen Tape-Verband anzulegen.
- Eine Kleiderschere.
- Blutdruckmessgerät und Stethoskop, wenn man damit umgehen kann.
- Ein Tragetuch oder eine Trage zum Transport von Patienten.
- Beatmungshilfen.
- Eine Pupillenleuchte, wenn man die Pupillendiagnostik beherrscht.
- Stabilisierungskragen zur Ruhigstellung einer verletzten Halswirbelsäule (sog. Stiff-Necks).
- Diverse Sorten an Wundschnellverbänden (Wundpflaster), von wasserfest bis antiallergisch.
- Größere Mengen an Untersuchungshandschuhen.

Erste-Hilfe-Sets für größere Gruppen und Veranstaltungen

Muss ein Erste-Hilfe-Set nicht getragen werden oder wird es hauptsächlich für die Betreuung von Jugend- oder Sportgruppen verwendet, so kann die Zusammensetzung ausgeweitet werden. Dazu muss zuerst der Inhalt des oben beschriebenen Basis-Sets an die Personenzahl angepasst werden. Hinzu kommen noch folgende Materialien:

Pflege von Erste-Hilfe-Materialien

Erste-Hilfe-Materialien haben ein **Verfallsdatum,** das in aller Regel auf die Packung gedruckt wird. Können Sie kein Datum finden, so stammt der Artikel aus der Zeit, in der die Datumspflicht noch nicht bestand, und muss im Zweifelsfall entsorgt werden. Nach jeder Tour und jeder Verwendung sollte man das Set auf Unversehrtheit prüfen. Alle beschädigten oder verschmutzen Utensilien müssen ausgetauscht werden.

Besonders anfällig sind Pflasterrollen und allgemein alles, was kleben soll. Schon nach relativ kurzer Zeit in heißem oder kaltem Klima **haftet der Kleber nicht mehr,** da er schlichtweg ausgetrocknet ist. Streng genommen müssten die Pflasterrollen im PKW jedes Jahr ausgewechselt werden. Prüfen Sie einmal Ihren Verbandkasten. Sie werden sich wundern (wenn Sie ihn überhaupt finden).

Medikamentenset

Medikamente sind gerade in Regionen wichtig, in denen es nicht möglich ist, einen Arzt zu konsultieren. Sie bergen aber auch die Gefahr, eine harmlose Magenverstimmung in eine lebensbedrohliche Situation zu verwandeln. Aber Sie wollen ja dem Patienten helfen und ihm nicht eine Fahrkarte ins Jenseits lösen.

Wissenswertes über Medikamente

Bevor sie ein Medikament einsetzen, müssen Sie eine ganze Reihe von Fragen klären. Nur wenn man genau weiß, warum, auf welche Art, wie lange und wann ein Mittel eingesetzt wird, kann man das Risiko von medizinschen Entgleisungen durch Medikamente minimieren. Im folgenden finden Sie die wichtigsten Punkte hierzu erklärt.

Medizinische Indikatoren

Es ist wichtig zu wissen, **wann das Medikament angewendet werden** kann. Dazu muss man Symptome als Indikatoren für ein bestimmtes Krankheitsbild richtig deuten lernen und sich im Klaren sein, was z.B. ein Asthmaanfall ist und wie man ihn erkennt. Ohne fundiertes Hintergrundwissen also keine Medikamentengabe!

Vielfach herrscht die Meinung, dass diese Vorsichtsmaßnahmen bei **vermeintlich harmlosen Medikamenten** nicht zu beachten ist. Es gibt aber keine ungefährlichen Medikamente. Selbst freiverkäufliche Arzneimittel wie Aspirin® bergen große Risiken. Somit müssen alle Vorsichtsmaßnahmen bei jedem Medikament getroffen werden.

Nebenwirkungen

Neben dem gewünschten Effekt gibt es bei Medikamenten auch ungewünschte, die sogenannten Nebenwirkungen. Sie stehen in jedem Beipackzettel aufgelistet. Der liest sich manchmal wie eine Horrorgeschichte und scheint dem Patienten zu versprechen, dass er nach der Einnahme des Medikamentes garantiert sterben werde. Ganz so schlimm sieht die Realität aber nicht aus. Von Rechts wegen sind die Hersteller verpflichtet, alle auch nur irgendwann denkbaren Nebenwirkungen aufzulisten. Viele davon werden **nie oder nur höchst selten eintreten.** Wichtig für den Gebrauch von Medikamenten ist nur zu wissen, welche üblichen Nebenwirkungen auftreten könnten und was dagegen unternommen werden muss.

Wechselwirkungen

Außer Nebenwirkungen gibt es noch die sogenannten Wechselwir-

Erste-Hilfe-Set

kungen mit anderen Medikamenten und Stoffen. Für jedes verwendete Mittel muss klar sein, mit welchen Substanzen sie nicht zusammen eingenommen werden dürfen. Die mitgeführten Medikamente sollten vor der Tour auf die gegenseitige Wechselwirkung geprüft werden.

Gegenanzeigen

Manche Medikamente dürfen in bestimmten medizinischen Situationen nicht verwendet werden. Häufige Gegenanzeigen *(Kontraindikationen)*, die die Einahme eines Mittels verbieten, sind z.B. Bluthochdruck, Schwangerschaft, geringes Alter usw. Bei jedem Medikament müssen Sie die *Kontraindikationen* kennen.

Dosierung

Medikamente müssen richtig dosiert sein, wenn sie die gewünschte Wirkung erreichen. Dosierungen können je nach Alter, Krankheitsphase oder ähnlichem deutlich unterschiedlich ausfallen. Sie müssen wissen, wann welche Dosierung nötig ist. Außerdem müssen z.B. Antibiotika eine bestimmte **Mindestdauer eingenommen werden,** da es sonst zur Bildung von Resistenzen kommen kann, die für den Patienten lebensbedrohlich werden könnte.

Auswahl der Medikamente

Um alle diese Informationen über Medikamente zu bekommen, sollten Sie mit einem vertrauten Arzt abklären, gegen was auf der Tour Medikamente benötigt werden könnten. Ich halte es für falsch, hier eine Pauschalliste abzudrucken. **Verschiedene Personen benötigen unterschiedliche Medikamente,** und es wäre grob fahrlässig, hier eine allgemein gültige Regel aufzustellen.

Stellen Sie mit dem Arzt eine Liste der Präparate zusammen, die für die Reise notwendig sind. Reduzieren Sie die Liste auf höchstens zehn bis zwölf wichtige Mittel. Ärzte neigen aus Gewohnheit dazu, eine ganze Apotheke mitzunehmen. Ist es nicht möglich, alle Tourenteilnehmer zuvor zum gleichen Arzt zu schicken, so muss jeder mit der Medikamentenliste für seinen individuellen Fall das Einverständnis vom eigenen Hausarzt einholen.

Bei Jugend- oder anderen Reisegruppen kann solch eine Liste schon in die Anmeldeunterlagen gelegt werden mit dem Hinweis, diese beim nächsten Arztbesuch abstempeln zu lassen. So lässt sich rechtlichen und gesundheitlichen Problemen aus dem Weg gehen.

Erarbeiten Sie zusammen mit dem Arzt eine **Beschreibung für jedes Medikament,** das Sie mitnehmen wollen.

Diese Beschreibung müssen Sie vor der Reise so gut wie möglich verinnerlichen. Sie muss aber, wasserdicht verpackt, auf Tour unbedingt **bei den Medikamenten mitgeführt werden.** Nur so können im Zweifel verschiedene Mittel verglichen werden.

Mediakmentenbeschreibung

(am Beispiel des Mundsprays Berotec, das normalerweise bei akuten Asthmaanfällen eingesetzt wird)

- **Wirkstoff:** Fenoterol (wichtig zu wissen, da Handelsnamen von Land zu Land unterschiedlich sind.)
- **Handelsname:** Berotec Dosier-Aerosol.
- **Darreichungsform:** z.B. Berotec 100/200 Dosier-Aerosol, 1 Sprühstoß = 100 ug, 200 ug Fenoterol.
- **Indikation:** Akuter Asthmaanfall.
- **Wirkmodus:** B-2-Sympathomimetika, d.h. die glatte Muskulatur in den Bronchien und Blutgefäßen erschlafft und vergrößert damit den Durchmesser.
- **Wirkungseintritt:** nach 2–3 Minuten.
- **Wirkdauer:** 3–5 Stunden.
- **Halbwertszeit:** 6-7 Stunden.
- **Dosierung:** 1–2 Sprühstöße während der Inspiration, tief einatmen lassen.
- **Maximale Gesamtdosis:** 4 Hübe.
- **Nebenwirkungen:** Tachykardie, Herzklopfen, Tremor, Unruhe, Übelkeit, Blutdruck-Anstieg oder -Abfall, Schlafstörungen, evtl. Hypokaliämie (zu geringer Kaliummanteil), bei Schwangeren Wehenhemmung.
- **Gegenanzeigen:** Tachykardie, frischer Herzinfarkt, ausgeprägte koronare Herzkrankheit, Arrhythmie, Blutzuckerentgleisung
- **Wechselwirkungen:** Wirkungsverstärkung durch B2-Adrenergika, Theophyllin, Kortikosteroide und Anticholinergika. Wirkung wird durch B-Blocker aufgehoben und kann zu schweren Bronchospasmen führen.

Arzneimittelverordung

In Deutschland ist ganz klar geregelt, dass **Arzneimittel nur von einem Arzt verordnet werden dürfen.** Geben Sie als Laie einer Person ein Medikament („Nimm das, es hilft"!), und es geht ihr danach besser, freuen sich beide Parteien. Erleidet die Person nach der Einnahme hingegen einen Schaden, können Sie erfolgreich vor Gericht verklagt werden. Sie haben sich die Kompetenz eines Arztes angemaßt und ein Medikament verabreicht, was Sie nicht dürfen.

Anders ist die Situation, wenn eine Person Sie bittet, ihr mit einer Tablette auszuhelfen, da der eigene, vom Arzt verschriebene Vorrat beim letzten Regen zersetzt wurde. In diesem Fall ist es kein Problem, ein Medikament zu geben, da Sie nur mit einem Mittel aushelfen, das der Person vom Arzt verschrieben wurde und das der Betroffene selbst einnimmt.

Vielleicht werden Sie enttäuscht sein, hier keine komplett ausgearbeitet Liste mit Medikamenten vorzufinden. Es ist aber wesentlich besser und effektiver, eine individuelle Liste gemeinsam mit einem Arzt zusammenzustellen. Da viele Medikamente verschreibungspflichtig sind, würden Sie sie ohne ein Rezept sowieso nicht erhalten. Abgesehen davon kosten einige Medikamente wie Antibiotika viel Geld, und Ihr Arzt kann Ihnen bestimmt mit einer Probepackung etwas unter die Arme greifen.

Anhang

Medizinisches Glossar

- **Abdomen:** Bauch/Unterleib.
- **Absaugkatheter:** Schlauch zum Absaugen von Flüssigkeit, Erbrochenem und Fremdkörpern aus dem Mund-Rachenraum und den Luftwegen.
- **Akutes Abdomen:** Bezeichnet verschiedene Erkrankungen im Bauchraum, die folgende gemeinsamen Symptome zeigen: Bauchdeckenspannung (Abwehrspannung), Loslassschmerz und allgemeine Bauchschmerzen. Oft gehen diese Symptome mit einem Schockgeschehen einher. Gründe für ein akutes Abdomen können sein: Blinddarmentzündungen, Bauchfellentzündungen, Blutungen in die Bauchhöhle etc.
- **Alkalose:** Anstieg in den basischen Bereich (pH-Wert steigt über 7,41).
- **Allergie:** Überreaktion des Immunsystems auf einen Fremdstoff, gegen den bei einem vorherigen Kontakt Antikörper gebildet wurden (Antikörper-Antigen-Reaktion). Die Folgen können von Hautrötungen und Jucken bis hin zum Herz-Kreislaufstillstand reichen.
- **Alveole:** Lungenbläschen.
- **Amputat:** Duch Unfälle oder Operationen abgetrenntes Körperteil.
- **Amnesie:** Zeitlich begrenzte Erinnerungslücke.
- **Anämie:** Blutarmut.
- **Anaphylaxie:** siehe Allergie.
- **Aneurysma:** Aussackung an einer Arterie, die bei großer körperlicher Belastung platzen und zu tödlichen Blutungen führen kann. Gefürchtet sind Aortenaneurysmen (an der Hauptschlagader direkt am Herz) und Aneurysmen im Gehirn.
- **Angina Pectoris:** Schmerzen in der Brustregion, die wie Herzinfarktschmerzen aussehen können. A. P. kann eine Vorstufe zum Herzinfarkt sein. Im Akutzustand ist es schwer, zwischen einem Herzinfarkt und einer A. P. zu untersscheiden.
- **Anomalie:** Von der Regel abweichende medizinische Gegebenheit.
- **Antibiotikum:** Medikament zur Abwehr von Infektionen. Hilft nur gegen Bakterien und kann bei falscher Einnahme zu Resistenzen führen, die für den Patienten tödlich enden können. Antibiotika müssen immer über

die vorgeschriebene Mindestdauer eingenommen werden, um die Resistenzbildung zu verhindern.

● **Antigene:** Fremdstoffe, die in den Körper gelangen (Nahrungsmittel, Medikamente etc.) und dort die Bildung von Antikörpern hervorrufen.

● **Antikörper:** Stoffe des Immunsystems zur Abwehr von Antigenen.

● **Antiseptikum:** Flüssiges Medikament wie z.B. Betaisodona® zur Wundreinigung und Desinfektion.

● **Antiserum:** Bezeichnung für ein Serum, das Antikörper gegen bestimmte Antigene wie z.B. gegen Schlangengifte enthält.

● **Anurie:** Fehlende Harnausscheidung.

● **Aorta:** Hauptschlagader.

● **Apathie:** Teilnahmslosigkeit.

● **Apnoe:** Atemstillstand.

● **Apoplex:** Schlaganfall, Hirnschlag.

● **Appendizitis:** Entzündung des Blinddarms (Wurmfortsatz).

● **Arrythmie:** Unregelmäßigkeit des Herzschlages.

● **Arterie:** Schlagader.

● **Arteria brachialis:** Oberarmschlagader, an der bei Blutungen am Arm oder der Hand abgedrückt wird.

● **Arteria carotis:** Halsschlagader. Bevorzugte Stelle zur Pulsmessung beim bewusstlosen oder Schockpatienten.

● **Arteria femoralis:** Oberschenkelschlagader.

● **Arteria pulmonalis:** Lungenschlagader.

● **Arteria radialis:** Handgelenksschlagader. Bevorzugte Stelle zur Pulsmessung bei einem ansprechbaren Patienten.

● **Arteriolen:** kleine Äste der Arterien.

● **Arteriosklerose:** Aterienverkalkung, also eine Verengung von Blutgefäßen durch Ablagerungen. Dadurch wird der Blutdurchfluss vermindert.

● **Aspiration:** Einatmung von Fremdkörpern.

● **Assistierte Beatmung:** Bei der vom Patienten vorgegebenen Atemfrequenz hilft ein Helfer beim Atemvorgang, indem er z.B. jeden Atemimpuls des Betroffenen durch eine Beatmung unterstützt.

● **Asthma bronchiale:** Verengung/ Krampf der Atemwege (Bronchien) mit hochgradiger Atemnot.

● **Asthma cardiale:** Atemnotfälle bei Erkrankungen am Herzen.

● **Atemfrequenz:** Atemzüge pro Minute (bei Erwachsenen ca. 12–16).

● **Ateminsuffizienz:** Unzureichende Atmung.

● **Atemzugvolumen:** Luftmenge, die bei einem Atemzug eingeatmet wird.

● **Atmung, inverse:** Schnelle Atembewegung bei Verlegung der oberen Atemwege. Da keine Luft eindringen kann, hebt und senkt sich das Zwerchfell, ohne dass sich die Lunge füllen kann. Todesangst beim Patienten und akute Lebensgefahr.

● **Atmung, paradoxe:** Kommt in der Regel bei Rippenserienfrakturen vor. Durch die fehlende Stützfunktion der Rippen sinkt die betroffene Brustkorbseite entgegen dem Normalfall beim Einatmen zusammen und dehnt sich bei der Ausatmung aus.

● **Azidose:** Übersäuerung mit einem pH-Wert unter 7,38.

● **Baseballposition:** Stellung des Armes zur Reduktion einer Verrenkung.

● **Beatmung, assistierte:** siehe assistierte Beatmung.

● **Beatmung, kontrollierte:** Helfer gibt die Atemfrequenz durch seine Beatmungen vor.

● **Betaisodona:** Weit verbreitetes Antiseptikum zur Wunddesinfektion.

● **Blutgefäße:** umgangssprachlich „Adern".

● **Botulismus:** Besondere Art der Lebensmittelvergiftung durch ein Bakterium, das unter Luftabschluss Gifte produziert. Besonders gefährdet sind Fleisch- und Wurstkonserven.

● **Bradykardie:** Niedriger Puls mit weniger als 60 Schlägen pro Minute.

● **Brillenhämatom:** Ringförmiger Bluterguss um ein Auge nach einem Schädelbasisbruch.

● **Bronchien:** Hauptäste der Luftröhre.

● **Bronchitis:** Entzündung der Bronchien bzw. von deren Schleimhäuten.

● **Cheyne-Stokes-Atmung:** Gestörte Atemform, bei der sich die Atmung nach einer Pause stückweise bis zu einem Höhepunkt vertieft und dann wieder in der Atemtiefe abnimmt. Zwischen zwei Atemzyklen können Atemstillstände entstehen. Diese Form der Atmung tritt meist bei einer ungenügenden Hirndurchblutung auf.

● **Cholera:** Schwere Infektionskrankheit mit Magendarmproblemen.

●**Commotio cerebri:** Gehirnerschütterung.
●**Contusio cerebri:** Gehirnquetschung.
●**Cospas-Sarsat:** Weltweit funktionierendes Satellitennotrufsystem.
●**Dehydratation:** Wasserentzug aus dem Körper (Austrocknung) durch extreme Anstrengungen, Erbrechen, Durchfall oder Hitze.
●**Dekompensation:** Phase im Schock, bei der die vom Körper eingeleitete Kompensation (s. dort) zum Ausgleich des Blutverlustes nicht mehr aufrechterhalten werden kann. Folge ist der Zusammenbruch des Kreislaufs.
●**Diabetis Mellitus:** Zuckerkrankheit.
●**Diabetisches Koma:** Durch einen extremen Überzucker (Hyperglykämie) ausgelöste Bewusstlosigkeit. Der Zuckerwert beträgt meist über 600.
●**Diagnose:** Erkennung und Bezeichnung eine Krankheit. Ersthelfer können in der Regel nur Verdachtsdiagnosen äußern. Sichere Diagnosen können oft nur in der Klinik nach dem Durchlaufen eines umfangreichen diagnostischen Apparates gestellt werden.
●**Dialyse:** Reinigung des Blutes über eine Maschine bei verminderter oder fehlender Nierenfunktion.
●**Diastole:** Unterer Wert beim Blutdruckmessen. Bezeichnet den Blutdruck im Zeitraum der Herzmuskelerschlaffung (Füllphase).
●**Diarrhoe:** Durchfall mit mehr als drei dünnflüssigen Stühlen pro Tag.
●**distal:** Weit vom Rumpf entfernte Körperteile.
●**Distorsion:** Verstauchung.
●**Druckverband:** Zur Stillung lebensbedrohlicher Blutungen verwendeter Verband aus Verbandpäckchen plus Druckpolster, um mittels Kompression (Druck) ein verletztes Blutgefäß zu schließen.
●**Dyspnoe:** Jede Form der Atemstörung.
●**Elektrolyte:** Säuren, Basen, Salze, die in wässriger Lösung in Ionen zerfallen.
●**Embolie:** Schlagartig auftretender Verschluss von Blutgefäßen durch Luftblasen (Luftembolie), Fettteilchen (Fettembolie) oder Blutgerinnsel.
●**Endotoxine:** Giftstoffe von Mikroorganismen, Pflanzen oder Tieren. Größere Mengen an Endotoxinen werden beim Absterben von bestimmten Bakterienarten frei.

●**Enteritis:** Entzündung des Dünndarms.
●**Enzyme:** Hochmolekulare Eiweißkörper, die als Katalysator (Reaktionsbeschleuniger) chemischer Reaktionen im Körper wirken.
●**Epilepsie:** Krampfanfälle.
●**Erythrozyten:** Rote Blutkörperchen.
●**Esmarch-Handgriff:** Durch Vorschieben des Unterkiefers durch den Helfer wird ein Zurückfallen der Zunge verhindert.
●**Exikose:** Austrocknung des Körpers.
●**Extension:** Streckung.
●**Extensions-Schiene:** Meist Beinschiene, bei der unter Zug ein Bruch geschient wird, so dass die Knochenenden nicht aneinander reiben können.
●**Extractor:** Sauger um Gift aus einer Wunde zu ziehen. Wird oft bei Schlangenbissen angewendet.
●**Extremitäten:** Gliedmaßen (Arme und Beine).
●**Flush:** Plötzliche starke Durchblutung eines Körperteils. Meist durch starke Rötung sichtbar.
●**Fragmente:** Bruchstücke.
●**Fraktur:** Knochenbruch.
●**Fissur:** Riss im Knochen.
●**Giardiasis** (auch Biberfieber genannt): Der Einzeller kommt in vielen Flüssen und Seen in den USA, Kanada, im Himalaya und vielen anderen Teilen der Welt vor und verursacht u.a. chronischen Durchfall und Kopfschmerzen. Behandlung mit einem Antibiotikum.
●**Glukose:** Traubenzucker, Dextrose.
●**GPS:** Global Positioning System. Kostenloses Orientierungssystem via Satellit, das vom amerikanischen Militär über das All steuert wird, damit sich die GI´s in fremden Ländern nicht verlaufen.
●**Hämatom:** Bluterguss.
●**Hämatothorax:** Blutansammlung im Bereich des Brustfelles.
●**Hämaturie:** Urin mit Blut vermischt.
●**Hämoptoe:** Aushusten größerer Blutmengen z.B. bei Tumoren.
●**Hämoptyse:** Aushusten von geringen Blutmengen, meist als roter Schaum.
●**Hepatitis:** Leberentzündung. Es gibt viele verschiedene Hepatitisformen (Hepatitis A, B, C, D, E etc.) Je nach Form infektiös und lebensbedrohlich.
●**Hernie:** Eingeweidebruch.

Anhang

●**Hernie, Leiste:** Eingeweide drücken durch die muskuläre Schicht des Unterbauches und bildet eine Verdickung unter der Haut.

●**Herzinfarkt:** Durch eine Verengung der Koronararterien (Arterien, die das Herz mit Blut versorgen) ausgelöste Minderversorgung des Herzens. Herzgewebe stirbt in der Folge ab und die Pumpleistung wird vermindert.

●**Herzinsuffizienz:** Herzmuskelschwäche, unzureichende Funktion des Herzens.

●**Herzminutenvolumen:** Die in einer Minute beim Erwachsenen vom Herzen gepumpte Blutmenge (ca. 4,5 Liter).

●**Herzkranzgefäße:** Arterien, die den Herzmuskel mit Blut versorgen.

●**Hitzschlag:** Wärmestau im Körper mit nachfolgendem Kreislaufkollaps.

●**Hyperglykämie:** Stark erhöhter Zuckerwert im Blut.

●**Hypertensive Krise:** Starker Bluthochdruck.

●**Hypertonie:** Bluthochdruck über einem Wert von 160/80.

●**Hyperthermie:** Wärmestau, Überhitzung des Körpers, Fieber.

●**Hyperventilation:** Übersteigerte Atmung, die durch psychischen Stress oder organisches Versagen ausgelöst werden kann.

●**Hypoglykämie:** Verminderter Blutzucker.

●**Hypoglykämischer Schock:** Schockzustand infolge starken Zuckermangels.

●**Hypotonie:** Niedriger Blutdruck.

●**Hypoxämie:** Sauerstoffmangel im Blut.

●**Hypoxie:** Sauerstoffmangel im Körpergewebe.

●**Ikterus:** Gelbverfärbung der Haut und Augen durch einen Anstieg des Bilirubingehalts im Blut. Oft im Zusammenhang von Lebererkrankungen.

●**Illeus:** Darmverschluss, Darmlähmung.

●**Immobilisationskragen** (auch Stiff-Neck): Schaumstoffkragen zur Ruhigstellung der Halswirbelsäule nach einer Verletzung (z.B. Schleudertrauma).

●**Infektion:** Krankheitserreger, die in den Körper gelangen und sich stark vermehren, können zu einer Infektion führen.

●**Inkubationszeit:** Zeit, die zwischen einer Ansteckung und Ausbruch einer Infektionskrankheit vergeht.

●**Inspiration:** Einatmung.

●**Insuffizienz:** Schwäche.

●**Insulin:** Wird in der Bauchspeicheldrüse gebildet und wirkt als Hormon zur Verminderung des Blutzuckers. Diabetiker spritzen sich Insulin zum Ausgleich des Blutzuckerspiegels.

●**Intoxikation:** Vergiftung.

●**Inverse Atmung:** Schnelle Atembewegung bei Verlegung der oberen Atemwege. Da keine Luft eindringen kann, hebt und senkt sich das Zwerchfell, ohne dass sich die Lunge füllen kann. Todesangst beim Patienten und akute Lebensgefahr.

●**Ischämie:** Verminderung oder Unterbrechung der Durchblutung eines Organs, von Teilen dessen oder von Gewebe z.B. durch Thrombose, Embolie oder Tumore.

●**Kammerflimmern:** unkoordinierte Aktivität einzelner Herzmuskelfasern ohne Pumpwirkung.

●**Kapillare:** Haarfeine Blutgefäße.

●**Klonische Krämpfe:** Zuckung von Muskulatur.

●**Kohlendioxid (CO_2):** Entsteht als Endprodukt im Oxidationsstoffwechsel (Reaktion mit Sauerstoff) und bei Verbrennung kohlenstoffhaltiger Verbindungen.

●**Kohlenmonoxid (CO):** Tritt bei unvollständigen Verbrennungen auf. Das Gas ist nicht wahrnehmbar.

●**Koma:** Tiefe Bewusstlosigkeit.

●**Kompensation:** Engstellung der Blutgefäße, Kreislaufzentralisation.

●**Kontamination:** Verunreinigung.

●**Kontraindikation:** Grund bzw. Indikator, eine Maßnahme nicht anzuwenden.

●**Kontrollierte Beatmung:** Der Helfer gibt die Atemfrequenz durch seine Beatmungen vor.

●**Koronararterien:** Arterien, die das Herz mit Blut versorgen.

●**Krämpfe, klonisch:** Zuckung von Muskulatur.

●**Krämpfe, tonisch:** Sehr starke, langandauernde Anspannung der Muskulatur.

●**Krepitation:** Bei einer Fraktur aneinanderreibende Knochenteile.

●**Kussmaulatmung:** Langsame und vertiefte Atmung, die z.B. bei diabetischem Koma auftritt.

- **Laryngospasmus:** Stimmritzenkrampf.
- **Leberzirrhose:** Chronisch entzündete Lebererkrankung (z.B. bei Alkoholikern).
- **Liquor:** Hirn- und Rückenmarksflüssigkeit, trüb- gelblich.
- **Linksherzinsuffizienz:** Schwäche der linken Herzhälfte mit unzureichender Funktion des Herzens.
- **Lungenembolie:** Verlegung eines Lungenteils mit nachfolgendem Lungeninfarkt.
- **Lungenödem:** Ansammlung von Flüssigkeit in den Lungenbläschen. Dadurch Einschränkung der Atmung.
- **Luxation:** Auskugelung eines Gelenkes.
- **Lymphknoten:** Etwa linsen- bis bohnengroße Knoten der Lymphgefäße, die ein Teil der Immunabwehr des Körpers sind.
- **medial:** Zur Mitte des Körpers gelegen.
- **Mediatoren:** Bezeichnung für Wirkstoffe, die anders als Hormone nicht nur von bestimmten Organen, sondern von vielen Zelltypen des Organismus erkannt werden.
- **Meningitis:** Hirnhautentzündung.
- **metabolisch:** stoffwechselbedingt.
- **Monitoring:** Ständige genaue Überwachung eines Patienten.
- **Myokard:** Herzmuskulatur.
- **Nekrosen:** Abgestorbenes Körpergewebe.
- **Nitrospray:** Medikament in einem kleinen Zerstäuber, das bei der Behandlung von Angina Pectoris und Herzinfarkt eingesetzt wird. Es bewirkt eine bessere Durchblutung der durch arterielle Verengung gefährdeten Organe.
- **Nagelprobe:** Durch Druck verfärbt sich das Nagelbett weiß. Wenn nach dem Loßlassen die gewohnte rosa Färbung nicht binnen zwei Sekunden zurückkehrt, liegt eine schlechte Durchblutung der Extremität vor.
- **Obstruktion:** Verlegung, Verstopfung.
- **Ödem:** Flüssigkeitsansammlung im Gewebe z.B. Haut oder Schleimhäute.
- **oral:** Zum Mund gehörend.
- **Ösophagus:** Speiseröhre.
- **Paradoxe Atmung:** Kommt in der Regel bei Rippenserienfrakturen vor. Durch die fehlende Stützfunktion der Rippen sinkt die betroffene Brustkorbseite entgegen dem Normalfall beim Einatmen zusammen und dehnt sich bei der Ausatmung aus.
- **Patella:** Kniescheibe.

- **Perforation:** Durchbruch, Durchbohrung.
- **Peripherer Widerstand:** Widerstand in den äußeren Blutgefäßen.
- **Peritoneum:** Bauchfell.
- **Pharynx:** Rachen.
- **Plasma:** Flüssiger Teil des Blutes.
- **Pleuraspalt:** Spalt zwischen Brust- und Lungenfell.
- **Pleurahöhle:** Spalt zwischen den beiden Blättern der Pleura (des Brustfells).
- **Pneumothorax:** Ansammlung von Luft im Raum zwischen Lungen- und Rippenfell.
- **Pneumonie:** Lungenentzündung.
- **Polyurie:** Ständiger Harndrang.
- **Polytrauma:** Mehrfache Verletzung eines Patienten.
- **Pupillendifferenz:** In aller Regel Zeichen einer Hirnschädigung.
- **Reanimation:** Wiederbelebung.
- **Reflex:** Unwillkürliche Antwort auf einen Nervenreiz.
- **Retrosternale Schmerzen:** Schmerzen hinter dem Brustbein (meist bei Angina Pectoris oder Herzinfarkt).
- **Rettungsdecke:** Isolierende Gold-Silber-Folie zur Aufrechterhaltung der Körperwärme oder zum Schutz vor Hitze. Zum Warmhalten des Patienten muss die silberne, zur Abwehr von Hitze die goldene Seite innen am Körper liegen. Immer auf die Bodenisolation achten, da die Rettungsdecke nicht gegen Bodenkälte hilft.
- **Rückenmark:** Teil des Zentralen Nevensystems (ZNS), der im Wirbelkanal eingeschlossen ist.
- **Ruptur:** Riss.
- **RR:** Abkürzung für den Blutdruck (Messmethode nach Riva Rochi).
- **SAM-Splint:** Faltbare Aluminiumschiene mit Schaumstoffpolster zur Schienung von Frakturen.
- **SHT:** Schädel-Hirn-Trauma.
- **Schizophrenie:** Persönlichkeitsspaltung.
- **Schlagader:** Arterie.
- **Schlaganfall:** Hirnschlag z.T. mit einseitiger Körperlähmung.
- **Schock:** Akutes Missverhältnis zwischen angebotener und benötigter Sauerstoffmenge im Gewebe.
- **Schutzreflex:** z.B. Wegziehen einer Hand bei Kontakt mit Hitze.

- **Somnolenz:** Schläfrigkeit.
- **SIRUP:** Abkürzung für Situation, Interview, Ruhe bewahren, Untersuchung, Probleme.
- **Sludge Bildung:** Verklumpung der festen Bestandteile im Blut zu einer zähflüssigen Masse oder zu Klumpen.
- **Spannungspneumothorax:** Spannung in der Pleurahöhle (siehe dort) durch eingepresste Luft. Dadurch wird die Lunge zusammengedrückt und es entsteht eine akute Atemnot.
- **Spasmus:** Anspannung/Verkrampfung von Muskulatur.
- **Sphinkter:** Schließmuskel u.a. für Blutgefäße.
- **Spontanatmung:** Eigenatmung des Menschen ohne Atemunterstützung.
- **Status:** Zustand.
- **Stethoskop:** Instrument, um beim Blutdruckmessen die Blutflussgeräusche zu hören.
- **Stridor:** Pfeifendes Atemgeräusch durch die Verengung der oberen Luftwege.
- **Stridor, inspiratorisch:** Pfeifendes Atemgeräusch beim Einatmen.
- **Stridor, expiratorisch:** Pfeifendes Atemgeräusch beim Ausatmen.
- **subdural:** Unter der harten Hirnhaut liegend, z.B. subdurales Hämathom (Blutung unter der Hirnhaut).
- **subkutan:** Unter die Haut. Bei Injektionen wird subkutan mit „s.c." abgekürzt.
- **sublingual:** Unter die Zunge.
- **Suizid:** Selbstmord.
- **systolisch:** Oberer Wert des Blutdrucks. Bei 120/80 mmHg Blutdruck ist 120 der systolische Wert (=Blutdruck in der Kontraktionsphase des Herzens) und 80 der diastolische Wert (=Blutdruck in der Füllphase des Herzens).
- **Tachykardie:** Schneller Herzschlag mit über 100 Schlägen pro Minute.
- **Thorax:** Brustkorb.
- **Tonische Krämpfe:** Sehr starke, langandauernde Anspannung der Muskulatur.
- **Totraumventilation:** Belüftung der Atemwege in so minimaler Menge, dass nur die luftleitenden Bereiche belüftet werden, aber kein Gasaustausch stattfindet.
- **Trachea:** Luftröhre.
- **Trauma:** Verletzung durch Gewalteinwirkung.

- **Thrombose:** Vollständiger oder teilweiser Verschluss von Blutgefäßen durch Gerinnung oder Verklumpung.
- **Thrombus:** Blutgerinsel, das Gefäße verstopft.
- **Ulkus:** Geschwür.
- **Unterkühlung:** Abfall der Körperkerntemperatur unter 36°C.
- **USA-Schema:** Abkürzung für das Vorgehen am Patienten in drei Blöcken: Unfallort, Sofortmaßnahmen, Anamnese & Untersuchung.
- **Vagusnerv:** Nerv im Bereich der Halsschlagader, der u.a. die Weitstellung der Blutgefäße regeln kann.
- **Vene:** Blutgefäß, das Blut zum Herzen hin transportiert.
- **Verätzung:** Hautverletzung, durch Laugen und Säuren hervorgerufen.
- **Vitalfunktionen:** Für das Leben unverzichtbare Funktionen wie Atmung, Kreislauf, Bewusstsein, Stoffwechsel, Temperaturhaushalt.
- **Verbandpäckchen:** Verband, bestehend aus Wundauflage und Mullbinde.
- **Vitalkapazität (Lunge):** Maximal erreichbares Volumen bei Ein- und Ausatmung.
- **Volumenmangelschock (hypovolämischer Schock):** Schockgeschehen, das durch Flüssigkeitsverlust innerhalb des Körpers oder durch äußere Wunden in Gang gesetzt wird.
- **Wind-Chill-Effekt:** Auskühlungseffekt des Windes auf den Körper.
- **Zentralisation:** Schockreaktion. Die in der Körperperipherie gelegenen Organe wie Haut, Skelettmuskulatur etc. werden weniger durchblutet. Gleichzeitig werden lebenswichtige Organe wie Herz, Gehirn, Leber stärker mit Blut versorgt.
- **ZNS:** Zentrales Nervensystem.
- **Zwerchfell:** Muskulöse Scheidewand zwischen Brust- und Bauchhöhle mit zwei kuppelförmigen Wölbungen in den Brustraum.
- **Zyanose:** Mangelnde Sauerstoffsättigung des Blutes, die durch blaurote Färbung der Lippen, Wangen und Fingernägel zu erkennen ist.

Internationale Notfalladressen

Bei den hier aufgelisteten Notfalladressen handelt es sich nicht um Telefonnummern, die man bei jedem Problem aus der Stadt oder zuhause rufen darf. Man sollte sie **nur in folgenden dringenden Fällen verwenden:**

● Es handelt sich um einen Notfall in der Wildnis, auf See oder in anderen Situationen, in denen externe Hilfe oder andere Notrufmöglichkeiten sehr weit entfernt sind.
● Es handelt sich um eine akut lebensbedrohliche Situation, bei der keine alternativen Maßnahmen oder Hilfen existieren.
● Man weiß nicht, wen man sonst anrufen soll.

Bei den aufgelisteten Notrufzentralen handelt es sich um MCCs *(Mission Control Center),* wie sie im Kapitel „Notruf" beschrieben wurden. Hier gehen auch alle Notrufe von PLBs, ELTs und EPIRBs ein. Will man sich über das Rettungssystem im Reiseland informieren, sind die angegebenen Adressen eine wertvolle Hilfe, um Informationen aus erster Hand zu bekommen. Man darf allerdings nicht vergessen, dass es sich hierbei **um Notfallzentralen handelt** und nicht um Touristeninformationen, die Auskunft über die schönsten Angelplätze geben.

Gibt es im Reiseland kein MCC, kontaktiert man das im Nachbarstaat. Für ganz Skandinavien ist z.B. das MCC in Bodö/Norwegen zuständig. Möchte man also einen Notruf in Schweden absetzen, muss man in Bodö anrufen.

Das MCC leitet dann den Notruf weiter oder gibt eine andere Kontaktadresse an.

Achtung: Bei der Liste handelt es sich nur um eine Auswahl der wichtigsten Adressen. Da sich die Liste der MCCs ständig verändert und vergrößert, schauen Sie bitte kurz vor Ihrer Abreise auf der der Homepage von Cospas-Sarsat (**www.cospas-sarsat.com**) nach der betreffenden Kontaktstelle samt Telefonnummer. Dort finden Sie unter „Documentation" den Unterpunkt „Operational" („A-Series"), der in der Datei „A.001" („Cospas-Sarsat Data Distribution Plan") die entsprechende Liste bereithält.

Natürlich können sich auch die im Folgenden aufgeführten Telefonnummern ändern. Erkundigen Sie sich bitte vor Ihrer Reise wie oben beschrieben, ob sie noch aktuell sind. Vor die Ländervorwahlen wurden absichtlich keine Nullen oder ähnliches gestellt, da sich die Regelungen von Land zu Land unterscheiden. Das gleiche gilt für die regionalen Ortsvorwahlen. Bitte bringen Sie z.B. über Reiseführer oder direkt vor Ort in Erfahrung, wie die Vorwahl aus Ihrem Reiseland zum nächsten MCC in der Liste lautet.

Notrufnummern

(Stand 12.2001 – Angaben bitte kurz vor
Abreise wie oben beschrieben überprüfen)

- **Ägypten:** SAR Centre
Tel. 20 2 4184537
Fax. 20 2 4184531
- **Algerien:** ALMCC
Tel. 213 2 495102
Fax. 213 2 495112
- **Argentinien:** Enzeiza RCC
Tel. 54 11 44800200
Fax. 54 11 44802222
- **Australien:** AUMCC
Tel. 61 2 62306820
Fax. 61 2 62306868
E-Mail: rccaus@amsa.gov.au
- **Bolivien:** La Paz RCC
Tel. 59 102 379066
Fax. 59 102 39 21 94
- **Brasilien:** BRMCC
Tel. 55 61 3651212
Fax. 55 61 3651212
E-Mail: brmcc@cindactal.maer.mil.br
- **Chile:** CHMCC
Tel. 56 2 5571722
Fax. 56 2 5574141
E-Mail: chmcc@fach.cl
- **China:** CNMCC
Tel. 86 10 65293298
Fax. 86 10 65293296
- **Dänemark:** NMCC
Tel. 45 99624950
Fax. 45 99624954
- **Finnland:** RCC Turku
Tel. 358 22 815804
Fax 358 22 500950
- **Frankreich:** FMCC
Tel. 33 5 61254382
Fax. 33 5 61274878
E-Mail: fmcc@cnes.fr
- **Grönland:** RCC Greenland
MCC Dänemark kontaktieren.
- **Großbritannien:** UKMCC
Tel. 44 1343 836015
Fax. 44 1309 678308
E-Mail: ukmcc@atlas.co.uk
- **Hong Kong:** MCC Hong Kong
Tel. 852 25450181
Fax. 852 25417714

- **Indien:** INMCC
Tel. 91 80 8371857
Fax. 91 80 8094248
E-Mail: inmcc@istrac.gov.in
- **Indonesien:** IDMCC
Tel. 62 21 5502111
Fax. 62 21 5501512
E-Mail: basarnas@indo.net.id
- **Iran:** RCC Theran
Tel. 98 21 91022293
- **Island:** INMCC
Tel. 354 5533032
Fax. 354 5629043
E-Mail: vardstj@simi.is
- **Italien:** ITMCC
Tel. 39 080 5341571
Fax. 39 080 5342145
E-Mail: itmcc247@infinito.it
- **Japan:** JAMCC
Tel. 81 3 35916106
Fax. 81 3 35916107
E-Mail: jamcc@kaiho.mlit.go.jp
- **Kamerun:** RSC Douala
Tel. 237 429220
- **Kanada:** CMCC
Tel. 1 613 9657265
Fax. 1 613 9657190
E-Mail: cmcc@reach.net
- **Kenia:** Nairobi RCC
Tel. 254 2 824566
Fax. 254 2 824719
- **Kolumbien:**
Tel. 57 1 4138228
Fax. 57 1 4139324
- **Korea:** KOMCC
Tel. 82 42 8612330
Fax. 82 42 8612331
- **Mexico:**
Tel. 52 5 6246599
Fax. 52 5 6770453
- **Namibia:** NAMSAR
Tel. 264 64 2082263/4/5
Fax. 264 64 2082325
- **Nepal:**
Tel. 977 1227287
Fax. 977 1222416
- **Neuseeland:** NRCC
Tel. 64 4 5701000
Fax. 64 4 5662525
- **Nigeria:** NAF Abuja
Tel. 234 92349611

Anhang

Fax 234 92340165
E-Mail: femifal@micro.com.ng
● **Norwegen:** NMCC
Tel. 47 75559000
Fax. 47 75524200
hrsnor@online.no
● **Pakistan:** PAMCC
Tel. 92 42 5420162
Fax. 92 42 5420756
E-Mail: suparco@brain.net.pk
● **Peru:** PEMCC
Tel. 51 1 4200766
Fax. 51 1 4200766
E-Mail: lema001@marina.mil.pe
● **Russland:** CMC
Tel. 7 095 9261374
Fax. 7 095 9269375
E-Mail: cmc@morflot.ru
● **Singapore:** SIMCC
Tel. 65 5425024
Fax. 65 5422548

● **Spanien:** SPMCC
Tel. 34 928 727104/5
Fax. 34 928 727107
E-Mail: spmcc@inta.es
● **Südafrika:** ASMCC
Tel. 27 21 5529752
Fax. 27 21 5513760
● **Schweden:** ARCC Götebor
Tel. 46 31648000
Fax. 46 31698496
● **Taiwan:** TAMCC Taipei
Tel. 886 2 25046284
Fax. 886 2 25046754
● **Tansania:** RCC Dar es Salaam
Tel. 255 51 35622
● **Thailand:** RCC Bangkok
Tel. 66 2860594
● **USA:** USMCC
Tel. 1 301 4575428
Fax. 1 301 4575406
E-Mail: mcc@noaa.gov

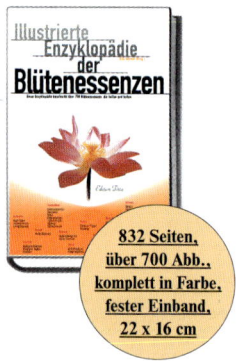
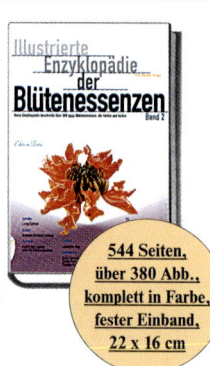

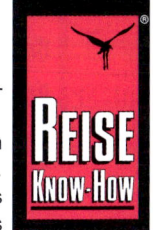

Alle Reiseführer von Reis

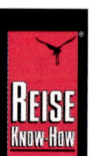

Know-How auf einen Blick

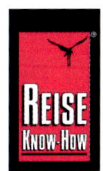

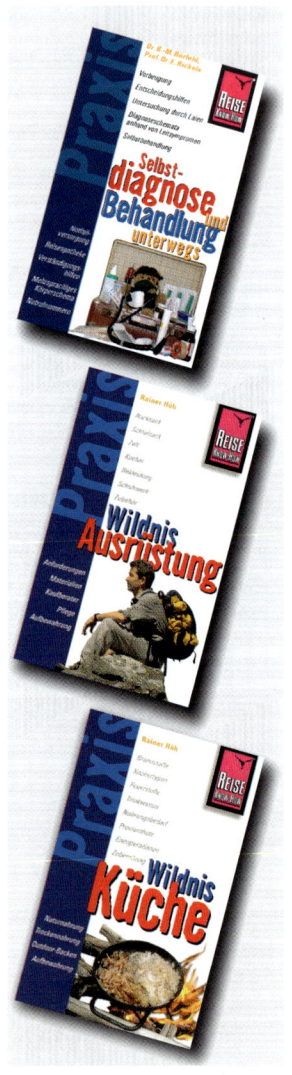

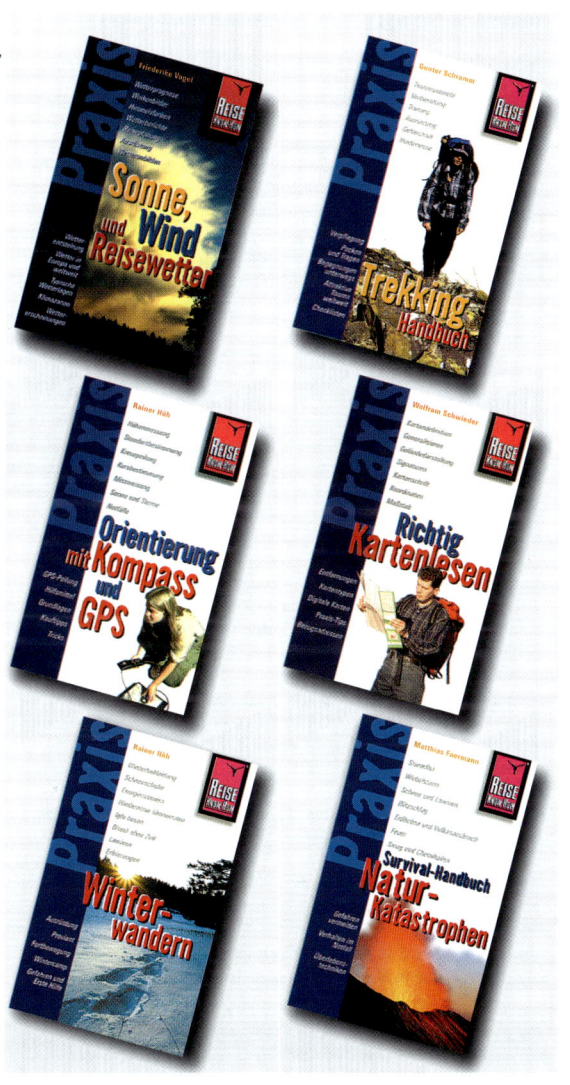

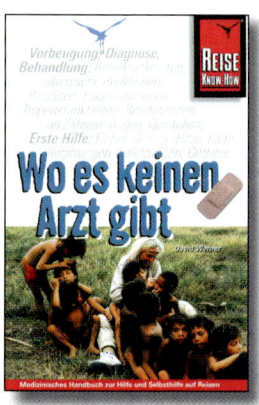

Anhang

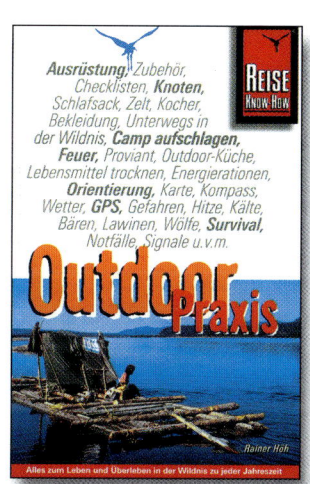
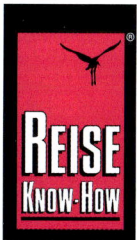

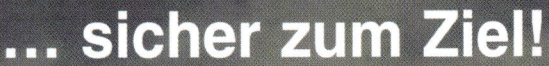

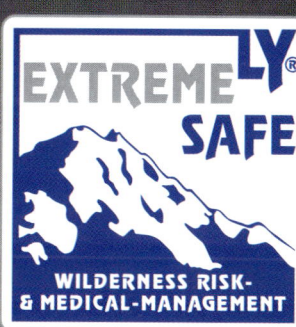

Register

Anhang

Anhang

Anhang

Der Autor

Armin Wirth (Jahrgang 72) ist seit zehn Jahren aktives Mitglied der Johanniter-Unfall-Hilfe e.V. und hat nach der Ausbildung zum Rettungssanitäter bei deren Partnerorganisation *St. John's Ambulance* in Kanada die Ausbildung zum *Wilderness First Aid Instructor* absolviert. Bei amerikanischen Organisationen folgten weitere Fortbildungen im Bereich Wildnismedizin.

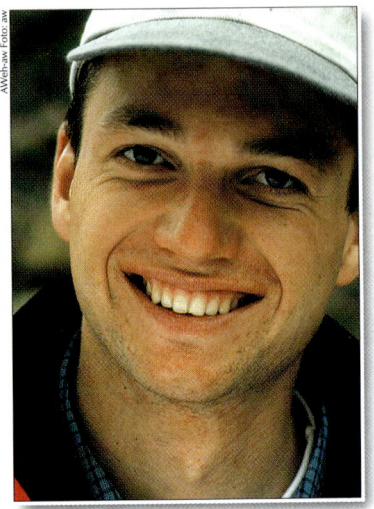

Als Pionier auf diesem Gebiet in Deutschland entwickelte Armin Wirth 1995 für die Johanniter in Stuttgart den Kurs „Erste Hilfe EXTREM" (Erste Hilfe für Outdoorer, Bergsteiger, Expeditionen und Sportler). Aber auch in Grönland bildet er *Search & Rescue-Teams* aus. Für die Johanniter initiierte und organisiert er weiterhin das *EXTREM-Symposium* für Outdoorenthusiasten und -profis. Außerdem ist er Autor zahlreicher Artikel zum Thema „Erste Hilfe unterwegs". Seit Jahren engagiert er sich zudem im Rehabilitations-Projekt *blue sky,* das Jugendlichen nach überstandener Krebstherapie in Outdoorcamps die Freude am Leben wiedergeben möchte.

Als Tourguide führte er bereits über 20 Expeditionen in Norwegen, Spitzbergen und Grönland und kennt sich mit medizinischen Problemen auf Reisen bestens aus. Seit seinem Studienabschluss zum Betriebswirt arbeitet der Schwabe hauptberuflich im Bereich Managementtraining und erreichte auf vielen Expeditionen die entlegendsten Regionen dieser Erde.